U0274034

泌尿系统疾病及外科诊疗技术

主 编 韩 涛 徐恩义 隋荣成

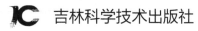 吉林科学技术出版社

图书在版编目（CIP）数据

泌尿系统疾病及外科诊疗技术 / 韩涛，徐恩义，隋
荣成主编. -- 长春：吉林科学技术出版社，2021.7
　　ISBN 978-7-5578-8344-7

　　Ⅰ．①泌… Ⅱ．①韩… ②徐… ③隋… Ⅲ．①泌尿系
统疾病－外科学－诊疗 Ⅳ．①R69

中国版本图书馆 CIP 数据核字(2021)第 127972 号

泌尿系统疾病及外科诊疗技术

主　　编　韩　涛　徐恩义　隋荣成
出 版 人　宛　霞
责任编辑　刘健民
封面设计　长春美印图文设计有限公司
制　　版　长春美印图文设计有限公司
幅面尺寸　185mm×260mm
字　　数　290 千字
印　　张　12
印　　数　1—1500 册
版　　次　2021 年 7 月第 1 版
印　　次　2022 年 5 月第 2 次印刷

出　　版　吉林科学技术出版社
发　　行　吉林科学技术出版社
地　　址　长春市净月区福祉大路 5788 号
邮　　编　130118
发行部电话/传真　0431-81629529 81629530 81629531
　　　　　　　　　　81629532 81629533 81629534

储运部电话　0431-86059116
编辑部电话　0431-81629518

印　　刷　保定市铭泰达印刷有限公司

书　　号　ISBN 978-7-5578-8344-7
定　　价　60.00 元

编 委 会

主　编　韩　涛（滕州市中医医院）

　　　　徐恩义（汶上县妇幼保健计划生育服务中心）

　　　　隋荣成（菏泽市立医院）

前　言

近年来，随着医学科技的飞速发展，泌尿外科疾病无论在诊疗方式或设备更新方面均有了长足的进步，尤其是创伤小、反应轻、恢复快、痛苦少的微创治疗技术，为泌尿外科临床医师减轻了劳动强度，使泌尿外科临床治疗上升了一个新的台阶。作为专科临床医师，必须认真学习与临床紧密联系的相关知识，熟悉并尽快掌握专科诊疗新技术。

全书主要对泌尿外科常见病、多发病的临床表现、诊断、鉴别诊断以及治疗方法给予了系统的介绍。本书内容简明扼要，方便实用，指导性强，在编撰过程中，将科学的临床思维、渊博的医学知识及丰富的临床经验融汇合一，深入浅出，力求实用，尽可能的满足广大基层泌尿外科医务人员的临床需要。在此，特别感谢编者们做出的巨大努力。

本书在编写过程中，由于编写时间有限，本书难免存在疏漏之处，希望广大读者提出宝贵意见，以便今后再版时修正完善。

目　　录

第一章　肾上腺疾病

第一节　原发性醛固酮增多症

醛固酮增多症是由肾上腺皮质或异位肾上腺(罕见)分泌过多的醛固酮而引起的高血压和低血钾综合征。醛固酮分泌增多有原发性和继发性之分。原发性醛固酮增多症(简称原醛症)是 1954 年由 Conn JW 首次报道的一种以高血压、低血钾、低血浆肾素及高血浆醛固酮水平为主要特征的临床综合征,又称 Conn 综合征,它是一种继发性高血压,其发病年龄高峰为 30～50 岁,女性患者多于男性。它是由于肾上腺皮质肿瘤或增生,分泌过多的醛固酮所致,导致潴钠、排钾,体液容量扩张,抑制了肾素-血管紧张素系统,产生以高血压和低血钾为主要表现的综合征,但以腺瘤为多见,故经手术切除肾上腺腺瘤后,原醛症可得到治愈。但是如不能早期诊断和及时治疗,则长期高血压可导致严重的心、脑、肾血管损害。而继发性醛固酮增多症是由肾上腺以外的疾病引起肾上腺分泌过多的醛固酮所致,如肝硬化、充血性心力衰竭、肾病综合征、肾性高血压等。

醛固酮是从肾上腺皮质球状带合成与分泌的一种 C21 类固醇激素,其分子量为 360.44Da,它是体内调节水盐代谢的一种重要激素。正常成年人在普食状态下肾上腺皮质球状带细胞的醛固酮分泌率为 50～250mg/24h,血浆中醛固酮的浓度为 100～400pmol/L。醛固酮作为体内一种主要的盐皮质激素,其生理作用为潴钠排钾。当肾上腺皮质发生腺瘤或增生,使醛固酮自主分泌过多,通过增加肾小管对钠的重吸收产生钠、水潴留而使血容量增加,外周阻力增大;醛固酮还可影响去甲肾上腺素的代谢,使交感神经系统兴奋性增加;促使肾排镁离子增多,综上作用而导致血压升高。醛固酮还通过 Na^+-K^+ 和 Na^+-H^+ 置换而增加 K^+、H^+ 排出,使肾小管排泄钾离子增多而产生尿钾升高、血钾水平降低及代谢性碱中毒。

目前认为原醛症可分为以下 6 大类。

(1)肾上腺皮质分泌醛固酮的腺瘤,即 Conn 综合征,是真正的原醛症。

(2)两侧肾上腺皮质增生,可呈结节性增生,又称特发性或假性醛固酮增多症。

(3)原发性肾上腺皮质增生,其内分泌及生化测定类似腺瘤,肾上腺大部切除可治愈。

(4)分泌醛固酮的肾上腺皮质腺癌。

(5)家族性用糖皮质激素治疗有效的醛固酮增多症,又称为 ACTH 依赖型醛固酮增多症,被认为是常染色体显性遗传,测定血浆 17-去氧皮质酮升高,服用地塞米松 2mg,每日 1 次,3 周后患者血钾、血压、醛固酮分泌量恢复正常,则可确诊。

(6)不定型原醛症,包括异位肾上腺皮质腺瘤及卵巢恶性肿瘤分泌醛固酮所致的醛固酮增多症。

一、临床表现

本病临床主要表现有 3 大类,均与醛固酮长期分泌过多有关。

(一)高血压

几乎所有患者都有高血压,且出现较早,常于低血钾引起的症状群出现之前 4 年左右即出现。一般为中度升高,且以舒张压升高较明显。呈慢性过程,与原发性高血压相似,但降压药物治疗效果较差。其发病原理与醛固酮分泌增多引起钠潴留和血管壁对去甲肾上腺素反应性增高有关。在晚期病例则更有肾小球动脉硬化和慢性肾盂肾炎等因素加入,致使肿瘤摘除后血压仍不易完全恢复正常。长期高血压常引起心脏扩大甚至心力衰竭。

以下两组症群可能主要由低血钾引起,但尚有其他电解质如钙、镁代谢紊乱的因素参与。

(二)神经肌肉功能障碍

1.神经肌肉软弱和麻痹

一般地说,血钾越低,肌病越重。劳累、受冷、紧张、腹泻、大汗、服用失钾性利尿药(如氢氯噻嗪、呋塞米)均可诱发。往往于清晨起床时发现下肢不能自主移动。发作轻重不一,主要影响到躯干和下肢,重者可波及上肢,有时累及呼吸肌。脑神经支配肌肉一般不受影响。发作时呈双侧对称性弛缓性瘫痪。开始时常有感觉异常、麻木或隐痛。呈周期性发作,可以数小时至数日,甚至数周,多数为 4~7 天。轻者神志清醒,可自行恢复。严重者可致昏迷,应尽早抢救。发作频率自每年几次到每周、每日多次不等。当累及心肌时有期前收缩、心动过速等心律失常,甚至伴血压下降,偶见室颤。心电图示明显低血钾图形,T 波变平或倒置、U 波增大 ST 段下降、P-R 间期延长。

2.阵发性手足搐搦及肌肉痉挛

见于约 1/3 的患者,伴有束臂加压征及面神经叩击征阳性。可持续数日至数周。可与阵发性麻痹交替出现。发作时各种反射亢进。低血钾时神经肌肉应激功能降低而肌肉麻痹。当补钾后应激功能恢复而抽搐痉挛。这种症状与失钾、失氯使细胞外液及血循环中氢离子减低(碱中毒)后钙离子浓度降低,镁负平衡有关。

(三)失钾性肾病和肾盂肾炎

长期失钾,肾小管近段发生病变,水分再吸收的功能降低,尿液不能浓缩,比重多在 1.015以下,因而出现烦渴、多饮、多尿,尤以夜尿增多显著。钠潴留亦可刺激下视丘渴觉中枢而引起烦渴。由于细胞失钾变性,局部抵抗力减弱,常易诱发逆行性尿路感染,并发肾盂肾炎。有慢性肾盂肾炎时尿中可见白细胞和脓血胞。

虽然大部分病例均由肾上腺皮质腺瘤引起,但术前仍应尽可能明确定性和定位诊断,以利手术和治疗。

二、实验室检查

(一)对下列高血压患者应进行临床筛查

(1)难治性高血压或高血压 2 级(JNC)(>160~179/100~109mmHg),3 级(>180/

110mmHg)。

（2）不能解释的低血钾（包括自发性低血钾或利尿药诱发者）。

（3）发病年龄早者（<50岁）。

（4）早发性家族史或脑血管意外<40岁者。

（5）肾上腺偶发瘤。

（6）PHA一级亲属高血压者。

（7）与高血压严重程度不成比例的脏器受损（如左心室肥厚、颈动脉硬化等）者。

（二）血浆醛固酮/肾素活性比值（ARR）

为首选筛查试验，若该比值≥40，提示醛固酮过多分泌为肾上腺自主性。ARR是高血压患者中筛选PHA最可靠的方法。血浆醛固酮>15ng/dL，肾素活性>0.2ng/(mL·h)，计算ARR有意义。

试验前需标化试验条件：①清晨时行筛查试验，要求受试者起床后立位2小时，但行试验前应坐位5~15分钟；②高盐饮食3天（钠摄入量>200mmol/d，即氯化钠6g/d，24小时尿钠排出量>200~250mmol）；③在保证患者安全的前提下，提前停用对测定有影响的药物，一般降压药物需停用1~2周；④纠正低钾血症。

多种药物可能干扰ARR的测定，如螺内酯、β受体阻滞药、钙通道阻滞药、血管紧张素转换酶抑制药、血管紧张素受体阻滞药等，建议试验前至少停用螺内酯6周以上，上述其他药物2周。α受体阻滞药和非二氢吡啶类钙拮抗药等对肾素和醛固酮水平影响较小，在诊断PHA过程中，推荐短期应用以控制血压。

（三）单纯血浆醛固酮或肾素浓度检测

仅能为PHA的诊断提供线索和佐证。

（四）血钾、尿钾检测

低血钾诊断PHA的灵敏度、特异度、阳性预测值均低，但可能提供线索。正常情况下，当血钾为3.5mmol/L时，24小时尿钾多<2~3mmol/L。原发性醛固酮增多症患者在血钾<3.5mmol/L时，尿钾>25mmol/L；在血钾<3.0mmol/L时，尿钾>20mmol/L。

三、诊断标准

（一）PHA的定性诊断

确诊试验的理论基础是PHA的过量醛固酮分泌不被钠盐负荷或肾素-血管紧张素Ⅱ系统的阻断等因素抑制。

推荐下列4项检查之一用于确诊：①高盐饮食负荷试验；②氟氢可的松抑制试验；③生理盐水滴注试验；④卡托普利抑制试验。

必须注意口服和静脉摄钠的相关试验禁用于重度高血压或充血性心力衰竭患者。

以卡托普利抑制试验为例，具体方法：普食、卧位过夜，次日8时空腹卧位取血并测血压，取血后立即口服卡托普利25mg，然后继续卧位2小时，于上午10时取血并测血压。放射免疫法测血浆醛固酮、肾素活性和血管紧张素。正常人和原发性高血压患者服用卡托普利可抑制醛固酮分泌＞30％,酮固醇水平可被抑制到 15ng/dL 以下。而 PHA 患者醛固酮的分泌不被抑制。

(二)PHA 的定位和分型诊断

1.影像定位

(1)肾上腺薄层 CT 平扫加增强扫描:为首选检查。可检出直径＞5mm 的肾上腺肿物。APA 多＜1～2cm,低密度或等密度,强化不明显,CT 值低于分泌皮质醇的腺瘤和嗜铬细胞瘤。CT 测量肾上腺各肢的厚度可用来鉴别 APA 和 IHA,厚度＞5mm,应考虑 IHA。

(2)MRI:检查阳性率较低,一般不采用。仅用于对 CT 造影剂过敏者。

(3)超声波检查:检查小体积 APA 不敏感,可能会造成漏诊。

(4)肾上腺放射性核素碘化胆固醇扫描少用。

2.功能定位和分型

功能分侧定位非常重要,是决定治疗方案的基础。

(1)肾上腺静脉取血(AVS):有条件的单位可选择开展。AVS 是分侧定位 PHA 的金标准,依据 24 肽促肾上腺皮质激素给予与否分为两种方法。给予激素法可刺激醛固酮分泌,放大双侧醛固酮差异,准确性高,但操作要求高,易失败。不给予激素法准确性稍差,方法简单、可靠,是 AVS 的推荐方法。AVS 为有创检查,费用高,仅用于 PHA 确诊、拟行手术治疗,但 CT 扫描显示为"正常"肾上腺、单侧肢体增厚、单侧小腺瘤(＜1cm)、双侧腺瘤等。

(2)卧立位醛固酮试验:用于 AVS 失败的单侧病变。APA 不易受体位改变引起的血管紧张素-Ⅱ 的影响,而 IAH 则反之。

(3)18-羟皮质醇检测:为无创性检查,APA 患者中明显升高,且与 IHA 几乎没有重叠,但准确性差。

3.FH 的诊断

(1)FH-Ⅰ:即糖皮质激素可抑制性醛固酮增多症(GRA):是一种常染色体显性遗传病,为肾上腺皮质细胞内基因结构异常所致。当 PHA 患者确诊时年龄＜20 岁,有家族史或年龄＜40 岁合并脑血管意外者,应行 FH 筛查。筛查方法为 Southern 印迹法或长-PCR 法检测 CYP1181/CYP1182 基因。不推荐尿 18-羟皮质醇、18-氧代皮质醇以及地塞米松抑制试验。

(2)FHⅡ:有 2 名以上患 PHA 的家庭成员,且已通过长 PCR 法排除 FHⅠ者。

(3)FH-Ⅲ:有 PHA 家族史的年轻患者,严重高血压,尿 18-羟皮质醇和 18-氧代皮质醇水平增高同 FH-Ⅰ患者,长 PCR 法排除杂合基因突变。

4.PHA 的鉴别诊断

(1)继发性醛固酮增多症:如分泌肾素的肿瘤、肾动脉狭窄等,ARR 筛查试验即可鉴别。

(2)原发性低肾素性高血压:15％～20％原发性高血压患者的肾素被抑制,易与 IAH 混淆,但卡托普利抑制试验血浆醛固酮水平被抑制。

(3)先天性肾上腺皮质增生:ARR 筛查试验即可鉴别。

(4)LiddLe 综合征:又称假性醛固酮增多症,由于肾小管上皮细胞膜上钠通道蛋白异常,多为蛋白的 β、γ 亚单位基因突变,使钠通道常处激活状态,临床表现中除醛固酮低外,其他与 PHA 几乎一致。

四、鉴别诊断

(一)肾上腺腺瘤(APA)与增生(IHA)的鉴别

1.症状与体征

一般来说,APA患者的高血压、低血钾的症状及体征较IHA患者严重,血浆醛固酮水平也较高,PRA受抑制更明显。

2.体位变化

大多数IHA患者在站立2~4小时或以后,因肾血流量减少而使PRA、醛固酮轻度升高;而大多数APA患者的醛固酮分泌却对体位变化缺乏反应或随ACTH分泌节律的变化而减少,因此血浆醛固酮水平在早上8时时升高,在中午时降低,但PRA仍受抑制,体位试验的诊断符合率为60%~85%。有25%~42%的APA患者对直立体位或输注血管紧张素Ⅱ表现为阳性反应,即血浆醛固酮水平可随站立体位而增高,故称为对肾素有反应的醛固酮分泌腺瘤或血管紧张素Ⅱ反应性腺瘤。

3.血浆18-羟皮质酮(18-OH-B)或18-羟皮质醇(18-OH-F)

APA及PAH患者的血浆18-OH-B或18-OH-F水平明显增高,而IHA和原发性高血压患者则降低。

4.地塞米松抑制试验

糖皮质激素可抑制性醛固酮增多症患者的醛固酮过量分泌可被小剂量糖皮质激素持久抑制,而APA及IHA患者,其血浆醛固酮水平仅暂时能被地塞米松所抑制,但抑制时间一般不会长于2周。

5.肾上腺影像学检查

进行肾上腺CT或MRI等影像学检查,可鉴别肾上腺腺瘤或增生。

(二)高血压、低血钾的鉴别

临床上发现有高血压、低血钾的患者,除进行原醛症的确诊检查外,应与下列疾病进行鉴别。

1.原发性高血压

长期服用噻嗪类排钾利尿药的原发性高血压患者,可出现低血钾而不易与原醛症进行鉴别。一般来说,可先停用利尿药或含利尿药的降压药2~4周,观察血钾变化,如为利尿药引起,则停药后血钾可恢复正常。此外,详细询问病史及高血压家族史,测定血浆醛固酮、肾素活性水平,必要时可行肾上腺CT扫描、卡托普利试验等,对鉴别原醛症与原发性高血压均有较大帮助。

2.继发性醛固酮增多症

因肾血管、肾实质性病变引起的肾性高血压,急进型、恶性高血压致肾缺血,均可产生继发性醛固酮增多症,其中大部分患者也可有低血钾。但其高血压病程进展较快,眼底改变较明显,肾动脉狭窄时腹部可闻到血管杂音,恶性高血压者常有心、脑、肾并发症,测定血浆醛固酮及肾素活性水平均增高;而原醛症为高醛固酮,低肾素活性。故从病史、体征及肾功能化验,血浆醛固酮、肾素活性等测定亦不难予以鉴别。此外,肾血流图、肾血管多普勒超声检查、卡托普利肾图、肾动脉造影等均可以帮助确诊肾动脉狭窄。

3.肾疾病

①低钾性肾病。如低钾性间质性肾炎、肾小管酸中毒、Fanconi 综合征等肾疾病,因有明显的肾功能改变及血 pH 的变化,且为继发性醛固酮增多,而不难与原醛症进行鉴别。②LiddLe综合征,是一种少见的常染色体显性遗传性家族性疾病,因远端肾小管及集合管的上皮细胞钠通道的调控序列发生突变,导致钠通道被过度激活,引起钠重吸收增加,细胞外液容量扩张,钠、钾离子转运异常,表现为肾潴钠过多综合征,高血压、低血钾、碱中毒、尿钾排泄增多,但醛固酮分泌正常或稍低于正常,口服醛固酮拮抗药螺内酯(安体舒通)不能纠正低钾血症,仅有肾小管钠离子转运抑制药氨苯蝶啶才可使尿排钠增加,排钾减少,血压恢复正常。故可用上述两种药物的治疗效果来进行鉴别。③肾素瘤,是一种因肾产生分泌肾素的肿瘤而致高肾素,高醛固酮的继发性醛固酮增多症,多见于青少年。测定血浆醛固酮水平及肾素活性,行肾影像学检查等则可确诊。

4.雌激素及口服避孕药所致高血压

因雌激素可通过激活肾素-血管紧张素系统而刺激醛固酮分泌,引起高血压、低血钾,故鉴别诊断主要依据病史、服药史以及停药后上述改变可恢复正常来进行判断。

(三)与肾上腺疾病的鉴别

1.皮质醇增多症

因肾上腺肿瘤或增生而分泌大量皮质醇,临床上也可出现高血压、低血钾,但此症有典型的向心性肥胖及其他高皮质醇血症的体征,且血、尿皮质醇水平增高,因此可与原醛症进行鉴别。

2.异位 ACTH 综合征

常见于支气管燕麦细胞癌、类癌、小细胞肺癌、胸腺类癌等恶性肿瘤患者,由于肿瘤组织产生 ACTH 样物质刺激肾上腺,引起肾上腺皮质增生,临床上出现高血压、低钾血症,但此类患者一般有原发病的症状和体征,也不难予以鉴别。

3.先天性肾上腺皮质增生(CAH)

在肾上腺类固醇激素合成过程中,由于 11b 或 17a-羟化酶缺乏时,醛固酮的合成减少,但去氧皮质酮(DOC)、皮质酮(B)、18-羟去氧皮质酮(18-OH-DOC)及 18-羟皮质酮(18-OH-B)的生成增加,临床上出现盐皮质激素增多所致的高血压、低血钾等症状,但因同时也存在性激素合成障碍而表现为性腺发育异常,如原发闭经、假两性畸形等。因此,从病史、体征,染色体及实验室检查等可予以鉴别。

4.肾上腺去氧皮质酮(DOC)或皮质酮(B)分泌瘤

因肾上腺肿瘤分泌大量 DOC 而产生盐皮质激素性高血压,临床表现为血压高、血钾低,但此肿瘤瘤体通常较大并多为恶性,有的可分泌雄激素或雌激素而在女性出现多毛、在男性出现女性化表现,其皮质醇分泌正常,有的患者可有水肿。由于 DOC 水平明显升高,抑制肾素及醛固酮,CT 扫描可提示肾上腺肿瘤。因此,对低醛固酮、低肾素的肾上腺肿瘤应注意鉴别是否为肾上腺去氧皮质酮或皮质酮分泌瘤。

五、治疗

（一）手术治疗

醛固酮腺瘤的治疗方法是切除肾上腺醛固酮肿瘤。术前补充钾及口服螺内酯。螺内酯120～480mg/d；每日3次口服，服用2～4周或以后使血压及血钾达正常范围后手术。因绝大多数病例由肾上腺皮质腺瘤所致，切除肿瘤可望完全康复。如由双侧肾上腺增生引起，则需做肾上腺次全切除（一侧全切除，另一侧大部分切除）。也可先切除一侧肾上腺，如术后仍不恢复，再做对侧大部或半切除。其效果不如腺瘤摘除病例。腺癌及病程较久已有肾功能严重损害者，预后较差。

（二）药物治疗

对于不能手术的肿瘤并且以及特发性增生性患者（未手术或手术后效果不满意），宜用螺内酯治疗，用法同手术前准备，长期应用螺内酯可出现男子乳腺发育、阳痿、女性月经不调等不良反应，可改为氨苯蝶啶或阿米洛利，以助排钠潴钾。必要时加降压药物，对ACTH依赖型应用地塞米松治疗，每日约1mg。

钙通道阻滞药可使一部分原醛症患者醛固酮产生量减少，血钾和血压恢复正常，因为醛固酮的合成需要钙的参与，对继发性醛固酮增多症患者，血管紧张素转化酶抑制药也可奏效。先天性醛固酮增多症则不能用手术治疗，可试用地塞米松（氟美松）等药物。

第二节　肾上腺嗜铬细胞瘤

一、病因

嗜铬细胞瘤的病因尚不明确，但有几种特殊情况可能与嗜铬细胞瘤的病因有关，其中包括家族遗传（约占30%）。

（一）多发性内分泌瘤病（MEN）

根据各种内分泌腺瘤的不同发病，Raue等将其分为3型：①MENⅠ型；②MENⅡa型和MENⅡb型；③MENⅢ型。

（二）家族性嗜铬细胞瘤

占嗜铬细胞瘤的6%～10%，发病较早，常见于儿童；多为双侧多发或2个以上的内分泌腺体受累，双侧嗜铬细胞瘤中约有50%为家族性。

（三）多内分泌功能性嗜铬细胞瘤

有报道称嗜铬细胞瘤能分泌2种以上的内分泌激素。既往认为嗜铬细胞瘤的高钙血症是儿茶酚胺增高后刺激甲状旁腺素分泌增加所致。

（四）特殊部位的嗜铬细胞瘤

嗜铬细胞瘤除发生于肾上腺外，约95%发生在腹部与盆腔，最常见的部位为腹主动脉旁、肾门附近、下腔静脉旁等；其次为盆腔，膀胱嗜铬细胞瘤约占膀胱肿瘤的 0.5％；再次为头颈部和胸腔纵隔。

（五）神经外胚层发育异常

包括：①多发性神经纤维瘤病；②结节性硬化；③Sturge-Weber 综合征；④视网膜血管瘤病。

二、病理生理

典型嗜铬细胞瘤直径为 3～5cm，平均重量 40～100g。肿瘤细胞很不规则，有的由正常的髓质细胞组成，有的则由瘤细胞组成。瘤细胞呈不规则的多面形，较大，胞质很丰富，并含有嗜铬性颗粒，细胞核大，呈圆形，内含空泡，肿瘤内含有大量的升压物质。

三、临床表现

嗜铬细胞瘤称为"10％肿瘤"，即 10％可以恶变；10％双侧多发；10％好发于肾上腺外。

（一）高血压

最常见的临床症状，发生率为 80％～90％；50％～60％为持续性高血压。

（二）典型症状

头痛、心悸、多汗称为嗜铬细胞瘤"三联征"，发生率为 50％以上；具备上述症状者，诊断嗜铬细胞瘤的特异度可达 93.8％，但同时具备上述全部症状者并不多见。

（三）直立性低血压

10％～50％患者可出现，可能与血容量不足或突触前 α_2 受体被去甲肾上腺素兴奋有关。

（四）心血管并发症

约 12％的患者以心血管并发症就诊，最常见者为局灶性心肌坏死。

（五）呼吸系统症状

非心源性肺水肿应联想到嗜铬细胞瘤的可能。

（六）神经系统症状

常表现为脑出血、脑栓塞的症状，也可出现精神症状。

（七）消化系统症状

可表现为便秘、腹泻、呕吐及肠梗阻等，也可因肠缺血或发生坏死表现为急腹症症状。

（八）其他症状

部分患者可伴代谢紊乱症状，包括白细胞增多症、红细胞增多症、高钙血症、血尿、糖尿病、皮质醇增多症等甚至视力下降等。

四、诊断

嗜铬细胞瘤的临床表现、影像学及病理特征较为多变，可以毫无症状，也可严重到有死亡将至的恐惧感，症状多为阵发性。临床上主要依据对可疑患者的筛查、定性诊断和定位诊断等，对有遗传倾向者需要进行基因筛查。

（一）可疑病例的筛查指征

①伴有头痛、心悸、大汗"三联征"的高血压患者；②顽固性高血压患者；③血压易变、不稳定者；④麻醉、手术、妊娠等过程中血压波动剧烈或出现不能解释的低血压者；⑤有家族遗传史背景者；⑥肾上腺偶发瘤，患者；⑦特发性心肌损害者。

（二）定性诊断

测定尿内儿茶酚胺及其代谢产物间甲肾上腺素（MN）、间去甲肾上腺素（NMN）和香草扁桃酸（VMA）是常用的定性方法。常用定性诊断指标如下：①24 小时尿儿茶酚胺是目前定性诊断的主要生化检查手段，敏感为 84%，特异性为 81%，假阳性率为 14%。②血浆游离 MNs，包括 MN 和 NMN。敏感度为 97%～99%，特异度 82%～96%，适用于高危人群的筛查和检测。③24 小时尿分馏的 MNs，须经过硫酸盐的解离后检测，故不能区分游离型与结合型，检测值为二者之和，适用于低危人群的筛查。④24 小时尿总 MNs（MN＋NMN），敏感度为 77%，特异度为 93%。⑤24 小时尿 VMA，特异度高达 95%；但同时敏感度仅为 46%～67%，且假阳性率为 41%。⑥血浆儿茶酚胺检测结果受多种生理、病理因素及药物的影响。

（三）定位诊断

主要分为解剖学影像定位和功能学影像定位。

（1）解剖学影像定位：主要是 B 超、CT 和 MRI。

CT 平扫＋增强：为首选检测项目。嗜铬细胞瘤在 CT 像上大多数表现为圆形、椭圆形或梨形，边界往往较清晰，一般为较大的实性肿块（3～5cm），肿块多数密度不均，少数伴有出血和钙化。

MRI：敏感度与特异度与 CT 相似，其影像特点为 T_1WI 低信号，T_2WI 高信号，反向序列无衰减为其特点。

（2）功能学影像定位：主要是间碘苄胍（MIBG）显像、生长抑素受体显像和 PET 显像。

功能学影像定位的指征：确诊定位并利于鉴别诊断；检出多发或转移病灶；生化指标阳性和（或）CT 或 MRI 未能明确定位；术后复发者。

间碘苄胍显像：MIBG 为去甲肾上腺素类似物，能被嗜铬细胞的儿茶酚胺摄取。

生长抑素受体显像：生长抑素受体为 G 蛋白偶联的跨膜蛋白，有 5 种亚型。

PET 显像：[18]F-FDG-PET、[11]C-对羟基麻黄碱-PET、[11]C-肾上腺素-PET、[18]F-DOPA-PET 和[18]F-DA-PET 均有报道用于嗜铬细胞瘤的定位诊断。

五、治疗

手术切除肿瘤是唯一的治疗方法。由于儿茶酚胺对机体的毒性作用，手术风险极高。绝大多数嗜铬细胞瘤围术期的危险主要来源于肿瘤切除后的低血压及休克。由于嗜铬细胞瘤释放的儿茶酚胺使体内微循环处于收缩状态，肿瘤切除后儿茶酚胺锐减，微循环迅速扩张造成有效循环血量减少引起低血容量性休克。因此，充分的术前准备和精细的术中操作及阻断瘤体血供前后的血压控制是手术顺利完成的三个重要环节。

术前充分准备，可降低血压，减轻心脏负荷，改善心脏功能，扩充血容量。常规使用 α 受体阻滞药酚苄明一般能达到降压效果,哌唑嗪能有效降压但术中血压波动较大。有时可加用钙离子通道阻滞药硝苯地平(硝苯地平)、波依定等药,阻滞钙离子进入细胞内抑制肾上腺嗜铬细胞瘤释放儿茶酚胺。或使用血管紧张素转化酶抑制药卡托普利,因为在高儿茶酚胺的刺激下,产生高肾素血症,使血管紧张素生成增加。对于心率>90/min者可应用β_2受体阻滞药普萘洛尔。

扩容准备充分与否,一般通过血压正常、体重增加、鼻塞和手暖来估计,缺乏直观量化标准。目前在部分医院已引入指端微循环图像分析技术,显微镜下观察微动脉形态,计算机测算微动脉管襻数、管径值和管襻长度,提高了对微循环状态的客观判断能力。因此认为,指端微循环图像分析可作为判断术前扩容程度的参考标准。由于嗜铬细胞瘤患者血容量不足,术中切除肿瘤后表现更为突出。常用平衡液、全血或低分子右旋糖酐扩容。术前给药应用东莨菪碱或哌替啶(杜冷丁),禁忌使用阿托品。麻醉管理:对肾上腺嗜铬细胞瘤既可使用连续硬膜外麻醉,亦可使用全麻,还可两者联合。采用连续硬膜外麻醉,主要适用于术前定位准确,界限清楚的较小单独瘤体。优点是对机体干扰小,减少肺部感染。但不如全麻对术中血压的调整。术中应行CVP、MAP监测。选择手术径路的原则是必须有良好的术野显露,便于操作同时又要使创伤尽量减少。对于瘤体定位准确,瘤体较小且与周围组织无明显粘连,故多采用了腰部切口(以第11肋间为主)。腹部切口主要适用于确定或怀疑为双侧、多发性或异位肾上腺嗜铬细胞瘤以及巨大肿瘤与大血管关系密切的患者,能较好控制术中所致大出血。手术方式可采取肿瘤切除术和包膜内剜除术。与肾周组织粘连严重,疑有恶变可连同肾一并切除。术中操作要轻柔,取下瘤体之前应告知麻醉师做好升压准备,防止低血压、休克。近年来,腹腔镜手术治疗肾上腺嗜铬细胞瘤已在国内应用。具有创伤小、出血少、并发症少、恢复快、住院时间短等优点。但应注意掌握好手术适应证。

六、术后处理

术后主要危险是心力衰竭和低血压。术后72小时乃至更长时间内应行心电、血压监测,及时调整输液速度,必要时应用升压药物。

关于围术期的处理:肾上腺嗜铬细胞瘤的根本治疗方法是手术,手术效果良好,但风险大。为降低手术风险,围术期处理是关键,我们的经验是充分认识嗜铬细胞瘤具有低血容量、高血压的病理生理特点,通过妥善的围术期处理,把风险降到最低。具体措施包括①控制血压;②扩容;③纠正心律失常;④改善一般情况,如纠正电解质紊乱,调整血糖及术前心理准确工作;⑤术后低血压和心力衰竭的防治。

术前应用α受体阻滞药并维持一个阶段,可使血压缓慢下降,血管床扩张,血容量逐渐增加。常用药物酚苄明(苯苄胺)其阻滞α_1受体作用强于α_2受体,控制血压效果好,口服用药方便,从30mg/d开始,逐渐增加到60~120mg/d,用药时间为1~2周。哌唑嗪选择性抑制α_1受体,作用缓和,对心律影响小,但该药属突触后抑制,对术中探查肿块引起的高血压控制不满意,常用量2~3mg/d,用药时间为1周。扩容是一项十分重要的措施。嗜铬细胞瘤分泌过量儿茶酚胺使外周血管强烈收缩,血管床容积减少,血容量绝对不足。切除肿瘤后,儿茶酚胺减少,血管床开放,容量不足成为矛盾。术前在控制血压的前提下补充一定的血容量,可使术中血压下降减缓,术后血压恢复快而稳定。术前患者如有心律失常者,常用药为普萘洛尔 20～40mg/d,使心率<90/min、血细胞比容≤0.45。如患者有电解质紊乱及高血糖者,常规纠正电解质紊乱及降低血糖等治疗。术后主要危险是低血压及心力衰竭,导致术后低血压的主要原因为术前儿茶酚胺分泌量大,外周血管长期处于收缩状态,血管容积减少。切除肿瘤后,儿茶酚胺水平迅速下降血管扩张,血容量相对不足。因此,适量输血或代血浆以及加量补液,即可纠正低血容量,但输液速度不宜过快,注意防止心力衰竭及肺水肿的发生。

(一)关于手术径路的选择,手术方式及术中注意事项

目前外科手术切除肿瘤是治愈本病的唯一有效方法。手术径路的选择,必须以损伤小,显露满意,便于操作为准则。要做到这一点,必须通过对患者影像学资料的分析,根据肿瘤大小、部位、数目以及肿瘤与周围脏器,血管的毗邻关系,对手术难易度做出评估。随着微创腹腔镜手术技术的发展,越来越多的肾上腺嗜铬细胞瘤能通过腹腔镜实施手术切除,已成为泌尿外科医师的首选,但一部分巨大肾上腺嗜铬细胞瘤仍需要行开放手术,而机器人辅助腹腔镜技术的兴起无疑为外科医师切除肿瘤提供了更多的选择。

对于巨大嗜铬细胞瘤的血供来源异常,侧支循环多。在手术过程中,随着肿瘤供应血管的结扎、阻断,肿瘤的血液回流受阻,肿瘤内的压力不断增高,术中渗血较多,分离肿瘤时失血量更大,及时输血、输液是保证手术成功的关键。采用自体血回收具有迅速、及时及避免输异体血的优点,洗涤红细胞新鲜,能立即发挥携氧功能,不良反应小。

对明确的单侧肾上腺嗜铬细胞瘤,如果肿瘤瘤体直径<6cm 者,位置比较肯定,游离于周围血管者,采用第 11 肋间切口,更符合泌尿外科的手术原则。这样肿瘤显露满意,术后恢复快,但需注意避免胸膜的损伤。而对于较大的肾上腺嗜铬细胞瘤,虽然可以通过腹腔镜切除,但是巨大嗜铬细胞瘤的手术风险极大,大部分肿瘤存在出血、坏死和水肿,与周围组织分界不清,特别是与大血管粘连严重。因此,良好的手术视野对肿瘤能否切除是十分关键的。且与腹腔动静脉关系密切,分界不清者,采用经腹切口,可进行多方位探查,充分显露下腔静脉与腹主动脉,防止肿瘤粘连而引起大血管的损伤。手术中显露肿瘤时应尽量减少挤压和牵拉,以免血压波动大,先分离结扎肿瘤内侧血管,钳夹血管时应通知麻醉师观察血压变化。手术原则为肿瘤切除术,但肿瘤如与正常肾上腺组织分界不清,可行连肿瘤在内的肾上腺全切术或肾上腺部分切除术。对右侧肾上腺嗜铬细胞瘤,因肿瘤与下腔静脉关系密切,注意勿损伤下腔静脉。

肾上腺嗜铬细胞瘤患者术后仍有 10%～15%患者存在高血压,可能原因:①体内多发性肿瘤;②肿瘤恶性变,有转移灶;③长期高血压造成肾血管病变,产生肾性高血压;④长期高血压使血管壁发生改变,小动脉弹性减弱,脆性增加,产生高血压;⑤肾上腺髓质增生。

(二)腹腔镜肾上腺切除术

腹控镜肾上腺切除术(LA)的优势显而易见,患者术后疼痛较轻,恢复快,住院时间短,术中出血量少,深部手术视野显露较好。有证据表明,LA 同其他肾上腺手术一样安全,而且患者恢复较好对于位置深、体积小、显露困难的肾上腺肿瘤,腹腔镜手术更能体现出巨大优势,目前 LA 被认为是治疗肾上腺良性肿瘤的金标准。但 LA 治疗嗜铬细胞瘤尚存在争议,肾上腺嗜铬细胞瘤的特点是血供丰富,肿瘤体积大于其他的肾上腺肿瘤,术中易产生的并发症包括无

法控制的高血压、血流动力学不稳定、侵犯周围组织及局部复发,这些因素均可能导致 LA 进行困难而中转开放手术,而 LA 本身气腹的建立也可能刺激儿茶酚胺的分泌,从而增加手术的风险。有研究表明,LA 中,肿瘤较大($\geqslant$5cm)、体质指数(BMI)$\geqslant$24kg/m^2 及嗜铬细胞瘤本身都是导致中转开放手术的高危因素。过去经常认为,肾上腺嗜铬细胞瘤的直径<6cm 可选择 LA,随着外科医师手术技术的提高,一些临床医学中心甚至报道了切除肿瘤直径为 11cm 的病例。术中如果发现肿瘤有局部侵犯现象,不少外科医师建议中转开放手术是一个比较恰当的选择。LA 术后肿瘤复发的可能性较大,这可能与局部无法完全切除侵犯灶以及肿瘤组织碎块残留有关。

LA 的手术径路又可分为经腹入路(TLA)和经后腹膜入路(RLA)。TLA 又可分前入和侧入,其优势在于视野开阔,操作空间大,解剖清楚,显露肾上腺完全,能及早控制肾上腺血供,而且能同时检查腹腔脏器情况;主要缺点在于手术过程中易受腹腔脏器干扰,术后易发生肠粘连、感染等。RLA 又可分为侧入和后入,其主要优点在于能快速进入手术视野,对腹腔脏器干扰少,泌尿外科医师对此途径熟悉;主要缺点在于操作空间小,立体空间感差等。目前文献报道,肾上腺嗜铬细胞瘤 LA 的手术径路以 TLA 居多。由于 TLA 操作空间大,解剖清楚,能够以最小的幅度处理肿瘤,而且进腹后术者能尽快找到并结扎肾上腺中心静脉,因此能有效控制术中患者血压的波动。除了能较早分离、结扎肾上腺静脉外,TLA 还能方便地处理双侧肾上腺病变、较大的肾上腺肿瘤以及肾上腺外嗜铬细胞瘤。但是由于 TLA 有干扰腹腔脏器、手术操作时间长等缺点,尤其对于曾行腹部手术的患者,TLA 并不被所有泌尿外科医师推崇。采用何种径路取决于患者的病情以及术者的经验和操作水平。手术医师应分别掌握这两种手术路径,以便对不同患者能灵活运用腹腔镜技术,从而更好地解决患者的痛苦。

(三)机器人辅助腹腔镜技术

机器人辅助腹腔镜技术(RA),这项技术被越来越多的外科医师掌握。RA 和 LA 一样非常安全,出血较少,患者恢复快,住院时间短,围术期并发症发生率也与 LA 相似。与 LA、开放手术相比,RA 具有独特的优势。目前,Da Vinci 机器人包括 3 个操作臂(中央的操作臂用来安装镜头,两边的操作臂则可以装卸各种外科手术器械)以及一个远程的控制器,施术者可以坐着操作控制器完成手术,他的助手负责更换操作臂上的手术器械。Da Vinci 机器人的 InSiteTM 视觉系统为施术者提供了一个更清晰的手术视野,它可以将操作对象放大 10 倍,并生成一个三维图像,施术者可以根据自己的需要随意调整内视镜的角度以获得良好的操作视野,这使得位于深部的肾上腺肿瘤手术能够获得更好的手术视野,为外科手术切除提供了保障。其次,机器人提供了 Endowrist 的操作工具,与传统的腹腔镜操作器械不同,施术者通过它可以十分自由灵活地操作手术器械,使得外科手术能够实施得更加灵敏,手术操作更加精确、迅速。机器人系统还可以让外科手术在一个相对放松、惬意的环境下进行,施术者不易产生疲劳感,保障了手术质量。术中,患者取健侧体位,先于脐与患侧肋缘与锁骨中线交点连线的中点放置一个 12mm 的摄像头,然后在肋缘下二横指处开始,沿着锁骨中线放置 2 个机器人器械操作臂,接着在上腹中间做一 10mm 切口,安装一个使肝脏能够回缩的器械,很多情况下最后还需要在患侧腹部置入一个 12mm 的 trocar,用来使用 Ligasure 或超声刀,手术过程则与传统的 LA 非常相似。通常认为,与 LA 相比,RA 的手术时间较长、手术花费高。机器人安装成本及维护费用相对较高是影响手术费用的关键,一些国外的机器人手术中心随着每年手术例数的不断增加,相对每台手术的费用有所下降,而且接受机器人手术的患者恢复更快,减少了住院时间,从另一方面减少了患者整体的住院费用。机器人系统操作也有缺点,施术者在手术过程中缺乏对于器官直观的触觉,增加了潜在的损伤邻近器官的可能性。综上所述,尽管目前一些肾上腺嗜铬细胞瘤患者仍然通过开放手术进行治疗,但 LA 和 RA 技术在创伤小、失血少、恢复快、切口美观等方面是开放手术无法做到的。随着腹腔镜以及机器人技术的不断发展,越来越多的患者将接受 LA、RA,从而达到更好的临床效果。

第二章　肾脏疾病

第一节　肾非特异性感染

尿路感染是尿路病原体和宿主相互作用的结果。尿路感染在一定程度上是由细菌的毒力、接种量和宿主防御机制不全造成的,这些因素在决定最终细菌定殖水平以及对尿路损伤的程度也起到一定作用。细菌毒力增强超过宿主强大的抵抗力是导致尿路感染的必要条件,然而当宿主免疫功能显著受损时即使毒力很小的细菌也导致感染。

一、概述

(一)感染途经

1.上行感染途径

大多数进入尿路的肠道细菌都是通过尿道上行进入膀胱的。病源菌黏附于阴道前庭和尿路上皮黏膜在上行感染中起重要作用。粪便污染会阴部,女性使用杀精子药物以及间断导尿或留置尿管会进一步增加上行感染的机会。

尽管膀胱炎通常局限于膀胱,但50%的感染可蔓延到上尿路。临床和实验室的证据充分证明大多数的肾盂肾炎是由来自膀胱的细菌逆行通过输尿管到达肾盂和肾实质引起的。尽管尿液反流可能并不是上行感染所必需的,但膀胱炎相关的水肿可能引起膀胱输尿管连接部抗反流功能的改变导致反流。一旦细菌被引入输尿管,它们不借助任何帮助就可能上行至肾,而任何干扰正常输尿管蠕动功能的因素都能大大增加细菌上行的可能性。革兰阴性菌和其产生的内毒素,妊娠和输尿管梗阻都能显著抑制输尿管的蠕动。

到达肾盂的细菌能够通过乳头部的集合管上行进入肾实质。输尿管梗阻或膀胱输尿管反流导致的肾盂内压增加将使此进程加快并恶化,特别是合并存在肾内反流时。

女性糖尿病患者尿路感染的发病率增加,且感染更为严重。糖尿病导致女性急性肾盂肾炎的住院率是男性的3倍。妊娠女性出现菌尿的比率为4%～7%,未治疗者急性肾盂肾炎发病率为25%～35%。

2.血源感染途径

在正常人中由血源途径造成的肾感染并不多见。但是肾感染偶尔会继发于源自口腔的金黄色葡萄球菌血症或念珠菌血症。实验数据表明当存在梗阻时感染机会增加。

3.淋巴感染途径

在罕见的情况下,如严重的肠道感染或腹膜后的脓肿,来自邻近器官的细菌可以通过淋巴管直接蔓延引起尿路感染。但是,在绝大部分尿路感染中并没有证据表明淋巴途径起重要作用。

(二)病原体

大多数的尿路感染通常是由源自肠道菌群的兼性厌氧菌造成。尿路病原体,如表皮葡萄球菌和白色念珠菌来自阴道或会阴部。

1.大肠埃希菌是最常见的导致尿路感染的病原体

占社区获得性感染的85%和院内获得性感染的50%。除大肠埃希菌外的革兰阴性杆菌,包括变形杆菌、克雷白杆菌以及革兰阳性的粪肠球菌和腐生葡萄球菌则是其余大多数社区获得性感染的病原菌。院内感染主要由大肠埃希菌、克雷白杆菌、肠杆菌、柠檬酸杆菌、黏质沙雷菌、铜绿假单胞菌、普罗威登斯菌、粪肠球菌和表皮葡萄球菌引起。少见的病原体如阴道加德纳菌、支原体属和解脲支原体可能导致间断或长期留置导尿管患者的感染。

病原体导致感染的患病率受患者年龄影响。例如,目前已知在年轻的性活跃的女性中,10%有症状的下尿路感染是由腐生葡萄球菌引起,而男性和老年人很少受到此细菌的感染。有人报道了患病率随季节变化,在夏季末到秋季有一个感染的高峰。

2.特殊的病原体

(1)尿路中的厌氧菌:虽然有文献记载,但是有症状的尿路厌氧菌感染很少见。在正常情况下尿道末端、会阴和阴道存在厌氧菌的定殖。1%～10%排出的尿液标本中厌氧菌培养阳性,而耻骨上穿刺的尿液标本中是很难发现厌氧菌的。有临床症状的尿路感染患者的尿液中仅培养出厌氧菌是罕见的,但是如果患者有膀胱刺激征,对尿液(导尿、耻骨上穿刺或留取中段尿)高速离心后在显微镜下可以看到球菌或革兰阴性杆菌,同时常规的需氧培养没有细菌生长时,应该怀疑有厌氧菌的感染。通常在泌尿生殖道的化脓性感染中可以发现厌氧菌。在针对男性泌尿生殖道化脓性感染的一项研究中发现,88%的阴囊、前列腺和肾周脓肿的病原体中存在厌氧菌。这些病原体通常是类杆菌属,包括脆弱类杆菌、梭形杆菌属、厌氧球菌和产气荚膜梭菌。梭状芽孢杆菌的生长也许和气性膀胱炎相关。

(2)结核分枝杆菌和其他非结核性分枝杆菌:当要求进行抗酸杆菌培养时可能会发现结核分枝杆菌和其他非结核性分枝杆菌,它们在常规有氧的条件下不生长,常在对无菌性脓尿的检查中发现。值得强调的是仅存在分枝杆菌并不能代表组织有感染。因此在确定治疗方案前应该考虑以下因素,例如症状、内镜检查或放射学上的感染证据、异常的尿沉淀,肉芽肿的存在,反复检查发现分枝杆菌而没有其他的病原体等。

(3)衣原体:衣原体在常规有氧的条件下培养不能生长,但可以出现在泌尿生殖系统感染中。

3.细菌毒力因子

细菌毒力因子对致病菌能否侵入尿路以及随后在尿路中所引起感染的程度具有决定作用。通常认为定居在肠道的尿路病原体,如致尿路感染的大肠埃希菌(UPEC)感染尿路并非偶然,而是毒力因子的表达使得它们可以在会阴和尿道黏附、定殖并迁移至尿路中,从而导致了尿路上皮发生炎症反应。在导致患者尿路感染复发的菌株中可以发现相同的细菌毒力因子。其中某些毒力决定因子定位于大约20个UPEC特异的致病岛中的一个,大小为30～

170kb。相对于与人体共生的菌种,这些致病岛增加了病原体基因组 20% 的大小。最近对一个 UPEC 菌株的基因组分析揭示了假定的 chaperone-usher 系统的基因是存在的,该蛋白和自主转运蛋白一样也可能起到黏附素、毒素、蛋白酶、玻璃酸酶、抗血清因子或运动介质等功能。一个 UPEC 特异的自主转运蛋白-Sat,可能对体外培养的尿路细胞存在毒性,能够导致小鼠肾细胞胞质空泡形成和严重组织损伤。另外一个毒素,溶血素 HlyA,可以在各种宿主的细胞膜上形成小孔。除了蛋白酶和毒素,UPEC 还表达几个铁摄取系统,包括产气菌素以及最近才发现的 IroN 系统。最后,大多数的 UPEC 菌株产生酸性的荚膜多糖,它能保护细菌免受人类多核白细胞的吞噬并抑制补体激活。

(三)发病机制

1.细菌黏附

目前已经确定细菌黏附到阴道和尿路上皮细胞是尿路感染起始阶段的一个必需步骤。这种相互作用受到细菌的黏附特性、上皮表面的接受特性和两者表面液体的影响。细菌的黏附是一个特异性的相互作用,起到决定病原体、宿主和感染部位的作用。

细菌黏附素 UPEC 表达了许多可以使它黏附于尿路组织的黏附素。这些黏附素根据其是否作为细菌坚硬毛的一部分,分为菌毛型或非菌毛型两种。细菌在同一细胞上也可能产生抗原性和功能不同的菌毛,有些则产生单一的菌毛,有些则没有菌毛。一个典型的有菌毛的细菌可能包含 100~400 条菌毛。菌毛的直径通常在 5~10nm,最长达 $2\mu m$,主要是由称作菌毛蛋白的亚单位组成。菌毛在功能上根据其介导特定类型红细胞凝集的能力分类。目前了解比较清楚的菌毛是 1 型、P 型和 S 型。

1 型(甘露糖敏感型)菌毛:1 型菌毛通常表达在致病性和非致病性大肠埃希菌上,使得细菌容易定于阴道黏膜及膀胱。这些菌毛能介导豚鼠红细胞的凝集作用,当加入甘露糖后这一反应被抑制。因此 1 型菌毛被称为甘露糖敏感型红细胞凝集素(MSHA)。1 型菌毛由一个螺旋杆状结构组成,该螺旋杆状结构由重复的 FimA 亚单位与一个 3nm 宽含黏附素 FimH 的远端末梢结构相连接所构成。黏附素 FimH 与尿路上皮存在的甘露糖化宿主受体相结合,是大肠埃希菌具备定殖到阴道口、尿道和膀胱以及导致膀胱炎的能力的关键步骤。

目前已经明确 1 型菌毛在尿路感染中是一个毒力因子证据,包括:①从尿路感染患者尿液中分离出的细菌表达甘露糖敏感(MS)的黏附素;②在动物模型中,将表达 1 型菌毛的细菌接种于膀胱,与接种无菌毛的细菌相比,可以明显增加尿路中细菌定殖的数量;③抗 1 型菌毛抗体和竞争性抑制药,如甲基-α-D-吡喃甘露糖糖苷,可保护小鼠免于罹患尿路感染。最近的研究表明,FimH 和膀胱上皮细胞腔面表达的受体之间的相互作用对许多 UPEC 菌株在膀胱定殖并致病的能力至关重要。

膀胱腔内面由伞状细胞线性排列而成。伞状细胞尖端的表面呈现出一个准晶体列阵样的六角形复合物,这些复合物由 4 个被称作尿空斑蛋白的膜整合蛋白组成。体外结合分析实验显示了两种尿空斑蛋白 UP1a 和 UP1b 能特异性的与表达 1 型菌毛的 UPEC 相结合。

目前已利用小鼠膀胱炎模型和显微镜技术在体内对 1 型菌毛介导与尿空斑蛋白的结合能力进行了研究。通过扫描电镜观察,在接种的早期许多细菌就可以与尿路上皮表面相黏附。可溶性 FimH 受体的类似物和 d-甘露糖可抑制单个的或大群细菌的黏附作用。在电镜下显示含 FimH 的 1 型菌毛能够直接与尿空斑蛋白发生作用。

P 型(甘露糖抵抗型)菌毛:P 型菌毛对肾有趋向性,"P"代表肾盂肾炎。在大多数致肾盂肾炎的 UPEC 菌株上都存在 P 型菌毛,介导不能被甘露糖改变的人红细胞凝集作用,因此被命名为甘露糖抵抗型红细胞凝集素(MRHA)。菌毛尖端的黏附素 PapG 能识别 α-d-吡喃半乳糖基-(1-4)-b-d-吡喃半乳糖苷,而后者有 1/2 出现在 P 血型类属抗原和尿路上皮的糖脂中的球系列。

未发现 UPEC 的 MRHA 黏附素具备与双半乳糖苷结合的特异性,因而暂时被命名为 X 黏附素。在某些 UPEC 菌株中,红细胞的凝集作用是由无菌毛的黏附素或红细胞凝集素介导的。

Svanborg-Eden 等首先报道了细菌黏附与尿路感染严重性是相关的。他们指出,引发少女急性肾盂肾炎的 UPEC 菌株具有高度的黏附能力,而导致无症状菌尿或从健康少女粪便中分离出的菌株则黏附力较低。70%～80%的致肾盂肾炎的菌株具备黏附能力,而从肠道分离的菌株仅 10%有黏附能力。此外,91%的致肾盂肾炎的尿路菌株、19%的致膀胱炎菌株和 14%的致无症状的菌尿的菌株具有 P 型菌毛,但只有 7%的从健康儿童肠道分离出的菌株具有 P 型菌毛,高度提示细菌的黏附力与尿路感染之间的相关性。

尽管 MRHA 和 P 型菌毛与肾盂肾炎具有很强的相关性,但这些毒力因子和细菌感染所致的肾瘢痕形成和反流并没有相关性。研究表明有 P 型菌毛的大肠埃希菌和有严重反流的少女复发性肾盂肾炎之间几乎没有相关性。因而,P 型菌毛可能主要在无反流或仅有轻微反流的儿童急性肾盂肾炎中起重要作用。

2.其他黏附素

通过 SfaS 黏附素与唾液酸残基连接的 S 型菌毛与膀胱和肾的感染相关。FIC 菌毛可以与肾上皮细胞的鞘糖脂相结合并诱导白介素-8 的炎症反应。

UPEC 也表达无菌毛的黏附素(AFA),AFA 和 Dr 黏附亲家族依靠它们相似的基因结构和对衰变加速因子的识别成簇状的集合在一起。在很多不同的上皮位点都可以发现衰变加速因子,而 Dr 黏附素可以结合到整个尿路中的许多部位上。

3.体内细菌菌毛的相位变化

早期的证据关于 1 型和 P 型菌毛的黏附作用在人尿路感染中所起的作用是相互矛盾的。通过电镜观察 37 名患者尿液中的大肠埃希菌,在 31 名患者中可以发现菌毛。相反的,在留置尿管的 24 名患者中有 22 名患者的尿液中没有发现 MS 黏附素,在 20 名急性尿路感染患者的标本中有 19 名患者未发现菌毛和细菌的黏附,直到在肉汤培养基中传代后才开始出现。在临床上分离出大肠埃希菌中观察到细菌生长的环境条件能够引起菌毛表达的迅速改变,细胞能够在有菌毛和无菌毛的位相之间转变。例如,某些生长在肉汤培养基中的细菌表达菌毛,而相同的菌株生长在固态的同种培养基上将停止产生菌毛。这个过程称作相变化,可以在体内发生,有显著的生物学和临床意义。例如,1 型菌毛的存在可能有利于细菌黏附和定殖于膀胱黏膜,但是也有不利之处,因为菌毛可以增强中性粒细胞的吞噬和杀伤作用。

通过对上行尿路感染的动物模型和尿路感染患者不同部位分离到的细菌进行研究,为导致尿路感染的大肠埃希菌在体内能够发生位相变化提供了依据。将能够发生位相变化并表达

1型菌毛的大肠埃希菌在产生菌毛的位相接种到小鼠的膀胱,在接种24小时或更长时间后收集膀胱和尿液中的细菌,并检查细菌的菌毛状态。结果显示在所有小鼠的膀胱中都有细菌定殖,同时发现收集的细菌中78%有1型菌毛。尿液中细菌的状态通常不同于膀胱。在膀胱有细菌定殖的动物中,78%的尿液是无菌的,并且从尿液中收集的细菌常没有菌毛。将有菌毛的细菌接种于膀胱,分别于接种后第1、3和5天检查膀胱和肾内的细菌,结果发现来自膀胱的细菌仍然有菌毛,然而来自肾的细菌菌毛明显减少。

利用间接免疫荧光法对人新鲜尿液中的细菌进行研究,证实了在体内存在菌毛的表达及位相变化。对成人下尿路感染的尿液标本进行分析,在41份标本中检测到31份存在1型菌毛,在18份标本中检测到6份存在P型菌毛。尿液中菌群的菌毛情况是不同的,从有菌毛占优势的状态到无菌毛状态和有菌毛状态的细胞混合存在。从泌尿生殖道不同部位分离的菌株也显示出了菌毛状态的变化。这些结果表明在急性尿路感染期间体内的细菌可以表达1型和P型菌毛,并取决于位相变化。

位相变化的过程具有显著的生物学和临床意义。例如1型菌毛的存在可能有利于细菌开始黏附并定殖于膀胱黏膜。随后,1型菌毛可能不利于菌株在尿液中悬浮,事实上由于它们增强了凋亡作用、中性粒细胞的吞噬和杀菌作用而变得有害,在肾P型菌毛占据重要地位细菌借此与糖脂受体结合从而黏附于细胞。

(四)防御机制

阴道口、尿道周围和尿道的正常菌群常包括乳酸杆菌、凝固酶阴性葡萄球菌、棒状(杆)菌和链球菌等微生物,它们形成了抵抗尿路病原体定殖的屏障。与雌激素、子宫颈IgA及阴道内低pH相关的阴道内环境的变化,可能会改变这些细菌的定殖能力。然而更为常见的是,使用抗生素和杀精剂能使正常菌群发生改变并增加上皮细胞对尿路病原体的感受性,从而使得细菌的定殖能力发生迅速的变化。

目前对于增加患者对尿路病原体定殖易感性的因素知之甚少。尿道口接近于阴道和肛周区域表明细菌沾染的发生非常频繁。除尿液的流动以外,对尿道的天然防御机制了解很少。在正常的尿道中,细菌的繁殖可能受到正常菌群的抑制,虽然细菌定殖于尿道周围和尿道区域是大多数感染的必要条件,但是微生物克服正常尿液和膀胱防御机制的能力显然是十分重要的。

1.尿液

通常情况下,在尿道中需要复杂营养的定殖微生物不能在尿液中繁殖,并且很少导致尿路感染。相反,尿液通常会支持不需要复杂营养的细菌的生长。来自正常个体的尿液也许是抑制细菌生长的,特别是当接种物很小的时候。起最大抑制作用的因素是渗透压、尿素浓度、有机酸的浓度和pH等。在低pH状态下,无论是极低浓度的尿液还是高渗透压的尿液均能抑制细菌的生长。大部分尿液抗微生物的活性与高尿素和有机酸的含量有关。但是在一项前瞻性的临床研究中发现,这些状况在对感染敏感或对感染抵抗的患者之间没有呈现出明显的差异。

尿液中葡萄糖的出现可能会促进感染。这与糖尿病患者中感染的频率和严重性的增加是一致的。在妊娠的各个阶段,孕妇尿液的pH都更加适合大肠埃希菌生长。尿调解素(Tamm-

Horsf-all 蛋白)是一种肾产生的甘露糖化的蛋白质,在尿液中有极高的浓度($>100mg/mL$),通过饱和性的封闭 1 型菌毛的甘露糖结合位点,从而阻止细菌与尿路上皮细胞上尿空斑蛋白受体的结合,因此可能起到保护性的作用。

2.膀胱

推测起来细菌进入膀胱常十分频繁。细菌群落是否会存留,繁殖以及感染宿主,在一定程度上取决于宿主膀胱的排空能力。其他的防御因素,包括先天和后天获得的免疫力及膀胱上皮细胞的脱落。

3.免疫应答

病原体的识别。宿主对病原体的识别是由一系列的病原体相关的分子型的受体(PAMPs)介导的,例如 TOLL 样受体(TLRs),它在识别侵入的微生物和先天免疫应答的出现之间提供了联系。TLRs 能够识别在多种病原体中保守的分子结构,如脂多糖(LPS)和肽聚糖(GP),并激活先天免疫应答和炎症反应的信号通道来杀灭病原体。膀胱表面上皮细胞在膜上表达 TLR4,TLR4 连同 CD14 共同识别细菌的 LPS 并激活先天免疫应答。最新发现的TLR2 可以是识别 UPEC 并保护肾免于上行感染,除表达在肾细胞外,也表达在尿路上皮细胞。

对肾感染先天的系统免疫应答反应,在最初阶段表现为局部的炎症。

先天免疫应答比获得性免疫应答出现的更快,并且包括了多种细胞类型,包括多形核白细胞、中性粒细胞、巨噬细胞、嗜酸性粒细胞、自然杀伤细胞、肥大细胞和树突状细胞。此外,由多形核白细胞诱导的一氧化氮合酶转录的增加产生了高浓度的一氧化氮及其相关降解产物,也对细菌具有毒性作用。先天性免疫应答可以帮助建立获得性免疫反应,这主要依靠巨噬细胞、树突状细胞和自然杀伤细胞与 T 淋巴细胞和 B 淋巴细胞之间的相互作用。获得性免疫包括T 淋巴细胞和 B 淋巴细胞对病原的特异性识别以及产生高亲和力的抗体,这个过程发生在感染后的 7～10 天。

尿路是分泌型免疫系统的一部分。绝大多数人和实验动物研究均集中于上尿路细菌感染和阴道口细菌定殖所引起的免疫反应。肾感染伴随着血清和肾局部免疫球蛋白的合成以及尿液中特异类型抗体的出现。在血清中已经发现针对 O 抗原的抗体,以及在更小的范围内可以发现针对感染性大肠埃希菌 K 抗原的抗体。在急性肾盂肾炎后可以发现针对 1 型和 P 型菌毛的血清抗体。在肾盂肾炎时,IgG 和 SlgA 也可出现在尿液中,并且可能比在血清中出现的更早。这些抗体的产生局限于肾,可能增强了细菌的调理作用以及局部吞噬细胞的吞噬作用。这些抗体可能具有更多的保护作用。Svanborg-Eden 和 Svennerholm 研究显示,急性肾盂肾炎患者尿液中的 IgG 和 SlgA 可以在体外降低相同的大肠埃希菌菌株对尿路上皮的黏附作用。相似地,在实验动物中对大肠埃希菌的 P 型菌毛进行免疫可以导致免疫球蛋白的产生,降低自家固有的侵袭性尿路致病性大肠埃希菌的黏附能力,防止上行性肾盂肾炎的发生。

尿道的中性粒细胞是清除细菌所必需的,它们的聚集在抵抗尿路感染中起了关键性的作用。绝大多数小鼠的尿路感染可以自发的消退,但是在具有特殊遗传背景的小鼠中尿路感染可以持续存在。这就提示是否具有特殊的宿主基因可能决定对尿路感染清除的有效性。人类免疫反应中小的缺陷可能导致许多感染的发生。例如小鼠的 TLR2 能够识别尿路致病性大肠埃希菌并保护肾发生上行感染。人类的 TLR2 为截断的形式,可能处于失活状态,因此增加了肾盂肾炎的易感性。此外,最近一项关于复发性尿路感染的女性患者炎症反应的研究显示,这些患者的中性粒细胞表现出 CD16 浓度的降低,细菌吞噬作用以及活性氧中间物的产生的减少。

最初是通过免疫人类和动物来研究免疫因子的修饰对降低感染易感性的可能性。例如,在一个猴子的实验模型中,接种 P 型菌毛的疫苗,能够降低 P 型菌毛大肠埃希菌对尿路上皮细胞的黏附性,并且防止了急性肾盂肾炎的发生。类似地,对小鼠接种 FimH 黏附素的疫苗可以防止小鼠膀胱炎的发生。女性患者接种后也减少了阴道口细菌的定殖以及随后的细菌上行。

诱导细胞脱落,Mulvey 等证实具有菌毛的细菌可以诱导细胞凋亡,介导感染和受损的表层细胞的脱落和排出。利用小鼠体内实验模型已经证实小鼠对 UPEC 的渗透有强烈的脱落反应,因此不太可能形成 IBCs。然而具有较弱脱落反应的小鼠容易形成生物被膜,这些生物被膜隔离于膀胱,可能导致尿路感染复发。研究还显示许多尿路致病性细菌能够抑制 NFKB,促进凋亡,减弱炎症反应,这个作用能够导致细菌进一步侵入更深的组织。因此,在某些情况下细胞凋亡可能是细菌的攻击方式,而不是宿主的防御反应。

(五)影响因素

1.梗阻

任何解剖位置的尿流梗阻是增加宿主对尿路感染易感性的重要因素。梗阻抑制正常的尿流,导致尿液淤滞,损害了膀胱和肾的防御机制。尿液淤滞也能够促进细菌在尿液中的生长,增加它们黏附到尿路上皮细胞的能力。在实验性血源肾盂肾炎的动物模型中,除非输尿管被结扎,否则肾对感染是相对具有抵抗力的。在这种情况下,只有梗阻的肾才会发生感染。临床观察的结果支持梗阻在尿路感染发病机制以及增加感染严重性中的作用。轻微的膀胱炎或肾盂肾炎在尿路梗阻存在的情况下可以发展为致命的疾病。虽然梗阻明显可以增加感染的严重性,但它本身不是感染的易感因素。例如有大量残余尿的男性可能数年都不发生感染。然而如果插入尿管的话,即使少量的细菌也可能导致难以根除的严重感染。

2.膀胱输尿管反流

Hodson 和 Edwards 首先描述了膀胱输尿管反流与尿路感染、肾杵状变以及肾瘢痕形成的相关性。具有大量反流和尿路感染的儿童通常发展为肾瘢痕形成、蛋白尿以及肾衰竭这些进行性的肾损害。而具有轻微反流儿童通常自发的或在治疗后出现感染的好转或完全治愈。在成人中,反流的存在并不表现为肾功能的下降,除非具有尿液淤滞并伴有尿路感染。

3.潜在的疾病

伴有导致慢性间质性肾炎的潜在疾病的患者肾瘢痕形成的发生率较高,事实上所有的患者都会发生原发性肾乳头损害。这些疾病包括,糖尿病、镰刀状红细胞、成人肾钙沉着症、高磷血症、高钾血症、镇痛药滥用、磺胺药物肾病、痛风、重金属中毒以及老龄化。

4.糖尿病

患有糖尿病的女性临床无症状和有症状尿路感染的发病率是升高的,但是患有糖尿病的男性尿路感染发病率没有实质性的升高。糖尿病也导致因急性肾盂肾炎住院治疗的女性患者

(10.86/10000)要高于男性患者(3.32/10000)3倍。尸体解剖的研究表明糖尿病患者肾盂肾炎的发病率是非糖尿病患者的4～5倍。但是这些研究结果也许会被误解,因为很难区分是由肾盂肾炎导致的肾实质改变还是糖尿病肾病导致的肾间质炎性改变。虽然大多数糖尿病患者的尿路感染是无症状的,但是糖尿病能对患者造成损害导致更加严重的感染。一项利用抗体包被细菌技术来确定感染部位的研究显示,接近80%糖尿病患者的尿路感染都会涉及上尿路。伴有菌尿的糖尿病患者免疫反应增加的证据提示,感染已涉及肾实质以及潜在增加的患病率。没有证据表明感染频率的增加与尿糖相关,但是这种情况可能与感染的严重性相关,感染经常是由非典型的细菌引起,如酵母菌,并导致上尿路感染和出现明显的后遗症,如气性肾盂肾炎、肾乳头坏死、肾周脓肿或迁徙性感染。

5.人免疫缺陷病毒

HIV阳性的患者尿路感染的发生率是对照组的5倍。而且致病菌是引起复杂尿路感染细菌的可能性更大。此外HIV阳性的尿路感染患者复发倾向更高并且需要更长时间的治疗。

6.妊娠

妊娠女性菌尿的患病率为4%～7%,在未经治疗的女性菌尿患者中,急性肾盂肾炎发病率为25%～35%。这可能是妊娠相关的激素水平改变所导致的肾盂和输尿管扩张的结果。在妊娠的前3个月,未经治疗的菌尿会伴随着急性肾盂肾炎发病率的增加,因为其中1/2的女性患者具有上尿路菌尿。未经治疗的菌尿伴随上尿路扩张可能会表现出大量的异常,能在放射学上明显的表现出来。

7.有膀胱内高压的脊髓损伤

在所有的菌尿患者中,没有一组在严重性和患病率上能与伴有脊髓损伤的患者相比。在患者损伤的早期由于膀胱过度活动或肌肉松弛,几乎所有的患者都需要留置尿管,大量的患者会发生输尿管扩张、肾积水、尿液反流和肾结石。通过治疗在细菌学和尿流动力学方面的改善极大地减少了他们的发病率和死亡率。

(六)辅助检查

尿路感染的诊断靠直接或间接的尿液分析,并经尿液培养确诊。尿液的评估提供了关于尿路情况的临床信息。尿液和尿路在正常情况下是不存在细菌和炎症的。在患有尿路感染时可能发生尿液分析和培养的假阴性,尤其是在感染的早期,细菌和白细胞的数量较低或因液体摄入增加以及随后的利尿作用导致的尿液稀释。在偶然的情况下,尽管存在细菌定殖和尿路上皮炎症,但尿液中可能检测不到细菌和白细胞。

1.尿液分析

尿培养的假阳性是由收集尿液标本时细菌和白细胞污染造成的。自行排尿留取的标本最易发生污染,但是也可以发生在导尿的过程中。耻骨上穿刺留取膀胱中的尿液受污染的可能性最小。因此,这种方式能够提供对膀胱尿液状况最精确的评价。

2.尿液采集技术

排尿和导尿的标本。采集尿液时减少细菌污染能够提高诊断的准确性。包皮环切后的男性排尿留取标本前不需要准备。对于包皮未环切的男性,在收集标本前则应该翻起包皮,并先用肥皂清洗阴茎头再用水冲洗干净。应留取最初的10mL尿液(代表尿道)和中段尿(代表膀胱)。通过前列腺按摩获取前列腺液,并将排出的前列腺液收集到载玻片上。此后留取前列腺按摩后排出的最初 10mL 尿液,代表混有前列腺液的尿液情况。除非患者不能自行排尿,否则不推荐对男性患者采用导尿的方法进行尿液培养。

女性患者中段尿标本通常会受到阴道前庭的细菌和白细胞污染,特别是当女性患者分开阴唇及维持阴唇分开状态有困难时。因此应指导女性如何分开阴唇,用湿润的纱布清洗干净尿道口周围的区域,然后再收集中段尿标本。不建议使用抗生素进行消毒,因为可能会沾染尿标本,并且导致尿液培养的假阴性。如果有证据表明尿标本受到了污染,如在尿液分析时发现有阴道上皮细胞和乳酸杆菌,则应该通过尿管导尿并从尿管收集排出的中段尿。

尿管引发的尿路感染的发病率主要由人群的患病危险性决定,从未住院的健康女性的 1% 到住院女性患者的 20%。预防尿管引发的感染最简单的方法是给予单剂量的口服抗生素,如复方磺胺甲噁唑(TMP-SMX)。但是由于抗生素制剂会促进细菌耐药性的发生,预防性抗生素治疗应限于高危患者。

耻骨上穿刺准确性非常高,但由于它会带来一些损伤,因此在临床中仅作有限的使用,除非患者不能按要求排尿,如脊柱损伤的患者。它对新生儿和截瘫患者是极其有用的。穿刺留取的标本反映了膀胱尿液中的细菌学状况,避免了将尿道细菌引入膀胱引起新的感染。在耻骨上穿刺之前,患者应该憋尿直到充满膀胱。穿刺的部位在腹正中线上,耻骨联合和脐中间,并位于触摸到膀胱的正上方。由于男性膀胱的肌张力较大,充满的膀胱通常可触及。而女性患者充满的膀胱通常触摸不到,对这类患者,医生在穿刺时必须依靠观察对患者耻骨上施压直接作用于膀胱时患者所产生的明确的尿意。在穿刺针进入膀胱后,用 20mL 的注射器抽吸尿液,5mL 尿液用于培养,15mL 尿液用于离心和尿液分析。将闭孔器重新置入穿刺针中,将闭孔器和穿刺针一同撤出,在穿刺部位的皮肤上覆盖小的敷料。如果完全置入穿刺针后仍然抽不到尿液,多因为患者膀胱没有完全充满而位于在耻骨后较深的区域里。当第一次尝试没有获得尿液时,等到膀胱充满时再取可能是更明智的。

3.尿液培养

目前一种更简单但准确性略低的技术是使用浸片式培养法。这些廉价的塑料载玻片顶端附有螺旋帽,一面为大豆琼脂(一个提供所有细菌生长的通用的营养琼脂),另一面提供革兰阴性菌生长的伊红美蓝或 Mac Conkey 琼脂。将载玻片浸入尿液中,取出载玻片让多余的尿液沥出,再将载玻片重新放到塑料瓶中进行孵育。附着在载玻片上的尿量是在 1～2mL。因此,尿液菌落计数的数量应该是孵育后在载玻片上看到的菌落数量的 100～200CFu/mL,在实际操作中,细菌生长的情况是与视觉标准来比较和记录。使用这项技术较难识别细菌的种类,但这项技术已经完全够用了。

需要强调的是尿液采集后应立即冷藏,并应该在冷藏后的 24 小时内进行培养。浸片培养的一个优势就在于可以在采集尿液后立即进行培养而不需要冷藏。患者可以在家里完成对自己尿液的培养,将载玻片保持在室温下,并在 48 小时内带到医院。

4.病变定位

(1)发热和腰痛:目前认为发热和腰痛预示着肾盂肾炎,但几乎没有研究验证这种假设。对小儿和成人以及终末期肾病的患者进行的侵袭性的定位研究中,感染局限于膀胱的菌尿患者,发热甚至腰痛的发生率很高。

(2)输尿管导管插入术:使用输尿管导管不仅可以区分细菌来自上尿路或下尿路,也可以区别哪一侧肾的感染,甚至能定位异位输尿管或无反流的输尿管残端感染(使用盐水溶液冲洗)。

Stamey 在 1959 年开始研究用输尿管导管来定位菌尿的位置,并在 1963 年发明了该技术,在 1965 年报道了研究的结果。这项技术是简单但很苛刻的。泌尿医生在实际使用这项定位技术前,必须查阅详细的描述资料。

该技术的可靠性取决于控制输尿管导管经过膀胱进入输尿管口时污染导管细菌的数量。在向两根输尿管导管中注入少量残余冲洗液之前必须充分的冲洗膀胱。同时通过两根输尿管导管采集样本,随后将两根导管分别插入两侧的输尿管或肾盂。从每侧肾取得 4 个样本连续的培养。检查结束后必须对患者使用合适的抗生素。除对每个样本进行细菌计数以外,还需要测定尿比重和尿肌酐水平,对解释由于利尿所导致的细菌计数的改变是非常有用的。将感染定位到膀胱、一侧肾和两侧肾的病例已有报道。

当这一技术被应用到大量的菌尿患者时,发现 45% 仅有膀胱感染,27% 为单侧肾菌尿,28% 为双侧肾菌尿。这些数字已经被至少 3 个国家(美国、英国和澳大利亚)的 5 个研究者证实,可作为任何成年人总体菌尿发生率的参考。尽管在菌尿存在的情况下肾结石和其他的肾异常可能会增加肾感染的概率,泌尿外科医生不要事先假设感染已涉及肾,除非得到了有意义的检查结果。

(3)组织和结石培养:将从尿路取出的结石进行培养,在临床上对确定存在于结石缝隙中的细菌是有用的。组织培养主要用于研究。

在手术台上使用无菌技术,外科医生将结石或组织碎片放进一个含 5mL 盐水溶液的无菌培养管中;将培养管放入冰中,然后送到细菌实验室。搅动在 5mL 盐水溶液中的结石或组织,然后取 0.1mL 同时在血琼脂和 EMB 琼脂表面做划线培养。随后倒出盐水溶液,用无菌镊将结石或组织转移到第 2 个含 5mL 无菌的盐水溶液的培养管中。在搅动盐水确认清洗充分后,倒出盐水溶液并将标本转到第 3 个含 5mL 盐水溶液的无菌培养管中,重复清洗,最后转到第 4 个相同的培养管中。将最后一个试管中的盐水溶液按照与第 1 次相同的方法进行定量培养。将剩下的盐水溶液和结石倒进一个无菌的研钵内并研磨呈粉末。

在第 4 个盐水冲洗液中的结石(或组织)被研碎后,再次取 0.1mL 在血琼脂和 EMB 琼脂上培养。第 1 个和第 4 个盐水冲洗液培养后菌落计数的不同代表盐水溶液转移结石或组织表面细菌的效果。第 4 个培养管中冲洗液和研碎的结石(或组织)培养后细菌计数的不同代表了样本表面和内部细菌的区别。

5.影像学检查

大多数尿路感染的病例不需要影像学检查,因为根据临床和实验室的检查结果就能做出正确的诊断并足够确定大多数患者的治疗方案。但是大多数男性患者的尿路感染,抵抗力差的患者的感染,伴有发热的感染,有尿路梗阻的症状或体征、复发的感染提示细菌在尿路中持续存在以及合理治疗无效的感染都需要用影像学方法来明确潜在的异常,这些异常可能需要改变治疗方案或行经皮穿刺或外科手术治疗。

适应证:大多数女性泌尿生殖系统感染没有必要做影像学检查。有报道显示,对尿路感染复发的女性患者,如果排除特殊的危险因素,不需要常规做排泄性尿路造影。没有研究表明排泄尿路造影对确定这些患者的治疗方案有作用,而且将排泄性尿路造影排除在常规检查之外将减少患者的费用支出。但是,对于高危患者,包括伴有发热的女性感染患者和多数男性患者,放射学检查也许能够明确需要进一步处理的急性感染或找到复杂感染的原因。

在抗生素治疗以外可能需要其他治疗措施的患者,需要进行放射学检查。伴有尿路梗阻可能性的尿路感染必须进行评估。如潜在输尿管梗阻(结石、尿路梗阻、肿瘤)结石病史,尤其是感染性结石,肾乳头坏死(如镰状细胞性贫血、严重糖尿病、滥用镇痛药)泌尿生殖器外科治疗诱发梗阻,如输尿管移植或者输尿管改道5～6天适量抗生素治疗后反应不佳,糖尿病透析的多囊肾患者或者严重肾功能不全的多囊肾患者,神经源性膀胱,少见病原体感染,如结核杆菌、真菌、尿素裂解病原体(如变形菌),包括结石,特别是感染石(磷酸镁铵结石)、输尿管肿瘤、输尿管狭窄、先天性梗阻或之前做过泌尿生殖系手术,如输尿管再植或尿流改道手术,这些都可能导致梗阻。糖尿病患者在尿路感染的基础上发生特殊的并发症,如气性肾盂肾炎或肾乳头坏死。坏死乳头的嵌顿可能导致急性输尿管梗阻。在进行透析的多囊肾患者特别容易形成肾周脓肿。

在合理应用抗生素5～6天后仍有急性肾盂肾炎症状者有进行泌尿外科影像学检查的指征,他们常有肾周脓肿或肾脓肿。另外,少见微生物感染者,包括分解尿素的微生物(如变形杆菌),应该检查尿路是否存在异常,如梗阻性结石、狭窄或真菌球等。

进行影像学检查的第二个原因是为了确定细菌持续存在的部位。在合理的抗生素治疗后菌尿没有消退或感染迅速复发的患者都应该考虑细菌持续存在的可能。尽管这些患者并不常见,但识别这些患者非常重要,因为他们具有只能通过外科手段去除的尿路感染复发的诱因。能引起难治性或复发性尿路感染的先天或后天的泌尿系统的异常,如感染性结石、慢性细菌性前列腺炎、单侧感染后的萎缩肾、异物、尿道憩室和感染的尿道周围腺体、单侧髓质海绵肾,肾切除后无反流、正常外观但受感染的输尿管残端,感染的脐尿管囊肿、感染的肾盏交通性囊肿、肾乳头坏死、瘘管通向膀胱的膀胱周围脓肿。

(1)腹平片:腹部平片(包括肾、输尿管和膀胱)对快速检测结石和气性肾盂肾炎的异常的气体有帮助。它能够显示异常情况,如腰大肌影消失或异常肾轮廓,提示存在肾周或肾的脓肿,但是这些表现是非特异性的。

(2)肾X线断层平片:尽管有气体和粪便的阴影的影响,肾X线断层平片仍能显示小的或钙化差的结石。在常规腹平片不能显示的含有少量钙成分的尿酸结石和磷酸镁铵结石在断层片上也能显示出来。X线断层平片也能将发现的病变(钙化或气体)定位于肾。

(3)排泄性尿路造影:排泄性尿路造影已经成为对复杂感染患者进行评估的常规检查,但不需要在非复杂感染中使用。急性肾盂肾炎的放射学特征将在后面的章节讨论。排泄性尿路造影检查有助于确定尿路梗阻的部位和范围。但是它不是肾积水、肾盂积脓或肾脓肿最佳的筛查方法。

(4)排泄性膀胱尿道造影:排泄性膀胱尿道造影是确定有无膀胱输尿管反流的一个重要检查。它可能适用于评估神经源性膀胱以及极少数因尿道憩室导致持续感染的女性患者。

(5)超声检查:肾超声检查是一个重要的肾成像技术,它具有无创,易于实施、快速,对患者没有放射性损害或造影剂过敏风险等优点。特别适用于识别结石、肾积水、肾积脓和肾周脓肿。单一的结石放射线摄片应该同时结合超声检查。超声检查也适用于诊断残余尿。其不足之处在于依赖检查者对图像的解释和操作技术。此外,超声检查对肥胖或检查部位有引流管或开放性伤口的患者存在技术上的弱点。

(6)计算机断层扫描(CT)和磁共振成像(MRI):能提供最佳解剖细节的放射学检查是 CT 和 MRI。它们在诊断急性局灶性细菌性肾炎、肾和肾周脓肿以及阴性结石方面,比排泄性尿路造影或超声敏感性更高。使用 CT 定位肾和肾周脓肿时,CT 为外科引流及经皮肾穿刺的通路提供了良好的参考。MRI 在评估肾炎症方面并没有取代 CT,但在确定肾周炎症的范围方面具有一定的优势。

(7)放射性核素检查:^{131}I 马尿酸钠和^{99m}Tc 葡庚糖酸盐扫描用来检测局灶性肾实质损伤、肾功能减退、急性感染引起的肾血流灌注下降。虽然已有报道镓-67 扫描在诊断肾盂肾炎和肾脓肿方面有作用,但并不常用,而且可能在没有感染的患者中出现阳性。铟-111 标记的白细胞在确定炎症存在部位时的可靠性有限,特别是患者的临床表现并未提示存在感染的时候。

二、急性肾盂肾炎

急性肾盂肾炎急性肾盂肾炎是女性的常见病。

(一)病因

急性肾盂肾炎的细菌感染有上行感染和血行感染两种途径。

大多数进入尿路的细菌是肠道细菌,通过尿道进入膀胱,并沿输尿管上行到肾盂,到达肾盂的细菌能进入肾乳头的集合管,进而到达肾皮质。细菌黏附在尿路上皮黏膜对上行感染起了重要作用。革兰阴性菌及其内毒素、妊娠和输尿管梗阻能抑制输尿管蠕动,有助于细菌上行。

血行感染比较少见。有时可见口腔的金黄色葡萄球菌血症和念珠菌血症患者继发肾脏感染。上尿路梗阻时,感染机会增加。

上尿路梗阻和反流影响正常尿液排泄,危害尿路黏膜的防御机制,是发生急性肾盂肾炎的重要易感因素。尿液淤滞导致细菌生长,且增强细菌对上皮细胞的黏附能力。

女性糖尿病患者尿路感染的发病率增加,且感染更为严重。糖尿病导致女性急性肾盂肾炎的住院率是男性的 3 倍。妊娠女性出现菌尿的比例为 4%～7%,未治疗者急性肾盂肾炎发病率约 25%～35%。

(二)病理

急性肾盂肾炎可侵犯单侧或双侧肾脏,肾盂肾盏黏膜充血、水肿。于一个或几个肾乳头可见尖端指向肾乳头,基底伸向肾皮质的楔形炎症病灶。病灶内肾小管腔中有脓性分泌物,小管上皮细胞肿胀、坏死、脱落。间质内有白细胞浸润和小脓肿形成。肾小球一般物形态改变。

(三)临床表现

急性肾盂肾炎的泌尿系统症状包括尿频、尿急、尿痛等膀胱刺激征,可伴有腰疼、下腹部疼痛、肋脊角及输尿管点压痛及肾区叩击痛等体征。全身症状包括寒战、发热、头疼、恶心、呕吐等。

(四)诊断

急性肾盂肾炎的诊断主要依靠病史和体征。以下检查有助于诊断:

1.实验室检查

考虑急性肾盂肾炎者,应进行血常规、尿常规和细菌学检查。

(1)血液学检查:血常规呈现以中性粒细胞为主的白细胞增多。血沉快,C反应蛋白增高。

(2)尿常规检查:尿液中可见大量白细胞,通常呈团块状。在尿沉渣中见到大量的颗粒管型或白细胞管型提示急性肾盂肾炎。可出现红细胞和少量蛋白。

(3)细菌学检查:尿沉渣涂片革兰染色可见到致病细菌。为了选择合适的抗生素,应进行尿细菌培养及药物敏感试验。如尿培养菌落数少于105CFU/mL时,尿沉渣涂片革兰染色可能为阴性。70%的细菌为革兰阴性细菌,其中大肠埃希菌最为常见,其次为变形杆菌、克雷白杆菌、产气杆菌和铜绿假单胞菌等。革兰阳性细菌约占20%,常见的是链球菌和葡萄球菌。医院内感染以大肠埃希菌、克雷白杆菌、肠杆菌等为多见。常规需氧菌培养没有微生物生长时,应怀疑厌氧菌的感染。有菌血症和败血症表现时,应做血培养。

2.影像学检查

对大多数急性肾盂肾炎病例,临床表现、体征和实验室检查已能得到诊断,影像学检查并非必须。影像学检查有助于发现上尿路梗阻、结石、肿瘤、先天畸形等促进感染的因素。对于可疑梗阻者,复杂的肾盂肾炎病例,抗生素治疗无效的或反复发作的急性肾盂肾炎病例,影像学检查是必要的。影像学检查有助于急性肾盂肾炎和急腹症、肾周围脓肿等疾病的鉴别。

(1)B超检查:可见肾脏肿大,肾皮纸髓质界限不清,可见散在的低回声区。可诊断结石,分辨肾积水、肾积脓和肾周脓肿。

(2)X线检查:急性肾盂肾炎患者的腹部平片没有特异性表现,有时可见尿路结石影,如腰大肌影或肾轮廓异常,提示肾脓肿或肾周脓肿;静脉尿路造影经常是经过充分治疗,患者症状消退后进行的,因此大部分急性肾盂肾炎患者排泄性尿路造影是正常的。如果在急性肾盂肾炎期间检查,最常见的影像学异常是肾脏增大,这是广泛肾水肿的结果。炎症反应可以引起肾皮质血管收缩,有时可发现肾盂显影延迟并减弱,偶见输尿管上段和肾盂轻度扩张积水,可能是由于细菌内毒素抑制输尿管蠕动造成的。急性肾盂肾炎禁忌逆行尿路造影检查。

(3)CT和MRI:急性肾盂肾炎患者的CT显示患侧肾外形增大,增强扫描可见楔形低密度区域,从集合系统向肾包膜放散。MRI对肾脏炎症的评估不如CT,但对肾周炎症的诊断有优势。

3.鉴别诊断

急性肾盂肾炎需要与急性膀胱炎、肾脓肿或肾周围炎、急性胰腺炎、急性胆囊炎、肺底部炎症鉴别。急性胰腺炎者血清淀粉酶增高,尿中不含脓细胞。肺底部肺炎刺激胸膜引起肋缘下疼痛,拍摄胸片可明确诊断。急性胆囊炎疼痛在腹部,伴有右上腹部肌肉紧张和反跳痛,尿中无脓细胞。

4.并发症

急性肾盂肾炎如诊治不及时,可导致菌血症和中毒性休克。如治疗不适当,可引起慢性肾盂肾炎,导致肾衰竭。如引起败血症,可造成对侧肾感染及多发肾皮质脓肿,并可引起多脏器转移性脓肿。

（五）治疗

病情较轻的急性肾盂肾炎患者可以门诊治疗。有明显中毒表现者需留院观察、治疗。上尿路严重梗阻者需使用安全、简单的方法解除梗阻。急性肾盂肾炎的治疗包括全身支持治疗和抗菌药物治疗。

1.全身支持治疗

包括卧床休息，给予足够营养，补充液体，保持体内水电解质平衡。尿量应维持在每日1500mL以上，利于促进体内毒素排出。

2.抗菌药物治疗

应用抗菌药物前，应做尿液沉渣涂片染色、尿细菌培养和抗生素敏感试验。在细菌培养结果尚未得到前，可选用广谱抗生素治疗。尿沉渣涂片革兰染色对指导经验性抗生素治疗有所帮助。如为革兰阳性球菌，可选用万古霉素；革兰阴性杆菌，可选用头孢菌素、广谱青霉素、氨基糖苷类抗生素或复方磺胺甲唑、喹诺酮类合成药物。病情较重者，可联合使用几种抗菌药物。根据尿液细菌培养和抗生素敏感试验结果，选用有效抗生素，最终需杀灭尿路中的细菌。选择抗生素除对尿路病原菌有效外，还应在肾组织和尿液里能达到杀菌浓度。抗生素的疗效取决于其在尿液中的浓度和持续时间，浓度应维持感染细菌的最小抑菌浓度以上。

抗生素治疗之前，尿液除存在对抗生素敏感的细菌外，还可能存在很低浓度的耐药细菌。应用抗生素后，敏感细菌被消灭，重复尿培养可以发现耐药突变细菌计数很高，即抗生素治疗筛选了耐药突变细菌。尿液中抗生素浓度接近或低于最小抑菌浓度时，最可能发生这种现象。用药剂量不足、依从性不好或液体摄入增加导致尿液稀释，都会导致耐药突变细菌出现。因此，应该选择在尿液中显著超过最小抑菌浓度的药物，足量用药，并注意患者用药的依从性。

有的患者在治疗过程中，原发细菌经治疗后消失，但又产生一种新的细菌或者细菌本身发生突变，对正在应用的抗菌药物产生耐药性，故应反复进行细菌培养和药物敏感试验，根据结果调整药物。

伴有肾功能不全者，应使用对肾脏毒性小的抗生素。如药物主要从肾脏清除，则应减小剂量。慎用氨基糖苷类抗生素。肾衰竭时，肾脏无法在尿中浓聚抗生素，因而细菌很难被消灭。上尿路梗阻也降低了抗生素在尿液中的浓聚。

抗生素应维持应用到体温正常，全身症状消失，细菌培养阴性后2周。若治疗后症状未好转，应考虑并发肾内或肾周围脓肿，需行B超或CT检查，以明确炎症发展情况。

三、肾脓肿

（一）病因及发病机制

肾脓肿或痈是化脓性物质积聚局限于肾实质形成的。抗生素时代来临之前，80％的肾脓肿是由葡萄球菌血行播散引起。虽然临床数据证明了葡萄球菌血播散后容易在正常肾形成脓肿，但从广泛使用抗生素以来，革兰阳性菌形成的脓肿逐渐减少。

自1970年后，大部分成人肾脓肿由革兰阴性菌引起。革兰阴性菌血行播散至肾可以引起肾脓肿,但这似乎不是革兰阴性菌肾脓肿形成的主要途径。临床上没有证据说明大多数肾脓肿形成之前出现革兰阴性菌败血症。而且,在动物体内引起血行性革兰阴性菌肾盂肾炎实际上是不可能的,除非肾有损伤或者完全梗阻。部分梗阻的肾和正常的肾都可以阻止血液中革兰阴性菌的入侵。这样,因前驱感染或结石形成的肾小管阻塞从而导致的上行性感染似乎是革兰阴性菌脓肿形成的主要途径。成人患者中 2/3 的革兰阴性菌脓肿与肾结石或肾损伤有关。虽然肾盂肾炎与膀胱输尿管反流的关系已经被证实,但肾脓肿与膀胱输尿管反流的关系的报道还是较少。但是,最近的研究提示反流与肾脓肿有着密切的联系,且在尿路灭菌后反流仍长期存在。

(二)临床表现

患者可以表现为发热、寒战、腹痛或腰痛,有时可有体重减轻。也可以出现膀胱炎的症状。偶尔这些症状表现不明显,直到手术探查时才能明确诊断,有些严重病例甚至需要尸检。全面的病史采集可以发现泌尿道感染症状前 1~8 周,可有革兰阳性菌感染的可能。感染的起源可以是身体的任何部位。多发性皮肤疖和静脉药物滥用可以将革兰阳性菌带入血液。其他常见的部位有口腔、肺和膀胱。与阻塞、结石、妊娠、神经源性膀胱和糖尿病有关的复杂性尿路感染的患者容易形成肾脓肿。

(三)辅助检查

1.实验室检查

患者血白细胞计数显著升高。血培养通常阳性。脓尿和细菌尿不是很明显,除非脓肿与集合系统有交通。因为革兰阳性菌大部分是血源性的,所以这些病例的尿培养一般是无细菌生长或生长出的细菌与脓肿中分离出来的不同。当脓肿含有革兰阴性菌时,尿培养通常培养出与脓肿中分离出来相同的细菌。

2.影像学检查

尿路成像的结果取决于感染的性质和持续的时间。区分早期肾脓肿和急性肾盂肾炎是比较困难的,因为早期肾脓肿大部分较小。从急性细菌性肾炎发展至肾脓肿或肾已经被外部感染所波及的患者,影像学检查可以显示患肾增大伴肾轮廓变形。肾在吸气和呼气相固定不变以及同侧的腰大肌影明显消失。常可见脊柱向患侧侧弯。如果肾病变继续发展,肾图显示延迟甚至缺失。当脓肿较局限时,检查所见可以与急性局灶性细菌性肾炎相似。

慢性脓肿通常表现为肾占位,肾盏边界不清或变形甚至截断。肾断层造影术经常可以看到低密度的病变区。有时尽管存在肾脓肿,排泄性尿路造影可以正常,特别是当脓肿在肾前后部而没有损伤到实质或集合系统时。

超声和 CT 对于区分脓肿和其他肾炎症性疾病很有帮助。超声是检查肾脓肿最快速也最廉价的方法。在声波图上可以看见无回声或低回声的占位性病变伴声影增强。脓肿急性期边界不清,但组织中有一些回声并且周围的肾实质水肿。随后,可见边界清楚的肿块。但内部形态多样,包括实性透亮的光团和大量低回声区域。回声的高低取决于脓肿内细胞碎屑的量。气体会引起强回声影。很多病例不能区分脓肿与肿瘤。动脉造影极少被用来证实脓肿。肿块的中心或血管过多或无血管,在皮质边缘血管增多但无血管的移位及新生血管。

CT 应该是肾脓肿首选的诊断性检查,因为它可以提供极好的组织图像。脓肿在 CT 对比剂增强前后都特征性地表现为边界清楚的病变区。这种表现一定程度上取决于脓肿形成的时间和严重程度。脓肿早期,CT 显示肾增大和局部圆形信号减低区。感染出现后数天脓肿周围形成厚纤维壁。可以看见由坏死碎片引起的无圆声或低密度光团。慢性脓肿 CT 表现为邻近组织封闭、Gerota 筋膜增厚、圆形或椭圆形的低信号光团和信号稍微增高的周围炎症壁,当使用对比剂增强扫描时形成指环征。指环征是由脓肿壁的血管增强后形成的。

(四)诊断

根据病史、临床表现,结合辅助检查结果。

(五)治疗

虽然经典的肾脓肿治疗方法是经皮肾穿刺或手术切开引流,但如果在病程的早期就开始静脉使用抗生素以及密切观察直径<3cm 的脓肿,有可能避免外科的处理。必要时在 CT 或超声的引导下穿刺针吸以区分脓肿与多血管的肿瘤。针吸后可以进行培养及根据培养结果使用恰当的抗生素。

经验性使用抗生素的选择取决于感染来源的推测。当怀疑是血源性播散,病原菌最常见是对青霉素耐药的葡萄球菌,因此选择含耐青霉素酶的青霉素类抗生素。如果患者有青霉素过敏史,推荐使用头孢菌素或万古霉素。由于尿路畸形引起的肾皮质脓肿与大部分典型的革兰阴性菌有关,应该经验性地使用第三代头孢菌素、抗假单孢菌青霉素或氨基糖苷类药物,直到明确细菌后行特异性治疗。患者应该连续进行超声或 CT 检查,直到脓肿消退。临床过程与此相反的病例应该怀疑是否误诊或感染不能控制并发展到肾周脓肿,抑或治疗中使用的抗生素病原菌耐药。

在免疫缺陷宿主中直径 3～5cm 及更小的脓肿或对抗生素治疗无反应的脓肿应该进行经皮穿刺引流。但是,对于大部分直径>5cm 的脓肿,手术切开引流仍是目前首选治疗手段。

四、肾周脓肿

(一)病因

肾周脓肿肾周脓肿多由急性肾皮质脓肿溃破入肾周或其他部位感染经血行性播散形成。伴有结石的肾盂积脓比较容易形成肾周脓肿。糖尿病患者容易发生肾周脓肿。病原菌多为大肠埃希菌、变形杆菌和金黄色葡萄球菌。肾周脓肿穿破 Gerota 筋膜可形成肾旁脓肿。

(二)诊断

肾周脓肿的临床表现与急性肾盂肾炎类似,但发病较为缓慢和隐匿。1/3 以上的患者无发热。约半数患者的腹部或季肋部可触及肿块。

实验室检查可发现血白细胞计数增多、脓尿和血清肌酐增高。血细菌培养的阳性率>尿培养,但仅 40% 的患者能够被确定致病菌。肾周脓肿治疗的最大障碍是诊断的滞后。如治疗得当,急性肾盂肾炎一般 4～5 天后症状好转,肾周脓肿则需要更长时间。因此,诊断急性肾盂肾炎的患者如腹部或季肋部有肿块或抗生素治疗 4 天后发热不缓解,应考虑肾周脓肿的可能性。

肾周脓肿在 B 超下表现多样,可为整个肾脏被无回声团块占据,也可为肾周脂肪囊强回声混合的强回声团。典型的 X 线影像学特征为腰大肌影消失,肾脏轮廓模糊及肾周包块,膈影增高。产气细菌导致的肾周脓肿,可见肾脏周围出现气泡。CT 对肾周脓肿的诊断有特殊的价值,能够清楚地显示感染灶扩散到肾周组织的路径。

(三)治疗

外科引流是肾周脓肿的主要治疗手段。对无功能肾或感染严重的肾行手术切开引流或肾造瘘或在 B 超或 CT 引导下经皮穿刺引流。抗生素能有效地控制败血症,防止感染的扩散,但不能代替引流。可使用两种抗生素,兼顾革兰染色阴性和阳性细菌。应注意肾周脓肿的并发症,如肠瘘。如同时存在肾盂积肿和肾周脓肿,患者情况良好时可同时引流,否则先引流肾周脓肿,当患者情况改善后再行肾造瘘。

五、肾盂积脓

(一)病因及发病机制

肾盂积水感染就是肾盂积水的肾发生细菌感染。肾盂积脓指的是与肾实质化脓性破坏有关的肾盂积水感染,且出现全部或几乎全部肾功能丧失。临床上很难明确肾盂积水感染到什么时候中止,而肾盂积脓从什么时候开始。肾盂积脓的快速诊断和治疗对于避免肾功能的永久性丧失和败血症是非常关键的。

(二)临床表现

病情通常比较严重,出现高热、寒战,腰痛和腹部压痛。有的患者偶尔也可以仅表现为体温升高和定位不清的胃肠道不适。患者常有尿路结石、感染或手术史。如果输尿管完全梗阻,可以不出现细菌尿。

(三)诊断及鉴别诊断

影像学检查肾盂积水感染的超声诊断取决于扩张的肾盂肾盏系统相关部分的内部回声。CT 检查无特异性,但可见肾盏增厚,肾周围脂肪紊乱和肾影呈条纹状。尿路成像可见尿路梗阻,其表现取决于梗阻的程度和持续时间。一般梗阻是长时间的,排泄性尿路造影显示肾盂积水的肾功能很差或无功能。超声显示肾盂积水和在扩张集合系统内的液性分离带。如果肾盂积水的肾实质内可见局部回声降低区,则提示肾盂积脓的诊断。

(四)治疗

一旦诊断为肾盂积脓,就应该开始使用合适的抗生素治疗并对感染的肾盂进行引流。插入输尿管导管可以引流,如果梗阻不允许导管通过,则应该经皮肾造瘘插管进行引流。当患者在血流动力学稳定时,通常需要进行其他操作以明确和治疗发生梗阻的原因。

六、肾软斑病

(一)病因及发病机制

软化斑是由意为"柔软的斑块"的希腊文中引用过来,它是一种少见的炎症性疾病,起初的描述是侵犯膀胱,但后来发现其侵犯生殖泌尿道、胃肠道、皮肤、肺、骨骼和肠系膜淋巴结等。它是首先由 Michaelis 和 Gutmann 报道的一种炎症性疾病。VonHansemann 描述了该病的特点,表现为柔软的黄褐色斑块伴有肉芽肿性损害,其内有包含特殊嗜碱性染色的包涵体或Michaelis-Gutmann小体的组织细胞。虽然其确切的发病机制还不清楚,但软化斑可能是由巨噬细胞的功能异常引起的,这种功能异常对细菌感染——通常是大肠埃希菌感染的一种反应。

发病机制不清,目前有几种学说。在一项94名患者的尿培养、病变组织培养和血培养研究中,89.4%有大肠埃希菌感染。另外,这项研究中40%患者有免疫缺陷综合征、自身免疫性疾病、癌或另一种系统性疾病。这种大肠埃希菌感染和缺乏免疫的身体状态与软化斑的联系已经被充分认识。

假说认为,细菌或细菌碎片形成的病灶为磷酸钙结晶分层形成Michaelis-Gutmann小体提供了场所。大多数调查该病的机制的研究均支持吞噬体内消化细菌的功能缺陷引起的不常见的免疫反应导致了软化斑。

(二)病理

病理诊断依靠活组织检查。病变的特征是大巨噬细胞(如von Hansemann细胞)内含有小的嗜碱性、胞质外或胞质内包涵体(Michaelis-Gutmann小体)。电镜可以发现在泡沫状软化斑组织细胞的吞噬溶酶体内有完整的大肠埃希菌或细菌碎片。在研究中,Stanton&Maxted和Esparza与同事强调,虽然Michaelis-Gutmann小体是疾病的病理特征性标志物,但在软化斑早期可不出现,不是诊断所必需。

研究发现肾和膀胱软化斑内的巨噬细胞含有大量的免疫反应性 α_1-抗胰蛋白酶。α_1-抗胰蛋白酶数量在病理过程中的形态学形成阶段都没发生变化。其他病理过程的巨噬细胞与软化斑的很相似,但除了在结核和黄色肉芽肿性肾盂肾炎的某些巨噬细胞外都不含有 α_1-抗胰蛋白酶。因此,α_1-抗胰蛋白酶的免疫组化染色对早期诊断及准确的鉴别诊断软化斑是一个很有帮助的检验方法。

(三)临床表现

大部分患者年龄>50岁。尿路软化斑的男女比例是1:4,但病变在其他身体组织不存在这种差异。患者通常体质较弱,处于免疫抑制状态,且患有其他慢性疾病。膀胱软化斑的症状包括膀胱刺激征和血尿。膀胱镜发现黏膜斑块或结节。随着病变继续发展可以变成真菌样生长固定无蒂的肿块,在排泄性尿路造影中引起膀胱、输尿管或肾盂的充盈缺损。远侧输尿管狭窄并导致肾梗阻或无功能肾。肾实质疾病的患者一般都有一个或多个影像学肿块和大肠埃希菌的慢性感染。肾实质软化斑可以并发于肾静脉血栓形成和下腔静脉血栓形成。当软化斑侵犯睾丸时,出现附睾睾丸炎。前列腺软化斑较少见,但出现后可与癌在临床上相混淆。死亡率超过50%,发病率较高。

(四)影像学检查

多灶性软化斑在排泄性尿路造影典型的表现是肾增大伴多处充盈缺损。还可见肾钙化、结石和肾盂积水。用超声、CT或动脉造影可以较好地显示多灶性软化斑。超声可以显示肾增大以及中心回声复合体的扭曲变形。病灶肿块通常融合,导致肾实质的回声密度总体增强。CT示,软化斑病灶比周围增强的实质密度低。动脉造影一般显示血管减少的肿块而没有外周新生血管的形成。

单病灶软化斑在排泄性尿路造影显示一个无钙化的团块,与其他炎症或肿瘤的病变难以分辨。超声和CT显示一实性或囊性的组织,其性质取决于中间坏死的程度。动脉造影可以显示新生血管形成。肾以外发生的软化斑病变,无论是单灶还是多灶,应用CT可以很好地显示。

(五)鉴别诊断

鉴别诊断包括肾囊性病、肿瘤和肾炎症性疾病。当发现一个或多个肾肿块时就应该考虑到软化斑,特别是在大肠埃希菌引起反复尿路感染、免疫反应综合征改变或有软化斑的膀胱镜证据或在集合系统有充盈缺损的女性患者。尽管有恰当的抗生素治疗但还是出现持续尿路感染的肾移植患者,当有上述影像学改变时也应该考虑软化斑。详尽的超声和CT检查一般可以排除囊性疾病。转移瘤或淋巴瘤侵犯肾通常发生在疾病的晚期,因此容易鉴别。在 von Hippel-Lindau 疾病的背景下,多灶性肾细胞癌是最常见的疾病,并伴随其他临床表现。黄色肉芽肿性肾盂肾炎一般有尿路感染的症状和体征,患肾增大且常见肾结石和梗阻。多发性肾脓肿经常与因心脏疾病引起的血源性播散有关。

(六)治疗

软化斑的治疗应该针对控制尿路感染,以稳定疾病进程。Stanton 和 Maxted 很好地对这方面进行了总结。虽然多种长期抗生素包括抗结核药已被使用,但磺胺类药物、利福平、多西环素和 TMP 被认为是特效的,因为它们具有细胞内杀菌效应。氟喹诺酮直接被巨噬细胞吸收,且已证明能有效地治疗软化斑。其他研究者用维生素和拟胆碱药,如氯贝胆碱与抗生素联合治疗,报道取得了良好的效果。两种药物被认为可以增加细胞内环鸟苷—磷酸的水平,可以纠正体内巨噬细胞的功能缺陷。然而,如果使用抗生素治疗疾病仍继续发展,就需要进行外科治疗。肾切除术通常用于症状性单侧肾病变的治疗。

预后似乎与疾病的范围程度有关。当实质性肾软化斑是双侧受累或发生在移植肾内,患者通常6个月内死亡。单侧受累的患者通常在肾切除术后有较长的生存期。

七、肾乳头坏死

感染在肾乳头坏死(RPN)的形成和进展中的作用还存在争议。多种因素与 RPN 的形成相关,特别是糖尿病、镇痛药滥用、镰状红细胞血红蛋白病和尿路梗阻。在 Eknoyan 等关于 RPN 的综述中,67%具有 RPN 的患者(18/27)患过急性或慢性尿路感染,其中仅有 4 名患者(22%)为肾盂肾炎单独与 RPN 相关。其余的 14 名患者除尿路感染外都合并出现了其他与 RPN 相关的因素。4 名具有尿路梗阻的患者全都伴发尿路感染。在 9 名 RPN 患者中无任何感染的迹象。其数字强调的是,尽管多因素都能单独造成 RPN,但是多因素的共存,如糖尿病或梗阻合并感染,增加了形成 RPN 的风险。

临床上 RPN 是一个疾病谱。患者可能患有急性糖尿病肾盂肾炎尿路梗阻、滥用镇痛药、镰状细胞血红蛋白病、肾移植排斥、肝硬化、婴儿脱水、缺氧和皮疹,其他,如肾静脉血栓形成、冷球蛋白血症、肾念珠菌病、注射造影剂、淀粉样变、肾盏动脉炎、坏死性脉管炎、急进性肾小球性肾炎、低血压性休克、急性胰腺炎,爆发性的疾病,进展迅速或可能患有慢性疾病而在排泄性尿路造影中偶然发现。某些患者坏死的乳头组织可能呈慢性的从尿液中排出,而有些患者则可能从不排出乳头组织。尽管诊断可能来自尿液中排出的坏死乳头组织,但最常见的还是通过排泄性尿路造影。放射学检查显示不同程度的肾髓质或肾乳头改变,形成不规则的窦道、髓质空洞或经典的印戒征。未排出的坏死乳头可能发生钙化,特别是与感染相关时。此外,坏死组织可能成为慢性感染的病灶。条件致病性真菌感染已有报道。肾超声检查可能对诊断RPN有作用。

早期诊断RPN对于改善预后和降低患病率是很重要的。除慢性感染外,因镇痛药滥用引起肾乳头坏死的患者尿路上皮细胞肿瘤的发病率增加,常规行尿路细胞学检查对早期诊断这些肿瘤是有帮助的。因镇痛药滥用导致RPN的患者如果停止摄入镇痛药,病情会趋于稳定。此外,使用充分的抗生素治疗控制感染,早期识别、治疗由于坏死组织脱落造成的输尿管梗阻,能够将肾功能的损害降到最低。因肾乳头坏死脱落造成的急性输尿管梗阻同时合并尿路感染的患者,常成为泌尿外科的急症。在这种情况下,立即使用套石篮移除引起梗阻的乳头,使用输尿管导管或经皮肾穿刺引流是必要的。

八、肾肉芽肿

(一)病因及发病机制

黄色肉芽肿性肾盂肾炎是一种罕见、严重的慢性肾感染,其特征是导致弥散性的肾损害。大部分病例是单侧,并且肾功能丧失、肿大,这与继发于尿石症的尿路梗阻有关。黄色肉芽肿性肾盂肾炎的特点是充满脂质的泡沫状巨噬细胞的积聚。它开始于肾盂和肾盏,随后扩张到肾实质和邻近的组织并产生破坏。在影像学检查中,它与其他各种肾感染性疾病及肾细胞癌都有相似之处。在显微镜下,冰冻切片的黄色肉芽肿性肾盂肾炎的表现会与肾玻璃细胞腺癌相混淆,而导致行根治性肾切除术。这种情况较少见,在经过了病理评估的肾炎症患者中只占0.6%~1.4%。

发病机制与黄色肉芽肿性肾盂肾炎的发病有关,其主要因素有尿石症、梗阻和感染。在不同的患者分类中,83%合并有尿石症,1/2的肾结石是鹿角状结石。临床上提出实验室也证实原发性梗阻合并大肠埃希菌感染可以导致组织破坏和巨噬细胞引起的脂质物质积聚。这些巨噬细胞(黄瘤细胞)成片分布在实质脓肿和肾盏周围,与淋巴细胞、巨噬细胞和浆细胞混合在一起。细菌的毒性似乎较低,因此菌血症很少发生。其他可能的相关因素包括静脉闭塞和出血、脂质代谢异常、淋巴管阻塞、抗生素治疗尿路感染失败、免疫活性改变和肾缺血。黄色肉芽肿性肾盂肾炎与不完全的细菌降解和宿主反应的改变有关的观点得到了多方的支持。因此,在这个疾病的发病机制中,可能不止一个独立的因素起作用。更确切地说,在梗阻、缺血或坏死的肾内存在不充分的宿主急性炎症反应。

(二)病理

肾通常明显增大,轮廓正常。80%患者中,黄色肉芽肿性肾盂肾炎的病变是弥漫的,也可以是局灶的。在弥漫型病例里,整个肾受累,而在局灶性黄色肉芽肿性肾盂肾炎中只有一个或多个肾盏或多个集合系统一端周围的实质受累。在病理切片中肾通常显示尿石症和肾盂周围纤维化。肾盏扩张充满化脓性物质,但肾盂周围的纤维化通常可以阻止扩张。肾乳头一般因乳头坏死而遭破坏。在疾病的早期,多发性实质脓肿内充满黏稠的脓液,脓肿之间有淡黄色组织相连。皮质通常变薄被黄色肉芽肿性物质替代。肾被膜一般变厚,炎症扩展至肾周和肾旁间隙较常见。

显微镜下发现,连接肾盏和包围实质脓肿的淡黄色结节里包含了细胞内充满脂质的巨噬细胞(泡沫状组织细胞,有小而深颜色的细胞核及透明的细胞质),与淋巴细胞、巨细胞和浆细胞相混合。黄色肉芽肿性细胞不是黄色肉芽肿性肾盂肾炎所特有,可以在任何炎症或梗阻部位出现。至于脂肪物质的来源尚存在争议。组成脂质一部分的胆固醇酯可能是从出血后红细胞的溶解中获得。

(三)临床表现

尿路感染患者出现单侧增大的无功能或功能很差的肾,伴有结石或与恶性肿瘤难以鉴别的肿物就应该怀疑黄色肉芽肿性肾盂肾炎。大部分患者出现腰痛(69%)、发热和寒战(69%)、持续的细菌尿(46%)。还可出现一些不明确症状,如乏力不适。体格检查发现62%患者有腰部包块,35%先前患有结石。高血压、血尿或肝大是较少见的症状。既往史通常有尿路感染和尿路的器械检查。糖尿病似乎也是这种疾病的高危因素。虽然黄色肉芽肿性肾盂肾炎可以发生于任何年龄,最常见于50~70岁年龄段。女性较男性多见,两侧肾的受累机会均等。

(四)诊断

细菌学和实验室诊断虽然文献综述指出变形杆菌是黄色肉芽肿性肾盂肾炎最常见的致病菌,但大肠埃希菌同样常见。变形杆菌的患病率可以反映它们与结石形成和随后的慢性梗阻及刺激的联系。有学者在对26个病例的分析中发现,23个病例中有22个肾组织培养生长出细菌。还培养出厌氧菌。

10%患者接受混合培养。1/3的患者的尿液培养里无菌生长,可能是因为很多患者在留取尿液时,已经服用或正在服用抗生素。要弄明白感染菌只有在手术时得到组织培养才可证实。通常黄色肉芽肿性肾盂肾炎几乎都是单侧发病;因此氮质血症或肾衰竭少见。发现尿白细胞和尿蛋白。另外,血化验可发现贫血,高达50%的患者还可能有肝功能异常。

影像学检查50%~80%的患者可以出现典型的三种影像学改变,表现为单侧肾增大,该肾无功能或有少许功能,并且在肾盂内有一较大结石。有时候的增大是局部性的,类似于肾形包块。更少见的还有,排泄性尿路造影显示延迟和大量的肾盂积水。在肿块里较小的钙化也不少见,但特异性很小。虽然有大量细胞内脂肪,但剖面几乎不显示明显的透光性。逆行性肾盂造影可以显示梗阻部位和肾盂及肾盏的扩张。如果有广泛的肾实质损坏,对比剂检查可以在形成空洞的集合系统中显示多处的不规则充盈缺损。

CT可能是评估黄色肉芽肿性肾盂肾炎患者最有帮助的影像学技术。CT通常可以显示一个肾形的巨大包块,肾盂紧密地包围着中心的结石,但没有肾盂扩张。

肾实质被多处水样密度的病变所替代,为扩张的肾盏和充满不同量脓液及碎片的脓腔。在强化扫描中,腔壁由于肉芽组织内有大量血管供应而明显强化。但是,脓腔本身不被强化,而肿瘤和其他炎症损伤通常会出现强化。CT扫描对于显示肾的受累范围很有帮助,而且可以提示邻近器官或腹壁是否被黄色肉芽肿性肾盂肾炎所破坏。

超声检查一般显示全肾增大。正常的肾结构被多发的低回声及充满液态物质的团块所替代,该团块为充满碎片、扩张的肾盏或肾实质破坏灶。局灶型病例,可以显示累及部分肾的实性团块,还有与之相关的集合系统或输尿管结石。必须考虑肾细胞癌和其他肾实性病变的鉴别诊断。

应用^{99m}Tc-DMSA肾放射性扫描可以对患肾的功能下降进行证实和定量。MRI不能代替CT评估肾炎症,但在显示炎症的肾外扩散方面有优势。黄色肉芽肿性肾盂肾炎的病变可以在T_1W相显示中等强度的囊性病灶,在T_1W相显示高强度。动脉造影显示血管增多区,但也可以有一些血管减少区。因此,虽然影像学检查有特征性,但通常也不能区分黄色肉芽肿性肾盂肾炎与肾细胞癌。

(五)鉴别诊断

没有结石的局灶性黄色肉芽肿性肾盂肾炎的诊断比较困难。与肾盂扩张明显相关的黄色肉芽肿性肾盂肾炎不能与肾盂积脓区分开来。当黄色肉芽肿性肾盂肾炎发生在缩小肾时,影像学检查没有特异性及诊断性。肾实质软化斑可以显示肾增大和多发的炎症性团块替代了正常的肾实质,但通常没有结石。肾淋巴瘤可以有多发的低回声肿块包围收缩的非扩张肾盂,但淋巴瘤在临床上通常较易鉴别,肾一般是双侧受累且与结石无关。

(六)治疗

治疗黄色肉芽肿性肾盂肾炎主要障碍就是误诊。在过去,诊断是手术后才明确的,就像Malek和Elder的26名患者中只有1例在手术前诊断正确。今天应用CT技术,黄色肉芽肿性肾盂肾炎的诊断90%是在手术前明确的。手术前为了稳定患者,抗生素治疗是必需的,有时长期抗生素治疗可以清除感染和恢复肾功能。因为肾改变在术前可能被误诊为肿瘤扩散,通常实施肾切除术。如果局灶黄色肉芽肿性肾盂肾炎在手术前或术中诊断,就应该进行肾部分切除术。

但是,与黄色肉芽肿性肾盂肾炎相关的载脂巨噬细胞与肾透明细胞癌很相像,单独在冰冻切片上很难区分。另外,黄色肉芽肿性肾盂肾炎还要与肾细胞癌、肾盂和膀胱乳头状移行细胞癌以及肾盂的浸润性鳞状上皮细胞癌进行鉴别。因此,恶性肾肿瘤不能排除时应该实施肾切除术。当疾病扩散延伸至腹膜后间隙时,需要摘除患肾及肾周脂肪。在这种情况下,手术比较困难,可能要切除膈、大血管和肠内的肉芽肿组织。切除整个炎症团块很重要,因为3/4患者黄色肉芽肿性组织是被感染的。如果只是切开引流而没有切除肾,患者可能要继续受疾病的折磨并发展成为肾皮肤瘘,可能需要更为复杂的肾切除术。1例早期患者应用腹腔镜手术治疗黄色肉芽肿性肾盂肾炎,总结出腹腔镜手术的优点在治疗该病中没发挥出来,然而,在一个更大的最新的黄色肉芽肿性肾盂肾炎治疗经验综述中表明,腹腔镜手术是治疗该病的一种合理恰当的方法。

九、肾霉菌感染

(一)流行病学及易感因素

曲霉病是免疫低下患者发病和死亡的主要原因。曲霉菌可以引起很多肺部疾病,包括哮喘、变应性肺泡炎和空洞性曲霉肿。外源性曲霉菌感染很少见，但可能会引起皮肤、口鼻和泌尿生殖系统的疾病。

最常见的致病菌是烟曲霉、黄曲霉、土曲霉和黑曲霉。曲霉菌可以存在于外界的土壤、水源、食物和空气等任何地方。其发病多是由于空调、手术室、透析液、室内粉尘等污染引起的。散布的曲霉菌是恶性肿瘤、糖尿病、AIDS、应用免疫抑制药和器官移植患者的主要机会致病真菌。

（二）泌尿生殖系统表现

Young 和他的同事们对 98 例患有曲霉病的死亡病例进行尸检发现，大多数病例被诊断为白血病或淋巴瘤，其中呼吸道曲霉菌感染 92 例（94％），胃肠道感染 21 例（23％），脑感染 19 例（21％），肝感染 12 例（13％），肾感染 12 例（13％）。被感染的肾有多个局部小脓肿，血管被真菌阻塞，还有多处肾梗死。

肾感染曲霉菌会出现腰部疼痛、肾区压痛和发热。X 线摄片显示在单侧或双侧集合系统有充盈缺损。原发性肾曲霉菌感染伴有尿路梗阻疾病，考虑与糖尿病和静脉药物滥用有关。AIDS 患者则会发生肾曲霉肿和假性肿瘤。在报道的 4 例前列腺曲霉菌感染患者中，均出现膀胱出口梗阻的症状和体征。医源性易感因素，包括长期使用抗生素、糖尿病、长期使用皮质类固醇、长期留置导尿管等。

（三）诊断和治疗

采用六铵银染色或过碘酸-希夫（PAS）染色法在感染器官的组织中或尿液中发现曲霉菌即可诊断。曲霉菌和接合菌的病原体不同，后者有更宽的连续的菌丝分支。组织或排泄物也能在萨布罗培养基或富含脑组织的肉汤培养基进行微生物培养。另外，血清学免疫扩散或放射免疫学测定方法有助于诊断。PCR 扩增能够更灵敏地对血液或尿液中的曲霉菌进行检测。

侵入性曲霉病治疗的结局较差，死亡率 40％～90％。两性霉素 B 去氧胆酸盐是传统的治疗药物，最新的治疗方案是应用两性霉素 B 的脂质合剂、新的唑类药物（伏立康唑、依曲康唑）或棘球白素（卡泊芬净）。

十、肾淀粉样变

淀粉样变病是一组因特殊蛋白质在细胞外形成不可溶的、具 β 样折叠结构的纤维丝沉积而引起器官功能障碍的疾病。经刚果红染色后，淀粉样物质在光镜下表现为砖红色，偏振光显微镜下表现为双折光苹果绿色，电子显微镜下显示为直径 8～10nm 的排列紊乱的无分支纤维丝结构口。淀粉样变病可累及全身各个器官，临床表现为系统性淀粉样变病或局部淀粉样变病，累及肾者称肾淀粉样变病。在不同国家、种族间，淀粉样变的主要类型也不相同，但大都严重影响患者的生活质量。因此，加深对其发病机制的研究，将为治疗提供更多新选择。

（一）发病机制

从淀粉样蛋白的合成到最终形成淀粉样物质沉积并引发疾病，由以下步骤组成。

1.淀粉样前体蛋白的生成

如多发性骨髓瘤伴发 AL 型淀粉样变病，以出现 λ 轻链、VγVI 基因变异为主。

2.淀粉样前体蛋白的异常折叠

高浓度的"错误折叠蛋白"在细胞外基质影响下(低 pH、氧化、高温、蛋白水解作用、金属离子及渗透压等)才能聚集成纤维样结构,并最终沉积成淀粉样物质。

3.淀粉样沉积中的附加成分

所有类型的淀粉样沉积中均存在血清淀粉样 P 成分(SAP)。其起支架作用,引导并促进淀粉样物质沉积,与淀粉样纤维结合后抵抗蛋白水解作用。其他可与淀粉样纤维通过非共价键连接,并促进淀粉样纤维沉积、维持其稳定的附加成分还有淀粉样物促进因子(AEF)、黏蛋白、氨基葡聚糖(GAG)、基底膜蛋白聚糖、层粘连蛋白(lamn 蚰、巢蛋白)entact 曲和Ⅳ型胶原等。

4.淀粉样物质的组织选择性

淀粉样变病多为系统受累,但在某些特定类型中表现出较明显的器官选择性,如 AB 累及脑实质。常累及肾的有 AL 型、AA 型、转甲状腺素蛋白淀粉样变病、纤维蛋白原淀粉样变病等。

(二)诊断与分型

肾淀粉样变病常累及多个器官,临床表现多样,但起病隐袭,准确诊断具一定难度,基层医院的误诊率较高。我科全面分析了患者肾内外多系统受累的临床表现,从临床和病理两方面提出准确诊断本病的建议,便于临床应用。

40 岁以上肾病综合征患者,血尿症状不突出,肾小管功能受损,且合并下述任一条临床表现即应高度怀疑患有本病。

①体重下降;②低血压或收缩压舒张压较发病前下降≥20mmHg 或心肌肥厚;③肝、脾大但肝功能异常不明显或舌体肥大;④血、尿免疫固定电泳发现单克隆免疫球蛋白轻链。

本病确诊需依靠病理检查刚果红染色阳性和电镜下发现特征性 1～10nm 无分支的细纤维。在诊断早期淀粉样变病中具重要作用。因此,没有条件的基层医院应预留电镜标本,在光镜检查提示有淀粉样变时送肾病中心检查。在本病的准确分型方面,免疫荧光检测免疫球蛋白轻链用于诊断 AL 型的特异度较高,但由于部分轻链存在缺陷,导致抗原决定簇缺失时,免疫荧光可能出现阴性结果。因此,AL 型的诊断需结合血、尿免疫固定电泳单克隆带检测。免疫组化 AA 蛋白染色对诊断 AA 型的灵敏度和特异度均很高,国际上已取代传统高锰酸钾氧化法作为临床常规分类方法。目前国际上推荐使用免疫组化的方法对转甲状腺素蛋白和纤维蛋白原 Aa 进行常规染色,必要时应用基因遗传相关检查以明确。

(三)治疗

1.抑制前体蛋白生成

化疗抑制单克隆免疫球蛋白轻链的产生是目前治疗 AL 型淀粉样变病的主要方法。肝移植主要用于治疗遗传性淀粉样变病,如转甲状腺素蛋白淀粉样变病。

到目前为止没有 MP 方案与 HDM/SCT 疗效比较的 RCT,不利于临床实际工作中治疗方案的选择。有学者进行了一项病例匹配的患者生存率的回顾性分析,其比较了接受 HDM/SCT 和 MP 方案治疗的患者各 63 例,1 年生存率分别为 89% 和 71%,4 年生存率分别为 71% 和 41%,因此认为 HDM/SCT 治疗更为有效。

最近 Jaccall 等报道了一项 RCT,比较了 HDM/SCT 与 MD 方案,后者为美法仑(10mg/d 口服)联合地塞米松(40mg/d 口服),4 天为 1 个疗程,每 6 周 1 次,共 18 次,结果显示 HDM/SCT 并不优于 MD 方案。

所以,目前对于 AL 型淀粉样变性病最佳治疗方案的选择尚无定论,治疗应考虑患者的具体病情和医疗单位的条件后决定。

2.抑制原始纤维的形成及聚集

体外实验证实,硫酸肝素蛋白聚糖可能提高淀粉样蛋白稳定性,使用其结构类似物可抑制硫酸肝素蛋白聚糖或硫酸肝素基底膜蛋白聚糖与淀粉样蛋白结合。应用蛋白聚糖的结合物可竞争抑制与淀粉样纤维结合,从而抑制前体蛋白在组织中继续沉积,目前已有用于 AA 型肾淀粉样变病患者的 RCT 报道,发现其可延缓病情恶化。

3.针对淀粉样沉积中附加成分的治疗

在体外,淀粉样纤维与 SAP 结合后可抵御中性粒细胞的降解及蛋白酶的水解作用。通过抑制 SAP 与淀粉样纤维结合可降低淀粉样沉积的稳定性,促进淀粉样物质清除。是一种可抑制淀粉样纤维与 SAP 结合的药物,可在用药数小时内使循环内 SAP 被清除。

第二节　肾特异性感染

一、肾结核

肾结核多在成年人发生,我国综合统计 75% 的病例发生在 20~40 岁,但幼年和老年亦可发生。男性的发病数略高于女性。肾结核的临床表现与病变侵犯的部位及组织损害的程度有所不同。病变初期局限于肾的某一部分则临床症状甚少,仅在检验尿液时有异常发现。尿中可找到结核杆菌。

(一)临床表现

1.膀胱刺激征

膀胱刺激症状是肾结核的最重要、最主要也是最早出现的症状。当结核杆菌对膀胱黏膜造成结核性炎症时,患者开始先有尿频,排尿次数在白天和晚上都逐渐增加,可以由每天数次增加到数十次,严重者每小时要排尿数次,直至出现类似尿失禁现象。75%~80% 都有尿频症状。在尿频的同时,可出现尿急、尿痛、排尿或等待,必须立即排出,难以忍耐。排尿终末时在尿道或耻骨上膀胱区有灼痛。膀胱病变日趋严重,这些病状也越显著。但是肾自截发生时,干酪样坏死物停止进入膀胱内,膀胱刺激症状可缓解。

2.血尿

血尿是肾结核的第二个重要症状,发生率为 70%~80%。一般与尿频、尿急、尿痛等症状同时出现。血尿的来源大多来自膀胱病变,但也可来自肾本身。血尿的程度不等,多为轻度的肉眼血尿或为显微镜血尿,但有 3% 的病例为明显的肉眼血尿并且是唯一的首发症状。

血尿的出现多数为终末血尿,乃是膀胱的结核性炎症和溃疡在排尿时膀胱收缩引起出血。若血尿来自肾,则可为全程血尿。

3.脓尿

由于肾和膀胱的结核性炎症,造成组织破坏,尿液中可出现大量脓细胞,同时在尿液内亦可混有干酪样物质,使尿液浑浊不清,严重者呈米汤样脓尿。脓尿的发生率为20%。

4.腰痛

肾结核病变严重者可引起结核性脓肾,肾体积增大,在腰部存在肿块,出现腰痛。国内资料的发生率为10%。若有对侧肾盂积水,则在对侧可出现腰部症状。少数患者在血块、脓块通过输尿管时可引起肾绞痛。

5.全身症状

由于肾结核是全身结核病中一个组成部分,因此可以出现一般结核病变的各种症状。如食欲减退、消瘦、乏力、盗汗、低热等,可在肾结核较严重时出现或因其他器官结核而引起。

6.其他症状

由于肾结核继发于其他器官的结核或者并发其他器官结核,因此可以出现一些其他器官结核的症状,如骨结核的冷脓肿,淋巴结核的窦道,肠结核的腹泻、腹痛,尤其是伴发男生殖道结核时附睾有结节存在。

(二)辅助检查

1.体格检查

长期慢性的尿频、尿急、尿痛及血尿或是一般抗感染治疗经久不愈的膀胱炎,均应考虑肾结核病变的存在。尤其是男性青壮年出现尿路感染,尿液培养又无一般细菌生长,则更应进行泌尿系结核检查。

在体格检查时应注意全身的结核病灶,尤其是男性生殖道检查前列腺、输精管、附睾有无结节。在泌尿系方面应检查肾区有无肿块,肋脊角有无叩痛。

2.尿液常规检查

尿液经常呈酸性反应,含少量蛋白,大多数患者显微镜下可见到有少量或中等量的红细胞和白细胞。但是在发生混合性尿路感染时则尿液可呈碱性反应,镜下可见大量的白细胞或脓细胞。

3.尿普通细菌培养

肾结核是泌尿系的特异性感染。尿普通细菌培养应为阴性。但有相当部分的肾结核患者存在泌尿系的混合性感染,尿液普通细菌培养可阳性,据报道肾结核伴有混合性尿路感染者可达 1/3～1/2。

4.尿液结核杆菌检查

(1)24 小时尿液抗酸杆菌检查:结核杆菌是抗酸杆菌中的一种。24 小时尿液浓缩做直接涂片抗酸染色后做抗酸杆菌检查,方法简单,结果迅速,阳性率可达 50%～70%,但包皮垢杆菌、草分枝杆菌也是经常在尿液中存在的抗酸杆菌,因此尿液中的抗酸杆菌并不等于结核杆菌。但是反复多次的这种检查,均能找到同样的抗酸杆菌,并且结合临床病史与特征的参考,对肾结核的诊断有一定的参考意义。

（2）尿结核菌培养：尿结核菌培养对肾结核的诊断有决定作用。尿液培养结核菌阳性，即可肯定肾结核的诊断。但培养时间较长，需 1～2 个月才能得到结果，其阳性率可高达 90%。

（3）尿结核菌动物接种：尿结核菌动物接种的结果诊断肾结核的价值极高，可作为肾结核诊断的依据，其阳性率高达 90% 以上。但费时较长，需 2 个月才能得结果。

（4）尿 TB-DNA-PCR：特异性、敏感性高，可检出 1～10 个细菌，但假阳性率高，阴性意义较大。

5.尿液结核 IgG 抗体测定

国内报道以聚合 OT 为抗原，采用酶联免疫吸附试验测定尿液中结核 IgG 抗体，肾结核患者尿液中具有结核 IgG 抗体，阳性率可达 89.1%，但阳性只提示既往有结核感染，特异性差。

6.结核菌素试验（OT 试验）

结核菌素试验是检查人体有无受到结核杆菌感染的一种检查方法，最常应用于肺结核病，但对全身其他器官的结核病变亦同样有参考价值。结核菌素的纯蛋白衍生物（PPD）由旧结核菌素滤液中提取结核蛋白精制而成，为纯化结核菌素，不产生非特异性反应。皮内注射 0.1mL（5U），前臂局部红肿硬结平均直径≥5mm 为阳性反应。结核菌素试验阳性反应仅表示曾有结核感染，并不一定现在患病。若呈阳强性（红肿硬结＞20mm 或有局部水疱或坏死），常表现为活动性结核病。结核菌素试验阴性者尚应考虑以下情况：应用糖皮质激素、免疫抑制药等，严重营养不良和严重结核病，淋巴细胞免疫系统疾病等。

7.红细胞沉降率检查

肾结核是慢性长期的病变，是一种消耗性疾病，因此红细胞沉降率检查可以增快。但红细胞沉降率检查对肾结核疾病并无特异性，然而对膀胱炎患者伴红细胞沉降率增快常能提示有肾结核之可能，故可作为参考检查。

8.肾功能检查

（1）尿素氮、肌酐、尿酸测定：一侧肾结核肾功能检查并无影响，若一侧严重肾结核，并累及对侧肾或引起肾积水而造成功能影响者则上述肾功能检查可显示增高。肾功能检查虽然不是对肾结核的直接诊断指标，但对肾结核患者做出处理有非常重要的参考价值，故必须常规进行。

（2）放射性核素肾图检查：肾结核导致对侧肾积水时，则肾图可显示积水、梗阻曲线。此项检查虽无特异性诊断价值，但方法简单，对患者并无痛苦，故在临床亦列为常规检查方法。

9.膀胱镜检查

膀胱镜检查是肾结核的重要诊断手段，可以直接看到膀胱内的典型结核变化而确立诊断。

10.X 线检查

X 线检查是肾结核的主要诊断方法。X 线表现出典型的结核图像即可确立肾结核的诊断。常规进行的 X 线检查有以下几种。

（1）尿路平片：平片可见肾外形增大或呈分叶状。4.5%～31% 可显示肾结核的片状、云絮状或斑块状钙化灶。其分布不规则、不定型，常限于一侧肾。若钙化遍及结核肾的全部，甚至输尿管时，即形成所谓的"自截肾"。（2）静脉肾盂造影：静脉肾盂造影又称排泄性或下行性尿路造影。为应用造影剂经静脉注入后，由肾分泌排泄，当造影剂充盈肾盏、肾盂时摄取 X 线片。常用的造影剂为泛影葡胺、泛影酸钠、碘吡等。目前已发展而应用非离子型造影剂,如iopamiro,omipaque,ulfravist 等,可以大大减低碘剂的毒性和减少碘剂的不良反应。由于造影剂是从肾分泌后显示尿路系统,因此这种造影方法除可以明确肾病变外,还可以了解肾功能。

(3)大剂量静脉肾盂造影:如患者的总肾功能较差,一般的静脉肾盂造影不能很好显示肾情况,则可加大造影剂的用量进行大剂量静脉肾盂造影。可能使原来显示不清的病变部位显影清晰。

(4)逆行肾盂造影:通过膀胱镜检查插入输尿管导管到肾盂后,从导管内逆行注入造影剂至肾盂中摄 X 线片,称为逆行肾盂造影。一般用 12.5% 碘造影剂;若对碘有过敏则可用 12.5%～25% 的溴化钠。由于注入的造影剂可根据需要调整注入的浓度和数量,使肾内病灶显示更为清楚,故可提高诊断率,对静脉肾盂造影不能进行或显影不满意时适于进行,但不能像静脉肾盂造影那样可了解肾功能的变化。

(5)肾盂穿刺顺行造影:对不能进行静脉或逆行肾盂造影,难以明确的病变,又不能肯定病变性质,则可进行直接肾盂穿刺后注入造影剂,同样可显示肾结核或其他病变的典型 X 线表现,起到决定诊断的作用。在肾盂穿刺后还可将穿刺后的肾内容物进行各种的化验检查和结核菌检查。目前由于超声检查技术的提高,可以对肾盂穿刺予以引导,就更为安全准确。

(三)诊断

肾结核的病变过程非常缓慢,临床表现以膀胱刺激症状为主。因此对肾结核的诊断,是以膀胱炎的症状(尿频、尿急、尿痛)为线索。除有引起膀胱炎的明显原因外,都应考虑肾结核的可能,诊断必须做进一步的系统性检查。

(四)鉴别诊断

1.慢性肾盂肾炎

表现为尿频、尿急、尿痛等膀胱刺激炎症,伴血尿和腰痛。但症状多呈间歇性反复发作,无持续性低热。尿的普通细菌培养可发现致病菌。红细胞沉降率一般正常,OT 试验阴性。尿中无抗酸杆菌。

2.急性膀胱炎

表现为明显的尿频、尿急、尿痛等膀胱刺激症状。但常伴有下腹部及会阴部坠胀不适感,且无发热等全身症状。经抗生素治疗 6 天通常症状可以消失。

3.急性肾盂肾炎

表现为明显的尿频、尿急、尿痛等膀胱刺激症状,伴有发热、腰痛。但无消瘦、贫血等慢性消耗症状。尿的普通细菌培养可发现致病菌。OT 试验阴性。尿中无抗酸杆菌。

4.肾结石伴积水

肾结石继发感染时可表现为尿频、尿急、尿痛;伴有发热、腰痛。但无持续性低热,有时可发生剧烈的肾绞痛。KUB 平片可发现不透光影。红细胞沉降率一般正常,OT 试验阴性。尿中无抗酸杆菌。

5.肾肿瘤

可表现为腰痛、血尿及腰腹部肿块。但尿频、尿急、尿痛等膀胱刺激症状不明显。尿中无白细胞。B超检查、X线检查及CT检查可发现肾有占位性病变。

6.急性前列腺炎

表现为明显的尿频、尿急、尿痛,伴有发热。但常发病急促,有排尿困难或排尿淋漓,且直肠指检时前列腺有明显压痛。尿和前列腺液中有大量白细胞,用抗生素治疗后症状常迅速减轻。

7.肾积脓

慢性病程型肾积脓也表现为反复腰痛,常伴盗汗、贫血和消瘦。尿液中有大量脓细胞,且普通细菌培养呈阳性,尿中无抗酸杆菌。CT肾扫描则可显示肾实质中有边缘模糊的混合密度肿块。

(五)治疗

肾结核继发于全身性结核病,因此在治疗上必须重视全身治疗并结合局部病变情况全面考虑,才能收到比较满意的效果。

1.全身治疗

全身治疗,包括适当的休息和医疗体育活动以及充分的营养和必要的药物治疗(包括肾结核以外的全身其他结核病灶的治疗措施)。

2.药物治疗的适应证

(1)临床前期肾结核。

(2)局限在一组大肾盏以内的单侧或双侧肾结核。

(3)孤立肾肾结核。

(4)伴有身体其他部位的活动性结核暂时不宜肾结核手术者。

(5)双侧重度肾结核而不宜手术者。

(6)肾结核兼有其他部位的严重疾病暂时不宜手术者。

(7)配合手术治疗,作为手术前用药。

(8)肾结核手术后的常规用药。

3.常用的抗结核药物

由于各种抗结核药物有其药理特点,药物应用的要求和注意点也各有不同。现简要介绍常用的抗结核药物如下。

(1)链霉素:对结核杆菌有杀菌作用,如同时服用碳酸氢钠碱化尿液可增强其疗效。经链霉素治疗可使结核病灶纤维化。若病变位于泌尿系排泄系统,如输尿管等处,则易造成局部纤维化收缩,形成梗阻,应予注意。注射链霉素后可出现口周麻木,如不严重可继续应用,常在使用中逐渐消失。主要的不良反应是对第Ⅷ对脑神经前庭支的影响,表现为眩晕、耳鸣、耳聋,严重者应及时停药。少数病例可出现过敏性休克。肾功能严重受损者不宜使用。

(2)异烟肼(INH,雷米封):对结核杆菌有抑制和杀灭作用。服用异烟肼后迅速吸收渗入组织,对纤维化及干酪化病变亦易渗入透过,对结核病灶有促进血管再生,能促使抗结核药物更易进入病灶。其主要不良反应为精神兴奋和多发性末梢神经炎,认为与维生素B_6排出增加或干扰吡哆醇代谢有关,因此服异烟肼时应加服维生素B_6,可防止不良反应的发生。服药时血清转氨酶可升高,造成肝损害。

（3）对氨基水杨酸钠（PAS）：对结核杆菌有抑菌作用。此药单独应用效果较差，但能加强链霉素及异烟肼的抗结核杆菌作用，并能使抗药性延迟发生。因此在临床上采用两种或三种抗结核药物联合应用有利于发挥其治疗作用。主要不良反应有恶心、呕吐、腹泻等胃肠道反应，故目前有被利福平、乙胺丁醇取代的趋势。本品不宜与利福平合用。

（4）利福平（RFP）：为半合成的口服广谱抗生素，对细胞内外旺盛生长的结核杆菌有强力杀灭作用，比链霉素、对氨基水杨酸钠、乙胺丁醇的作用更强，对耐药的结核杆菌亦有效。与其他抗结核药物无交叉抗药性，同异烟肼或乙胺丁醇合用可相互增强作用。不良反应很少，偶有消化道反应及皮疹。近年来发现少数病例有肝损害，血清转氨酶升高、黄疸等。

（5）乙胺丁醇（EMB）：对各型结核杆菌均有抑菌作用。肾功能正常者无蓄积作用。该药吸收及组织渗透性较好，对干酪纤维病灶也能透入。其毒性作用主要是球后视神经炎，出现视物模糊，不能辨别颜色（尤其对绿色）或有视野缩小等，严重者可致失明。视神经炎是可逆性的，停药后多能恢复。毒性反应的发生率与剂量有关。在治疗过程中应定期检查视力与辨色力。

（6）卡那霉素：系广谱抗生素，对结核杆菌主要是抑菌作用。口服不为胃肠道所吸收，一般肌内注射。对链霉素、异烟肼和对氨水杨酸钠耐药的结核杆菌应用卡那霉素仍有抑制作用。单独使用易产生耐药性。与链霉素之间有单向交叉耐药性，即耐链霉素的菌株可以对卡那霉素敏感，而耐卡那霉素的菌株对链霉素却不敏感。因此，只能在不可用链霉素或结核杆菌已耐药时方可考虑应用。其毒性反应主要是对第Ⅷ对脑神经的损害，可致永久性耳聋，也可使细胞神经纤维退行性变。对肾有轻度损害，尿中可出现管型蛋白等。

（7）环丝氨酸：抗菌谱较广，对结核杆菌有制菌作用。对异烟肼、链霉素、对氨基水杨酸钠耐药的结核杆菌用环丝氨酸有效。其作用相当于对氨基水杨酸钠，较链霉素为差。不良反应较严重，主要影响中枢神经系统，如头晕、抑郁、惊厥、癫痫样发作等。

（8）吡嗪酰胺（PZA）：是一种新用的老药。20世纪70年代后发现口服吸收后产生吡嗪酸，对人型结核菌有效，可杀死深藏在细胞内的顽固细菌。耐药性表现很快，一般在用药后1～3个月即可发生。与利福平、异烟肼合用可缩短疗程。不良反应为对肝有毒性，严重时可引起急性黄色肝萎缩。

除上述药物外，还有紫霉素、乙硫异烟胺、氨硫脲、卷曲霉素。结核菌放线菌素等抗结核药物，在必要时可考虑选用。

4.抗结核药的使用方法

在临床应用抗结核药的早期，一般都采用单药治疗，现在则主张两种或两种以上抗结核药联合应用。单药治疗的最大缺点是容易产生耐药，也容易出现毒性反应。若联合应用两种药物，耐药的出现时间可延长1倍，并用三种药物可延长3～4倍。

（1）抗结核药的选择与联合应用：现在对各种抗结核药的深入研究疗效观察，认为异烟肼、利福平、吡嗪酰胺及链霉素是抗结核的第一线药物。异烟肼杀结核杆菌力强，对细胞内外繁殖的结核杆菌均有杀灭作用，并能透进酸性病灶及巨噬细胞内。利福平能在短期内杀灭分裂中的结核杆菌，并能进入肾空洞及巨噬细胞内。吡嗪酰胺在酸性环境中有更强的杀菌作用，能透入巨噬细胞内。巨噬细胞内的pH低，这正是吡嗪酰胺发挥杀灭细菌作用的场所。链霉素对分裂旺盛的结核杆菌有很好的杀灭作用,它能透进结核脓腔。关于抗结核药的具体应用,现在均采用两种或三种抗结核药物的联合应用。目前一般采用异烟肼和利福平两者联合或利福平与乙胺丁醇联用。而链霉素、利福平、吡嗪酰胺或异烟肼、链霉素、利福平或异烟肼、链霉素、乙胺丁醇或异烟肼、利福平、乙胺丁醇等三者联合应用亦常为临床所选用。

(2)抗结核药应用的疗程:随着新的有效抗结核药的不断出现,临床上抗结核药的治疗方法也有了明显改变。在治疗时必须坚持早期、联合、足量、足期和规律用药五项原则,才能取得最好的治疗效果。现在采用的治疗方案有以下几种。

长程疗法:关于抗结核药应用的时间,国内外大都采用长程疗法,持续服用18～24个月。最少要在1年以上。公认此法的疗效可靠,复发机会少。

短程疗法:短疗程的基本目的是尽快杀灭结核病灶中的结核杆菌,使病变组织修复取得持久的临床治愈。近些年来出现了新的抗结核杀菌药物,因此抗结核的短程治疗才有可能。短程疗法要取得成功,至少需要应用两个杀菌的药物,如异烟肼、利福平,再加上一种半杀菌药物,如吡嗪酰胺、链霉素等。概括短程疗法有以下优点:①治疗时间较长程疗法缩短1/2或更多时间。②减少用药总量。③减少慢性药物中毒机会。④节约费用。⑤易取得患者合作,可规则服药。

由于结核杆菌生长繁殖有一定的规律性,同时结核杆菌在接触抗结核药后其生长受到抑制,如接触链霉素,吡嗪酰胺、利福平等,以后可使生长期分别延缓为8～10天、5～10天,及2～3天,因此抗结核药的应用可根据这些特点间歇用药,将给药时间间歇在1天以上,也可取得与连续长程疗法相同的效果。在国内一般在最初3个月内按长程疗法用药,以后再改用间歇用药治疗,但药物的用量与长程疗法相同,因此不良反应较少,疗效也较好。

(3)抗结核药的停药标准:在抗结核药治疗过程中,必须密切注意病情的变化,定期进行各种有关检查,病变已经痊愈,则可考虑停止用药。目前认为可以停药的标准如下:①全身情况明显改善,红细胞沉降率正常,体温正常。②排尿症状完全消失。③反复多次尿液常规检查正常。④24小时尿浓缩查找抗酸杆菌,长期多次检查皆阴性。⑤尿结核菌培养、尿结核菌动物接种查找结核杆菌皆为阴性。⑥X线泌尿系造影检查病灶稳定或已愈合。⑦全身检查无其他结核病灶。

在停止用药后,患者仍需强调继续长期随访观察,定期做尿液检查及泌尿系造影检查至少3～5年。

5.手术治疗

虽然抗结核药治疗在目前可以使大部分肾结核患者得以控制治愈,但是仍有一部分患者药物治疗不能奏效。凡药物治疗6～9个月无效,肾结核破坏严重者,应在药物治疗的配合下行手术治疗。手术包括,全肾切除、部分肾切除、肾病灶清除等几种方式,需视病变的范围、破坏程度和药物治疗的效应而选定。

(1)全肾切除术适应证:①单侧肾结核病灶破坏范围较大,在50%以上。②全肾结核性破坏,肾功能已丧失。③结核性肾积脓。④双侧肾结核,一侧破坏严重,而另一侧为极轻度结核,需将严重侧切除,轻度病变侧采用药物治疗。⑤自截钙化灰泥肾。

(2)肾切除术前术后的抗结核药应用:由于肾结核是全身结核病的一部分,是继发性的结核,更是泌尿系结核中的一部分,当肾切除术期间,可因手术的损伤使机体的抵抗力降低,致使肾结核以外的结核病灶活动或播散,因此在肾切除术前术后必须应用抗结核药予以控制。

(3)部分肾切除术适应证:①为局限在肾一极的1～2个肾小盏的破坏性病变,经长期的抗结核药物治疗而未能奏效。②1～2个肾小盏结核漏斗部有狭窄引流不畅者。③双侧肾结核破坏均较轻而长期药物治疗无效。如果唯一的有功能肾需做部分肾切除手术时,则至少应保留2/3的肾组织,以免术后引起肾功能不全。

(4)部分肾切除术前术后的抗结核药应用:由于抗结核药治疗往往收到良好效果,因此部分肾切除术较少进行,对于适合此项手术的患者应在较长时间的抗结核药准备后才能施行。一般术前准备用药需3～6个月。术前尚需再次造影检查,确立病变情况后再决定手术。手术后因余留有部分肾和泌尿系器官的结核,故仍需继续使用抗结核药至少1年,以巩固疗效。

(5)肾病灶清除术的适应证:为肾的实质中存在密闭的肾盏所形成的结核性空洞,常充满干酪样物质。抗结核药不能进入空洞,而空洞中仍有活动结核杆菌存在,因此须切开空洞,清除干酪样结核组织,腔内再用抗结核药。目前随着影像学技术的进步,常可不需要进行手术治疗,可在B超引导下行脓肿穿刺术,腔内再用抗结核药。

手术前后亦需较长时期的抗结核药应用,以防结核播散和术后巩固治疗。

二、肾包虫病

包虫病是由细粒棘球绦虫的幼虫引起的寄生虫感染,是一种流行于畜牧业发达地区的人兽共患病。

(一)病理

细粒棘球绦虫成虫寄生在犬的小肠,虫卵随犬粪排出,羊、猪或人吞食虫卵后成为该虫的中间宿主。幼虫孵出后,穿透十二指肠壁小静脉,随血流进入肝脏,逃脱的幼虫接着进入肺,极少的病原体最终进入体循环感染肾脏。肾包虫病的囊泡通常单一定位在皮质,棘球蚴囊充满了液体,有很强的抗原性;囊壁有三层,内层为生发层,生成生发囊并不断增加,在生发囊里长出大量从生发层发育成的原头蚴。

(二)诊断

含囊泡的包虫囊肿生长非常缓慢,大部分患者无症状,可有上腹部包块、钝痛,偶有血尿。罕有囊泡破入集合系统,出现严重肾绞痛,尿液中有葡萄皮样的囊皮。

如在尿液里能检查出子囊或囊泡的碎片即可确诊。少半患者有血嗜酸性粒细胞增多。酶联免疫吸附试验检测金葡萄球菌A蛋白(SPA-ELISA)阳性率92%,敏感性高,准确性好。

B超通常显示多囊或多房的团块。静脉尿路造影可能见到厚壁囊性团块,有时可见钙化。CT典型表现是一个囊性占位中有分散的圆形子囊以及边界清楚的强化的膜;不典型表现是一个壁厚的多房囊性占位。

(三)治疗

外科手术是肾包虫病的主要治疗方法。应完整摘除囊泡,避免破裂以减少种植和再发的机会。为预防手术前后的种植和再发,可使用甲苯达唑、吡喹酮、阿苯达唑等。

三、肾脏真菌感染

真菌可以通过血源性传播从其他部位感染灶或胃肠道进入肾脏,出现真菌尿、肾脓肿或肾周脓肿。50%为白色念珠菌。留置导尿管、抗生素治疗、糖尿病、住院和免疫抑制是真菌感染的易感因素。

肾脏真菌感染可以无症状,也可以表现为肾盂肾炎的症状。无症状真菌尿常见,显微镜下可见真菌芽孢或假菌丝。

在抗真菌治疗前,应祛除易感因素。大多数无症状真菌尿无须治疗,可能自行清除。有症状的或泌尿系手术前的真菌尿患者需要治疗。口服药物可有效治疗真菌尿。氟康唑容易被胃肠道吸收并主要以原形在尿液排出,首日口服 200mg,之后每天 100mg,共 10～14 天。常见的不良反应是恶心、头痛、皮疹、腹痛、呕吐和腹泻。肾念珠菌病和播散性感染的患者通常用两性霉素 B 静脉治疗,但肾功能不全者应慎用。上尿路梗阻的患者易患真菌尿,可通过经皮肾造瘘管滴入含抗真菌药的冲洗液。

四、泌尿生殖系统的其他真菌感染

(一)肾隐球菌病

1.流行病学及易感因素

新型隐球菌感染最常见于肺和中枢神经系统。皮肤、眼、前列腺和其他器官也可以作为散发性感染的一部分而被累及。新型隐球菌可存在于任何鸟类栖息的地方,也很容易在旧楼房、建筑物和谷仓的顶楼发现它们。吸入新型隐球菌后会引起肺的感染,可以是隐匿性感染,也可以发展为致命的呼吸系统感染,与严重的细菌性肺炎相似。肺的感染可以是自限性的,残留肺部钙化和肉芽肿的形成。免疫力低下会增加散发性感染的发病率。研究发现,在 99 例患有真菌血症的免疫低下患者中,新型隐球菌占血培养阳性患者的 22%(白色念珠菌占 48%,其他念珠菌和真菌占 30%)。AIDS 患者发生播散性隐球菌感染的概率明显增高。中枢神经系统是血行传播的主要靶器官,会引起脑脊膜炎和脑膜脑炎。

2.泌尿生殖系统表现

一项 39 例伴有播散性隐球菌感染的前 AIDS 时期患者死后尸体解剖研究表明,20 例(51%)发现肾感染,23 例男性患者中有 6 例(26%)发现有前列腺感染。肾脓肿主要局限于皮质。

AIDS 患者的前列腺被认为是隐球菌病复发的"病原库",多发生于治愈脑脊膜炎之后。41 例患有隐球菌性脑脊膜炎的 AIDS 患者在使用两性霉素 B 和氟胞嘧啶对进行全身治疗 6 周后,其中 9 例(22%)出现尿培养阳性。目前对于 AIDS 患者出现隐球菌感染建议在完成标准疗程后应当继续使用低剂量的氟康唑。

3.诊断和治疗

隐球菌感染可以利用真菌和细菌培养基,从尿液、脑脊髓液和其他被感染的体液中培养出隐球菌。直接对感染液进行印度墨汁染色可以看到带荚膜的芽殖酵母菌。使用 PAS 染色反应或六胺银染色可以对新型隐球菌进行鉴定。乳胶凝集反应和酶联免疫测定方法对于检测脑脊髓液和血清中隐球菌抗原具有较高的敏感性和特异性。在 AIDS 患者的尿液中也可以发现隐球菌的抗原。两性霉素和(或)氟康唑可用于治疗隐球菌病。

(二)肾藻菌病

分类学上的接合菌纲真菌包括毛霉菌家族的酒曲菌属、根毛霉属、毛霉菌属和腐化米霉菌属。每个菌属包括多个能引起人类疾病的菌种。这些真菌广泛地存在于世界各地,在土壤、野生或家养的动物身体能很容易地找到。人真菌病可以引起鼻、脑感染,累及鼻窦、喉咽部、脑膜和脑。肺部感染与血液系统恶性肿瘤有关,营养不良儿童的胃肠道感染也已有报道。在组织中发现真菌即可诊断。无论是否患有相关的播散性疾病,肾都很少被累及,但也有个别报道肾接合菌病(毛霉病)可以引起急性脓毒血症、阻塞性尿路疾病和肾感染。AIDS 患者可发生广泛的假性肾肿瘤。肾毛霉菌病若不经治疗,其死亡率可高达 90%。采用肾切除术和全身性两性霉素 B 治疗可以使生存率达到 76%。也曾有报道应用两性霉素 B 脂质合剂和粒细胞集落刺激因子进行治疗。

(三)肾芽生菌病

1.流行病学及易感因素

芽生菌性皮炎是发生在美国俄亥俄州、密苏里州和密西西比河的地方病,也可发生于北美五大湖区和加拿大地区,因此该病被称作北美芽生菌病。非洲、中东和亚洲地区也曾报道过该病。北美芽生菌病主要引起肺部的感染,而在非洲主要引起皮肤和骨骼损伤。巴西芽生菌主要引起南美芽生菌病。引起芽生菌性皮炎的芽生菌栖息地及其生物学特征目前还不清楚,多挛生于含有丰富有机质的潮湿土壤。吸入芽生菌芽孢会引起亚临床和自限性的肺部感染。这种感染常处于休眠状态,但会沿着血液或淋巴管扩散到肺外组织,如皮肤、骨骼和泌尿生殖系统。单一的皮肤损伤常发生于实验室意外或被感染的动物咬伤,尤其是犬类。

免疫低下患者易患芽生菌病,易感因素有长期使用皮质类固醇、血液系统恶性肿瘤、放疗和细胞毒性药物治疗的肿瘤、实质性器官或骨髓移植、AIDS、肝肾疾病晚期和妊娠。

2.泌尿生殖系统表现

患有全身性疾病的患者 15%~20%会累及泌尿生殖系统。在一项研究中,51 例患有全身性芽生菌病的患者有 11 人(22%)发生泌尿生殖系统感染。在这 11 例患者中附睾感染 10 例(91%),前列腺感染 1 例(9%),肾、睾丸未见感染。

3.诊断和治疗

确诊需要对机体组织、脓、痰或分泌物进行培养或显微镜检测。胸部 X 线片的明显改变和皮肤芽生菌实验阳性也可提示芽生菌感染。免疫扩散检测到芽生菌 A 抗原有助于前列腺和附睾芽生菌病的诊断。血清学实验、免疫扩散法、放射免疫测定法或酶联免疫吸附测定法都是实验室辅助检查。血清学实验对播散性感染患者敏感性最高。现已出现了检查血清和尿液中抗原的检测方法。

泌尿生殖系芽生菌病是患者感染播散的一种表现,应使用两性霉素 B 进行治疗。推荐应用唑类药物(伊曲康唑、氟康唑)治疗具有较强免疫力的轻到中度患者。提倡对轻到中度非脑膜炎型芽生菌病患者进行长期治疗。

（四）肾球孢子菌病

1.流行病学及易感因素

球孢子菌是一类美国西部、墨西哥、中非和南非等半干旱地区固有的真菌。这类真菌繁殖需要高温和含盐量高的土壤，而这样的土壤可以抑制其他微生物的生长。建筑工人、农民和考古工作者易发生球孢子菌病暴发，因为他们容易暴露于含有球孢子菌的粉尘中。城市暴发患者群多由沙尘暴引起。发病率增高还与气候的改变有关，如长期干旱后的暴雨。同时球孢子菌病流行的显著增加在一定程度上与高危人群的增加、高龄（＞65岁）人数和免疫低下患者（AIDS、化疗、恶性肿瘤）的数量有关。

2.发病机制

吸入分节孢子后，大多数患者表现为无症状的暂时性肺部感染。病情较重者，X线胸片显示肺部浸润或空洞形成，在AIDS患者中最常见。有些患者出现"过敏"反应，表现为结节性红斑，也称为"山谷肿块"或"山谷热"。少于1％的患者出现肺外表现，主要发生于脑脊膜、骨骼、关节、皮肤和软组织。引起感染扩散的危险因素包括妊娠、年龄（＜5岁或＞65岁）、激素应用、化疗、恶性肿瘤和AIDS。原有静止期病灶的患者进行肾移植手术并接受免疫抑制治疗后会出现感染扩散。

3.泌尿生殖系表现

球孢子菌播散性感染的患者死后尸检发现30％～60％有肾病变。肾球孢子菌病患者生前很难确诊该病。腹部平片显示肾出现类似结核病的病变：肾盂肾盏虫蛀样改变、漏斗部狭窄和肾钙化。慢性球孢子菌病患者是否出现球孢子菌尿并不一致，泌尿生殖系病理检查也不一定能在肾、附睾和前列腺发现典型的球孢子菌孢子囊。

4.诊断和治疗

曾在疫区旅行或居住的患者或免疫低下的患者应警惕出现球孢子菌感染。血清学检测（补体结合、免疫扩散、乳胶颗粒凝集、IgG和IgM抗体）可以为感染提供实验室依据。窦道流出物进行真菌培养，活检或外科手术切除的组织进行PAS染色或六胺银染色可以检测到球孢子菌孢子囊。

泌尿生殖系球孢子菌感染通常为全身多器官感染的一种表现，因此主张进行全身性治疗。两性霉素B、氟康唑、伊曲康唑疗效确定。治疗疗程取决于病变的部位和严重程度，病情严重的患者需要超过1年的治疗。

（五）组织胞浆菌病

1.流行病学及其易感因素

组织胞浆菌病广泛分布于美国的中西部和南部地区。荚膜组织胞浆菌孳生于富含鸟粪的含氮量较高的土壤里。高发人群为在养鸡棚、鸟类居住的山洞和其他鸟类较多的环境工作者。据报道暴发流行主要与建筑地和砍伐树木有关。在美国估计有3千万～4千万人群曾经暴露于组织胞浆菌。

吸入组织胞浆菌可导致无症状、自限性肺部感染。少数人（5％）可进一步出现，如咳嗽、发热和咯血等症状，严重肺部感染如果不及时治疗则会转为慢性。儿童和免疫功能低下患者会感染扩散。组织胞浆菌病是AIDS患者的主要机会感染。

2.泌尿生殖系表现

组织胞浆菌病肺外主要发病部位有肝、脾、淋巴结。播散性感染较少累及泌尿生殖道。17例全身性组织胞浆菌患者死后尸体解剖发现,3例(18%)有肾感染,1例(6%)有前列腺感染。

HIV感染患者肾活检显示肾小球系膜中有组织胞浆菌荚膜抗原和免疫复合物。据报道1例女性肾移植患者因植入了感染的供肾而出现播散性组织胞浆菌病。1例肾移植患者组织胞浆菌感染扩散导致肾乳头腐败脱落,引起尿路梗阻。经皮肾造口术、长期使用两性霉素B和伊曲康唑治疗并不能控制感染,患者需行肾切除治疗。播散性感染患者可出现阴茎浅表溃疡。曾报道患有气管旁淋巴结病的患者感染组织胞浆菌后出现附睾组织胞浆菌病变。

3.诊断和治疗

真菌培养或组织、血液和其他体液的涂片检查可用于确诊组织胞浆菌病。痰、胃冲洗物或脓肿培养阳性可以得到真菌。六胺银染色或姬姆萨染色可以鉴定组织样本是否有荚膜组织胞浆菌。播散性感染患者外周血涂片可发现白细胞内芽殖酵母菌。血清学检测,如组织胞浆菌素皮肤试验有助于该病诊断和监测,但免疫抑制患者可能无抗体反应出现。通过放射免疫测定法检测血和尿中的荚膜组织胞浆菌抗原对该病的诊断有益。X线片可发现肺部的空洞或结节形成,以及纵隔淋巴结病。播散性感染患者需进行两性霉素B或伊曲康唑全身性治疗。推荐长期应用伊曲康唑以减少复发。感染组织胞浆菌的AIDS患者,判定其血浆或尿中组织胞浆菌多糖抗原有助于评价治疗效果。

(六)抗真菌药物

随着新一代且更有效的抗真菌药物的应用,真菌感染治疗已越来越复杂。目前讨论仅限于治疗泌尿生殖道感染的药物,即两性霉素B及其配方药、唑类(氟康唑、伊曲康唑、伏立康唑、酮康唑)、卡泊芬净和氟胞嘧啶。泌尿生殖道真菌感染常为多器官全身性真菌感染的一部分,免疫低下的患者常受累。咨询感染性疾病专家,会对这些病情复杂的患者提供很有价值的帮助。

1.两性霉素B

两性霉素B是一种多烯类抗真菌药物,其杀菌和抑菌活性是通过结合真菌细胞膜上的麦角固醇以使细胞组分崩解实现的。

静脉注射两性霉素B可以引起全身反应,包括僵直、寒战、发热。预先应用布洛芬、阿司匹林、对乙酰氨基酚、苯海拉明和(或)氢化可的松也可以减少全身严重不良反应的发生。静脉注射哌替啶或丹曲林可以缩短僵直持续时间。其他还会产生全身疼痛、头痛、抽搐、注射部位静脉炎、贫血和血小板减少等不良反应。推荐应用肝素、大孔径静脉输液导管和变换静脉输液部位降低发生静脉炎的危险。

两性霉素B的肾毒性是限制其使用的主要不良反应。它也可以加重其他药物的肾毒性,如顺铂、环孢素、他克莫司和氨基糖苷类抗生素。增加钠负荷并水化可以预防或减少两性霉素B严重肾毒性的发生。应用两性霉素B常伴有因轻度肾小管酸中毒导致的钾和镁的消耗。

两性霉素B脂质体是一种有效的抗真菌药,且没有两性霉素B的绝大多数不良反应。两性霉素B脂质体具有和两性霉素B去氧胆酸盐一样的活性,但前者有较低的肾毒性。然而脂质成分产生的急性输液反应可能更加严重。另外,两性霉素B脂质体具有肝毒性,而传统两性霉素却很罕见。两性霉素 B 脂质体的高额治疗费限制了其在无法耐受标准（去氧胆酸盐）两性霉素 B 的患者中的使用。

2. 唑类

包括局部应用药物克霉唑、咪康唑和口服药物酮康唑。咪唑的主要作用机制是抑制了调节真菌固醇代谢的细胞色素 P450 的作用。三唑（氟康唑、伊曲康唑、伏立康唑）和咪唑有相似的化学结构，但是对真菌细胞色素 P450 酶的亲和力比咪唑高。唑类药物和其他有类似作用途径的药物之间经常会发生相互作用。药物相互作用妨碍了咪唑药物的应用，尤其是有先天性肝酶缺乏的人群。如咪唑药物可以导致地高辛、环孢素、HMG 辅酶 A 还原酶抑制药、洛伐他汀、他克莫司、苯妥英、齐多夫定、华法林和很多其他药物在血浆中的浓度增高。同时服用利福平可降低氟康唑的血药浓度。

（1）氟康唑：氟康唑可静脉注射或口服给药。口服氟康唑不受食物和胃酸的影响。该药物是水溶性的，能够快速在血浆、脑脊液和尿液中达到较高浓度。氟康唑治疗念珠菌和隐球菌引起的尿路感染疗效佳。除天然耐药的克鲁斯念珠菌和多种光滑念珠菌外，大多数念珠菌属对氟康唑敏感。口服氟康唑（200mg/d，共 7 天）和两性霉素 B（50mg/L，共 7 天）膀胱灌注治疗膀胱念珠菌病一样有效。病例研究报道应用氟康唑治疗肾和集合系统感染有效。164 例侵入性念珠菌感染的患者，氟康唑治疗取得了和全身应用两性霉素 B 相似的效果（66% vs 64%）。两性霉素 B 不良反应显著多于氟康唑（35% vs 5%）。除了此前未应用过氟康唑的有免疫力的患者和免疫低下患者外，在长期使用氟康唑治疗食管念珠菌感染的 HIV 感染患者中，也观察到了氟康唑药物抵抗现象。

（2）伊曲康唑：伊曲康唑治疗曲霉、芽生菌、球孢子菌和组织胞浆菌感染有效，药物和食物同时服用可使药物的吸收率增高。该药为脂溶性，组织浓度比血浆中高 2.3 倍。与酮康唑相比，伊曲康唑不良反应更少。该药治疗疗程要根据感染程度决定。

（3）伏立康唑：伏立康唑活性与伊曲康唑相似，获准用于治疗侵入性曲霉菌病和播散性念珠菌感染，对接合菌和某些对其他唑类药物耐药的光滑念珠菌及克鲁斯念珠菌也有效。

（4）酮康唑：酮康唑很大程度上已被不良反应更少、活性更广的新一代唑类药物所取代。另外，酮康唑较少通过肾排泄，在泌尿系统中药物浓度低，不能充分抑制某些真菌菌属，在治疗泌尿道感染方面作用有限。酮康唑的不良反应包括头痛、皮疹、血浆三酰甘油水平升高、肝酶水平异常。

3. 卡泊芬净

卡泊芬净是一类新的抗真菌药（棘球白素），它能抑制真菌细胞壁的必需成分聚糖的合成。卡泊芬净只能静脉注射，具有抗曲霉菌和念珠菌活性，并且耐受性好，很少有严重不良反应。卡泊芬净也会和其他药物产生相互作用，这些药物包括依法韦仑、奈韦拉平、地塞米松、利福平和苯妥英，这些药物能降低卡泊芬净的血药浓度。

4. 氟胞嘧啶

是嘧啶氟化物，通过胞嘧啶脱氨基酶转变成氟尿嘧啶，这种酶存在于某些真菌内，但在哺乳动物细胞中含量很低甚至缺乏。氟尿嘧啶进一步转化成磷酸 5，氟脱氧尿嘧啶，它能够直接影响真菌蛋白质和 DNA 的合成。氟胞嘧啶主要通过胃肠道吸收，以原型自肾小球滤出，尿中浓度高。肾功能不全时,用药剂量应根据肾功能下降程度作相应调整。单独应用氟胞嘧啶治疗时,其潜在致死性、剂量相关的骨髓毒性、小肠结肠炎和快速产生耐药性严重限制其应用。5％的患者有肝功能异常。白色念珠菌引起的感染中 10％可出现原发性药物抵抗,但在其他一些念珠菌属引起感染中耐药比例可高达 30％。报道显示敏感尿路念珠菌感染的治疗成功率为 50％～90％。

第三章　输尿管疾病

第一节　输尿管肿瘤

一、前列腺癌

（一）概述

前列腺癌发病率有明显的地理和种族差异,引起前列腺癌的危险因素尚未明确,但是其中一些已经被确认。最重要的因素之一是遗传。外源性因素会影响从所谓的潜伏型前列腺癌到临床型前列腺癌的进程。这些因素的确仍然在讨论中,但高动物脂肪饮食是一个重要的危险因素。其他危险因素包括维生素 E、硒、木脂素类、异黄酮的低摄入。阳光暴露与前列腺癌发病率呈负相关,阳光可增加维生素 D 的水平,可能是前列腺癌的保护因子。在前列腺癌低发的亚洲地区,绿茶的饮用量相对较高,绿茶可能为前列腺癌的预防因子。总之,遗传是前列腺癌发展成临床型的重要危险因素,而外源性因素对这种危险可能有重要的影响。

（二）诊断

1.前列腺癌的症状

早期前列腺癌通常没有症状,但肿瘤侵犯或阻塞尿道、膀胱颈时,则会发生类似下尿路梗阻或刺激症状,严重者可能出现急性尿潴留、血尿、尿失禁。骨转移时会引起骨骼疼痛、病理性骨折、贫血、脊髓压迫导致下肢瘫痪等。

2.前列腺癌的诊断

临床上大多数前列腺癌患者通过前列腺系统性穿刺活检可以获得组织病理学诊断。然而,最初可疑前列腺癌通常由前列腺直肠指检或血清前列腺特异性抗原(PSA)检查后再确定是否进行前列腺活检。

直肠指检联合 PSA 检查是目前公认的早期发现前列腺癌最佳的初筛方法。

(1)直肠指检(DRE):大多数前列腺癌起源于前列腺的外周带,DRE 对前列腺癌的早期诊断和分期都有重要价值。

注意事项:考虑到 DRE 可能影响 PSA 值,应在 PSA 抽血后进行 DRE。

(2)前列腺特异性抗原(PSA):检查 PSA 作为单一检测指标,与 DRE、TRUS 比较,具有更高的前列腺癌阳性诊断预测率,同时可以提高局限性前列腺癌的诊断率和增加前列腺癌根治性治疗的机会。

前列腺特异性抗原(PSA)检查风险防范如下。

①PSA检查时机:50岁以上男性每年应接受例行DRE、PSA检查。对于有前列腺癌家族史的男性人群,应该从45岁开始进行每年1次的检查。对50岁以上有下尿路症状的男性进行常规PSA和DRE检查,对于有前列腺癌家族史的男性人群,应该从45岁开始定期检查、随访。对DRE异常、有临床征象(如骨痛、骨折等)或影像学异常等的男性应进行PSA检查。

注意事项:PSA检测应在前列腺按摩后1周,直肠指检、膀胱镜检查、导尿等操作48小时后,射精24小时后,前列腺穿刺1个月后进行。PSA检测时应无急性前列腺炎、尿潴留等疾病。

②PSA结果的判定:血清总PSA4.0ng/mL为异常。对初次PSA异常者建议复查。当tPSA为4~10ng/mL时,发生前列腺癌的可能性>25%左右。血清PSA受年龄和前列腺大小等因素的影响,这构成了进行前列腺癌判定的灰区,在这一灰区内应参考以下PSA相关变数。

游离PSA(fPSA):fPSA和tPSA作为常规同时检测。fPSA是提高tPSA水平处于灰区的前列腺癌检出率的有效方法。当血清tPSA为4~10ng/mL时,fPSA水平与前列腺癌的发生率呈负相关。推荐fPSA/tPSA>0.16为正常参考值(或临界值)。

PSA密度(简称PSAD):即血清总PSA值与前列腺体积的比值。前列腺体积是经直肠超声测定计算得出。PSAD正常值<0.15,PSAD有助于区分前列腺增生症和前列腺癌。当患者PSA在正常值高限或轻度增高时,用PSAD可指导医师决定是否进行活检或随访。

PSA速率(简称PSAV):即连续观察血清PSA水平的变化,前列腺癌的PSAV显著高于前列腺增生和正常人。其正常值为每年<0.75ng/mL。如果PSAV每年>0.75ng/mL,应怀疑前列腺癌的可能。PSAV比较适用于PSA值较低的年轻患者。在2年内至少检测3次PSA,PSAV计算公式为[(PSA2-PSA1)+(PSA3-PSA2)]/2。

(3)经直肠超声检查(TRUS):在TRUS引导下在前列腺以及周围组织结构寻找可疑病灶,并能初步判断肿瘤的体积大小。但TRUS对前列腺癌诊断特异性较低,发现一个前列腺低回声病灶要与正常前列腺、BPH、PIN、急性或慢性前列腺炎、前列腺梗死和前列腺萎缩等鉴别。

注意事项:在TRUS引导下进行前列腺的系统性穿刺活检,是前列腺癌诊断的主要方法。

(4)前列腺穿刺活检:前列腺系统性穿刺活检是诊断前列腺癌最可靠的检查。前列腺穿刺活检风险防范如下。

①前列腺穿刺时机:因前列腺穿刺出血影响影像学临床分期。因此,前列腺穿刺活检应在MRI之后,在B超等引导下进行。

②前列腺穿刺指征:直肠指检发现结节,任何PSA值;B超发现前列腺低回声结节或MRI发现异常信号,任何PSA值;PSA>10ng/mL,任何f/t PSA和PSAD值;PSA4~10ng/mL,f/t PSA异常或PSAD值异常。

③前列腺穿刺针数:10针以上穿刺的诊断阳性率明显高于10针以下,并不明显增加并发症。

④重复穿刺:第1次前列腺穿刺阴性结果,在以下情况需要重复穿刺。

第 1 次穿刺病理发现非典型性增生或高级别 PIN；PSA＞10ng/mL，任何 f/t PSA 或 PSAD；PSA 4～10ng/mL，复查 f/t PSA 或 PSAD 值异常或直肠指检或影像学异常；PSA 4～10ng/mL，复查 f/t PSA、PSAD、直肠指检、影像学均正常，严密随访，每 3 个月复查 PSA，如 PSA 连续 2 次＞10ng/mL 或每年 PSAV＞0.75/mL，应再穿刺。

重复穿刺的时机：2 次穿刺间隔时间尚有争议，目前多为 1～3 个月。

重复穿刺次数：对 2 次穿刺阴性结果，属上述①至④情况者，推荐进行 2 次以上穿刺。

如果 2 次穿刺阴性，并存在前列腺增生导致的严重排尿症状，可行经尿道前列腺切除术，将标本送病理进行系统切片检查。

(5)前列腺癌的其他影像学检查

①计算机断层(CT)检查：CT 对早期前列腺癌诊断的敏感性低于磁共振(MRI)，前列腺癌患者进行 CT 检查的目的主要是协助临床医师进行肿瘤的临床分期。

注意事项：对于肿瘤邻近组织和器官的侵犯及盆腔内转移性淋巴结肿大，CT 的诊断敏感性与 MRI 相似。

②磁共振(MRI/MRS)扫描：MRI 检查可以显示前列腺包膜的完整性、是否侵犯前列腺周围组织及器官，MRI 还可以显示盆腔淋巴结受侵犯的情况及骨转移的病灶。在临床分期上有较重要的作用。

风险防范：MRI 检查在鉴别前列腺癌与伴钙化的前列腺炎、较大的良性前列腺增生、前列腺瘢痕、结核等病变时常无法明确诊断。因此影像学检查 TRUS、CT、MRI 等在前列腺癌的诊断方面都存在局限性，最终明确诊断还需要前列腺穿刺活检取得组织学诊断。

③前列腺癌的核素检查(ECT)：前列腺癌的最常见远处转移部位是骨骼。ECT 可比常规 X 线片提前 3～6 个月发现骨转移灶，敏感性较高但特异性较差。

风险防范：一旦前列腺癌诊断成立，建议进行全身骨显像检查(特别是在 PSA＞20，GS 评分＞7 的病例)，有助于判断前列腺癌准确的临床分期。

(6)病理分级：在前列腺癌的病理分级方面，推荐使用 Gleason 评分系统。前列腺癌组织分为主要分级区和次要分级区，每区的 Gleason 分值为 1～5，Gleason 评分是把主要分级区和次要分级区的 Gleason 分值相加，形成癌组织分级常数。

分级标准如下。

Gleason 1：癌肿极为罕见。其边界很清楚，膨胀型生长，几乎不侵犯基质，癌腺泡很简单，多为圆形，中度大小，紧密排列在一起，其胞质和良性上皮细胞胞质极为相近。

Gleason 2：癌肿很少见，多发生在前列腺移行区，癌肿边界不很清楚，癌腺泡被基质分开，呈简单圆形，大小可不同，可不规则，疏松排列在一起。

Gleason 3：癌肿最常见，多发生在前列腺外周区，最重要的特征是浸润性生长，癌腺泡大小不一，形状各异，核仁大而红，胞质多呈碱性染色。

Gleason 4：癌肿分化差，浸润性生长，癌腺泡不规则融合在一起，形成微小乳头状或筛状，核仁大而红，胞质可为碱性或灰色反应。

Gleason 5：癌肿分化极差，边界可为规则圆形或不规则状，伴有浸润性生长，生长形式为片状单一细胞型或者粉刺状癌型，伴有坏死，癌细胞核大，核仁大而红，胞质染色可有变化。

前列腺癌分期:前列腺癌分期的目的是指导选择治疗方法和评价预后。通过 DRE、PSA、穿刺活检阳性针数和部位、骨扫描、CT、MRI 以及淋巴结切除来明确分期。

①T 分期表示原发肿瘤的局部情况,主要通过 DRE 和 MRI 来确定,前列腺穿刺阳性活检数目和部位、肿瘤病理分级和 PSA 可协助分期。

②N 分期表示淋巴结情况,只有通过淋巴结切除才能准确地了解淋巴结转移情况。N 分期对准备采用根治性疗法的患者是重要的,分期低于 T_2、PSA＜20ng/mL 和 Gleason 评分＜6 的患者淋巴结转移的机会小于 10%。

③M 分期主要针对骨骼转移,骨扫描,MRI、X 线检查是主要的检查方法。尤其对病理分化较差(Gleason 评分＞7)或 PSA＞20ng/mL 的患者,应常规行骨扫描检查。

危险因素分析:根据血清 PSA、Gleason 评分和临床分期将前列腺癌分为低、中、高危 3 类,以便指导治疗和判断预后。

(三)治疗

1.观察等待治疗

观察等待治疗的指征:①低危前列腺癌(PSA 4～10ng/mL,GS≤6,临床分期≤T_{2a})和预期寿命短的患者;②晚期前列腺癌患者:仅限于因治疗伴随的并发症大于延长生命和改善生活质量的情况。

对临床局限性前列腺癌($T_{1\sim3}$,N_x 或 N_0,M_x 或 M_0)适合根治性治疗的患者,如选择观察等待治疗,患者必须了解并接受局部进展和转移的危险。

风险防范:对于观察等待的患者密切随访,每 3 个月复诊,检查 PSA、DRE,必要时缩短复诊间隔时间和进行影像学检查。对于 DRE、PSA 检查和影像学检查进展的患者可考虑转为其他治疗。

2.前列腺癌根治性手术治疗

根治性前列腺切除术(简称根治术)是治疗局限性前列腺癌最有效的方法,有 3 种主要术式,即传统的经会阴、经耻骨后及腹腔镜前列腺癌根治术。

(1)适应证:根治术用于可能治愈的前列腺癌。手术适应证要考虑肿瘤的临床分期、预期寿命和健康状况。

风险防范:尽管手术没有硬性的年龄界限,但应告知患者,70 岁以后伴随年龄增长,手术合并并发症及死亡率将会增加。

①临床分期:适应于局限前列腺癌,临床分期 T_1～T_{2c} 的患者。对于 T_3 期的前列腺癌尚有争议,有主张对 T_{2c} 和 T_3 给予新辅助治疗后行根治术,可降低切缘阳性率。

②预期寿命:预期寿命≥10 年者则可选择根治术。

③健康状况:前列腺癌患者多为高龄男性,手术并发症的发生率与身体状况密切相关。因此,只有身体状况良好,没有严重的心肺疾病的患者适应根治术。

④PSA 或 Gleason 评分高危患者的处理:对于 PSA＞20 或 Gleason 评分≥8 的局限性前列腺癌患者符合上述分期和预期寿命条件的,根治术后可给予其他辅助治疗。

(2)手术禁忌证:①患有显著增加手术危险性的疾病者,如严重的心血管疾病、肺功能不良等。②患有严重出血倾向或血液凝固性疾病者。③已有淋巴结转移(术前通过影像学或淋巴活检诊断)或骨转移者。④预期寿命不足 10 年者。

(3)手术方法和标准：国内推荐开放式耻骨后前列腺癌根治术和腹腔镜前列腺癌根治术。

①耻骨后前列腺癌根治术：术野开阔，操作简便易行，可经同一入路完成盆腔淋巴结切除，达到根治目的。

改良式盆腔淋巴结切除术：下腹正中切口，整块切除髂动脉、髂静脉前面、后面及血管之间的纤维脂肪组织，下至腹股沟管，后至闭孔神经后方。可疑淋巴结转移者可进行冷冻切片病理学检查。

根治性前列腺切除术：手术切除范围包括完整的前列腺、双侧精囊和双侧输精管壶腹段、膀胱颈部。

保留神经的禁忌证：术中发现肿瘤可能侵及神经血管束。

②腹腔镜前列腺癌根治术：其疗效与开放性手术类似，优点是损伤小、术野及解剖结构清晰，术中和术后并发症少。腹腔镜手术切除步骤和范围同开放性手术。

手术时机：一旦确诊为前列腺癌并符合上述根治性手术条件者应采取根治术。经直肠穿刺活检者应等待 6～8 周，可减降低手术难度和减少并发症。经尿道前列腺切除术者应等待 12 周再行手术。

手术并发症：目前围术期病死率为 0～2.1%，主要并发症有术中严重出血、直肠损伤、术后阴茎勃起功能障碍、尿失禁、膀胱尿道吻合口狭窄、尿道狭窄、深部静脉血栓、淋巴囊肿、尿瘘、肺栓塞。腹腔镜前列腺癌根治术还可能出现沿切口种植转移、转行开腹手术、气体栓塞、高碳酸血症、继发出血等并发症。

3.前列腺癌外放射治疗(EBRT)

(1)前列腺癌常规外放射治疗风险防范

①照射范围的界定：先确定肿瘤体积、靶体积和治疗体积。具体方法是通过患者固定系统，应用 MRI 或 CT 影像来确定目标及周边正常器官范围，并用计算机辅助治疗计划系统计算出中央面肿瘤及周边正常组织的剂量分布。

②照射剂量：前列腺癌局部照射剂量分别为 $<55Gy$、$55～60Gy$、$60～65Gy$、$60～70Gy$ 及 $>70Gy$，随着照射剂量的递增，局部复发率明显降低。

③照射技术：单独照射前列腺及其周围区域时用前、后及两侧野的四野盒式照射技术。照射野下界位于坐骨结节下缘，侧野后界包括直肠前壁。若精囊、周边组织受侵及淋巴结转移需全骨盆照射，分两步，先用前后两野照射全盆腔，照射野的上界为 $L_5～S_1$，下界位于坐骨结节下缘，两侧界在真骨盆缘外 $1～2cm$。常规分割照射每周 5 次，每次剂量为 $1.8～2.0Gy$，总量为 45Gy。超分割照射每天照射 2 次，每次剂量 $1.15～1.3Gy$。骨盆放疗结束后再缩小照射范围至前列腺区，总量达 $65～80Gy$。利用合金铅板保护直肠、肛门括约肌、小肠、膀胱、尿道。

(2)3D-CRT 及 IMRT 风险防范

①适形放疗(3D-CRT)的优点为最大限度地减少对周围正常组织及器官的照射，提高肿瘤局部的照射剂量及靶区的照射总量。提高肿瘤局部控制率，减少并发症。

IMRT 是 3D-CRT 技术的新扩展。应用螺旋 CT 薄层扫描，绘出患者靶区和正常组织的几何模型并建立数字重建图，使外照射的剂量达到更高的适形程度。靶区边缘也可达到标准照射剂量。IMRT 可使照射剂量达 $81 \sim 86.4$Gy，但对直肠及膀胱的不良反应无明显增加。

②照射范围界定：先确定等中心点，画出皮肤标记线，进行 CT 断层扫描，再将影像合成视觉三维立体解剖图像，经 CT 模拟机模拟，由医师进行 3D 放射剂量分析。

③照射剂量分析：肿瘤照射剂量可由剂量-体积直方图(DVH)进行评估。若肿瘤很大，可先进行新辅助内分泌治疗，待肿瘤体积缩小再进行放疗。

前列腺癌外放疗并发症：放疗可能出现泌尿系统和肠道系统不良反应及性功能障碍。放疗引起的不良反应因单次剂量和总剂量、放疗方案和照射体积的不同而异。

泌尿系统不良反应包括尿道狭窄、膀胱瘘、出血性膀胱炎、血尿、尿失禁等；胃肠不良反应包括暂时性肠炎、直肠炎引起的腹泻、腹部绞痛、直肠不适和直肠出血、小肠梗阻等，需要手术治疗的严重乙状结肠和小肠损伤、会阴部脓肿、肛门狭窄或慢性直肠出血的发生率低于 1%。放射性急性皮肤不良反应为红斑、皮肤干燥和脱屑，主要发生于会阴和臀部的皮肤皱褶处。其他不良反应包括耻骨和软组织坏死，下肢、阴囊或阴茎水肿等，发生率均低于 1%。放疗后性功能障碍发生率低于根治性手术患者。

4.前列腺癌近距离照射治疗

(1)风险防范：近距离照射治疗包括腔内照射、组织间照射等，是将放射源密封后直接放入人体的天然腔内或放入被治疗的组织内进行照射。

(2)适应证：参考美国近距离照射治疗协会(ABS)标准。

①同时符合以下 3 个条件为单纯近距离照射治疗的适应证。临床分期为 $T_1 \sim T_{2a}$ 期；Gleason 分级为 $2 \sim 6$；PSA$<$10ng/mL。

②符合以下任一条件为近距离照射治疗联合外放疗的适应证：临床分期为 T_{2b}、T_{2c}；Gleason 分级 $8 \sim 10$；PSA$>$20ng/mL；周围神经受侵；多点活检病理结果阳性；双侧活检病理结果为阳性；MRI 检查明确有前列腺包膜外侵犯。

多数学者建议先行外放疗再行近距离照射治疗以减少放疗并发症。

③Gleason 评分为 7 或 PSA 为 $10 \sim 20$ng/mL 者则要根据具体情况决定是否联合外放疗。

④近距离照射治疗(或联合外放疗)联合内分泌治疗的适应证：前列腺体积$>$60mL，可行新辅助内分泌治疗使前列腺缩小。

(3)禁忌证

①绝对禁忌证：预计生存期少于 5 年；TURP 后缺损较大或预后不佳；一般情况差；有远处转移。

②相对禁忌证：腺体$>$60cm³；既往有 TURP 史；中叶突出；严重糖尿病；多次盆腔放疗及手术史。

注意事项：每个患者行粒子种植后都应进行剂量学评估，通常用 CT 进行评估。粒子种植后过早进行 CT 检查会由于前列腺水肿和出血而显示前列腺体积增大，此时做出的剂量评估会低估前列腺所受剂量。因此，建议种植后 4 周行剂量评估最合适。如果发现有低剂量区，则应及时做粒子的补充再植；如果发现大范围的低剂量区，则可以考虑行外放疗。

(4)技术和标准：行粒子种植治疗的所有患者在种植前均应制定治疗计划，根据三维治疗计划系统给出预期的剂量分布。通常先用经直肠超声(TRUS)确定前列腺体积，再根据

TRUS 所描绘的前列腺轮廓和横断面来制定治疗计划,包括种植针的位置、粒子的数量和活度。术中应再次利用 TRUS 作计划,根据剂量分布曲线图放置粒子,同时在粒子种植过程中也应利用经直肠实时超声来指导操作,随时调整因置入针的偏差而带来的剂量分布的改变。需要指出的是,前列腺靶区处方剂量所覆盖的范围应包括前列腺及其周边 3~8mm 的范围。因此前列腺靶区约是实际前列腺体积的 1.75 倍。

(5)并发症:并发症包括短期并发症和长期并发症。通常将 1 年内发生的并发症定义为短期并发症,而将 1 年以后发生的并发症定义为长期并发症。这些并发症主要涉及尿路、直肠和性功能等方面。

①短期并发症:尿频、尿急及尿痛等尿路刺激症状,排尿困难和夜尿增多。大便次数增多及里急后重等直肠刺激症状、直肠炎(轻度便血、肠溃疡甚至于前列腺直肠瘘)等。

②长期并发症:以慢性尿潴留、尿道狭窄、尿失禁为,常见。

前列腺癌近距离照射治疗是继前列腺癌根治术及外放疗外的又一种有望根治局限性前列腺癌的方法,疗效肯定、创伤小,尤其适合于不能耐受前列腺癌根治术的高龄前列腺癌患者。

5.试验性前列腺癌局部治疗

和根治性前列腺癌手术和放疗相比较,其对临床局限性前列腺癌的治疗效果,还需要更多的长期临床研究加以评估和提高。

(1)前列腺癌的冷冻治疗(CSAP):CSAP 被认为是治疗临床局限性前列腺癌可以考虑的选择。与放疗相比较,其优点是无放射危险、直肠损伤率较低,早期文献报道治疗后排尿功能障碍和阳痿的发生率较高,随着技术和经验的不断改进,并发症发生率明显降低。

①CSAP 适应证:局限性前列腺癌不适合做外科手术或预期寿命<10 年的局限性前列腺癌;血清 PSA<20ng/mL;Gleason 评分<7;前列腺体积≤40mL,以保证有效的冷冻范围;如前列腺体积>40mL,先行新辅助内分泌治疗使腺体缩小。姑息性局部治疗及挽救性局部治疗用于已发生转移的前列腺癌的姑息性局部治疗,以控制局部肿瘤的发展、缓解由其引起的症状以及前列腺癌放疗后局部复发的挽救性治疗手段。

②CSAP 的并发症:CSAP 的常见并发症包括勃起功能障碍、组织脱落、尿失禁、盆腔痛、尿潴留、直肠瘘、膀胱出口梗阻等。

(2)前列腺癌的高能聚焦超声(HIFU)治疗:多用于年龄较大、预期寿命<10 年的局限前列腺癌。

HIFU 的并发症包括尿潴留、尿失禁、勃起功能障碍等。

(3)组织内肿瘤射频消融(RITA):RI-TA 是将针状电极直接刺入肿瘤部位,通过射频消融仪测控单元和计算机控制,将大功率射频能量通过消融电极传送到肿瘤组织内,利用肿瘤组织中的导电离子和极化分子按射频交变电流的方向作快速变化,使肿瘤组织本身产生摩擦热。当温度达到 60℃以上时,肿瘤组织产生不可逆的凝固性坏死,以达到治疗目的。

6.前列腺癌内分泌治疗

前列腺细胞在无雄激素刺激的状况下将会发生凋亡。任何抑制雄激素活性的治疗均可被称为雄激素去除治疗。

雄激素去除主要通过以下策略。①抑制睾酮分泌:手术去势或药物去势(黄体生成素释放激素类似物,LHRH-a);②阻断雄激素与受体结合:应用抗雄激素药物竞争性封闭雄激素与前列腺细胞雄激素受体的结合。两者联合应用可达到最大限度雄激素阻断的目的。其他策略包括抑制肾上腺来源雄激素的合成,以及抑制睾酮转化为双氢睾酮等。

内分泌治疗的目的:降低体内雄激素浓度、抑制肾上腺来源雄激素的合成、抑制睾酮转化为双氢睾酮或阻断雄激素与其受体的结合,以抑制或控制前列腺癌细胞的生长。

内分泌治疗的方法包括①去势;②最大限度雄激素阻断;③间歇内分泌治疗;④根治性治疗前新辅助内分泌治疗;⑤辅助内分泌治疗。

(1)适应证:①转移前列腺癌,包括 N_1 和 M_1 期(去势、最大限度雄激素阻断、间歇内分泌治疗)。②局限早期前列腺癌或局部进展前列腺癌,无法行根治性前列腺切除术或放射治疗(去势、最大限度雄激素阻断、间歇内分泌治疗)。③根治性前列腺切除术或根治性放疗前的新辅助内分泌治疗(去势、最大限度雄激素阻断)。④配合放射治疗的辅助内分泌治疗(去势、最大限度雄激素阻断)。⑤治愈性治疗后局部复发,但无法再行局部治疗(去势、最大限度雄激素阻断、间歇内分泌治疗)。⑥治愈性治疗后远处转移(去势、最大限度雄激素阻断、间歇内分泌治疗)。⑦雄激素非依赖期的雄激素持续抑制(去势)。

(2)去势治疗

①手术去势:手术去势可使睾酮迅速且持续下降至极低水平(去势水平)。主要的不良反应是对患者的心理影响。

②药物去势:黄体生成素释放激素类似物(LHRH-a)是人工合成的黄体生成素释放激素。

注意事项:在注射 LHRH-a 后,睾酮水平逐渐升高,在 1 周时达到最高点(睾酮一过性升高),然后逐渐下降,至 3~4 周时可达到去势水平,但有 10% 的患者睾酮不能达到去势水平。LHRH-a 已成为雄激素去除的标准治疗方法之一。

风险防范:由于初次注射 LHRH-a 时有睾酮一过性升高,故应在注射前 2 周或当日开始,给予抗雄激素药物至注射后 2 周,以对抗睾酮一过性升高所导致的病情加剧。对于已有骨转移脊髓压迫的患者,应慎用 LHRH-a,可选择迅速降低睾酮水平的手术去势。

③雌激素:雌激素作用于前列腺的机制包括下调 LHRH 的分泌,抑制雄激素活性,直接抑制睾丸间质细胞功能,以及对前列腺细胞的直接毒性。

最常见的雌激素是己烯雌酚。

风险防范:口服己烯雌酚 1mg/d、3mg/d 或 5mg/d,可以达到与去势相同的效果,但心血管方面的不良反应明显增加。尽管应用小剂量己烯雌酚(如 1mg/d),且同时应用低剂量华法林(1mg/d)或低剂量阿司匹林(75~100mg/d)预防,但是心血管方面的不良反应发生率仍较高,因此,在应用时应慎重。雌激素是经典的内分泌治疗方法之一。

(3)最大限度雄激素阻断(MAB)

①目的:同时去除或阻断睾丸来源和肾上腺来源的雄激素。

②方法:常用的方法为去势加抗雄激素药物。

③结果:合用非类固醇类抗雄激素药物的雄激素 MAB 方法,与单纯去势相比可延长总生存期 3~6 个月,平均 5 年生存率提高 2.9%,对于局限性前列腺癌,应用 MAB 疗法时间越长,PSA 复发率越低。而合用比卡鲁胺的 MAB 疗法,相对于单独去势可使死亡风险降低 20%,

并可相应延长无进展生存期。

(4)根治术前新辅助内分泌治疗(NHT)

①目的:在根治性前列腺切除术前,对前列腺癌患者进行一定时间的内分泌治疗,以缩小肿瘤体积、降低临床分期、降低前列腺切缘肿瘤阳性率,进而提高生存率。

②适应证:适合于 T_2、T_{3a} 期。

③方法:采用 LHRH-a 和抗雄激素的 MAB 方法,也可单用 LHRH-a、抗雄激素药物或雌二醇氮芥,但 MAB 方法疗效更为可靠。时间 3～9 个月。

④结果:新辅助治疗可能降低临床分期,可以降低前列腺切缘肿瘤的阳性率,降低局部复发率,大于 3 个月的治疗可以延长无 PSA 复发的存活期,而对总存活期的作用需更长时间的随访。

⑤风险防范:新辅助治疗不能减少淋巴结和精囊的浸润。

(5)间歇内分泌治疗(IHT):在雄激素缺如或低水平状态下,能够存活的前列腺癌细胞通过补充的雄激素获得抗凋亡潜能而继续生长,从而延长进展到激素非依赖的时间。

IHT 的优点包括提高患者生活质量,可能延长雄激素依赖时间,可能有生存优势,降低治疗成本。

IHT 的临床研究表明,在脱离治疗期间患者生活质量明显提高,如性欲恢复等。可使肿瘤细胞对雄激素依赖时间延长,而对病变进展或生存时间无大的负面影响。IHT 更适于局限性病灶及经过治疗局部复发者。

间歇内分泌治疗及风险防范如下。

①IHT 的停止治疗标准:推荐停药标准为 PSA≤0.2ng/mL 后,持续 3～6 个月。

②间歇治疗后重新开始治疗的标准:报道不一,国内推荐当 PSA＞4ng/mL 后开始新一轮治疗。

③IHT 适应证:局限前列腺癌,无法行根治性手术或放疗;局部晚期患者(T_3～T_4 期);转移前列腺癌;根治术后病理切缘阳性;根治术或局部放疗后复发。

④IHT 的意义及潜在风险:可能保持前列腺癌细胞的激素依赖性,延缓前列腺癌细胞进展到非激素依赖性的进程,从而可能延长患者的生存期。

治疗潜在的风险:是否可加速雄激素依赖性向非激素依赖性的发展;在治疗的间歇期病灶是否会进展。

(6)前列腺癌的辅助内分泌治疗(AHT):AHT 是指前列腺癌根治性切除术后或根治性放疗后,辅以内分泌治疗。

①目的是治疗切缘残余病灶、残余的阳性淋巴结、微小转移病灶,提高长期存活率。

②方式:最大限度雄激素全阻断(MAB);药物去势;抗雄激素,包括甾体类和非甾体类;手术去势。

③时机:多数主张术后或放疗后即刻开始。

AHT 治疗风险防范:AHT 治疗主要针对切缘阳性,pT_3,pN^+ 及≤pT_2 期伴高危因素的患者,但能否提高患者的生存率尚无一致结论。治疗时机及时限的选择应综合考虑患者的病理分期、治疗不良反应和费用等。

二、输尿管乳头状瘤

输尿管乳头状瘤较少见,一般蒂窄,镜下观察,可见细长的绒毛状突起,表面被覆5~10层移行上皮,层次和细胞大小、形状与正常移行上皮无明显差别,核分裂相少见。乳头中央为纤维血管轴心,乳头细长,一般无分支,乳头相互间无融合。开放或内镜手术治疗为主。

三、输尿管炎性假瘤

输尿管炎性假瘤,又称炎性肌纤维母细胞瘤、术后梭形细胞结节、假肉瘤样肌纤维瘤等,为泌尿系少见病。通过 medLine 检索到的文献显示其病理学特点和生物特性描述均一致,多数文献为个案报道,缺乏完整、系统的临床诊治原则。

输尿管炎性假瘤的发生机制较明确。始动因素是基因突变,研究已检测到 ALK 基因突变率为 72%,actin 和 desmin 的表达率分别达到 92% 和 79%。病理显示炎性假瘤主要由梭形细胞和细胞外胶原、淋巴细胞、浆细胞组成,与Ⅳ型变态反应的形态学表现一致,由此推测变态反应可能参与了输尿管炎性假瘤的发生发展,与胆总管、大血管、眼眶等部位炎性假瘤以及腹膜后纤维化、硬化性纵隔炎和胆管炎一起均属于自身免疫系统疾病。局部感染可能是本病的诱发因素。

输尿管炎性假瘤难以从现病史、年龄、症状和体征、影像学检查等方面与特发性输尿管炎、输尿管癌(Ⅲ级)、外源性肿瘤浸润等进行鉴别,术前确诊输尿管炎性假瘤较困难,但是仍存在提示线索。首先大多数输尿管炎性假瘤患者具有反复泌尿系感染的既往史,近 1/2 曾患眼眶炎性肿瘤,表明反复泌尿系感染和其他部位的炎性假瘤是提示本病的重要线索。此外也有报道泌尿系内腔镜操作史和妇科手术史也对诊断本病具有提示意义。其次是年龄线索,我国输尿管炎性假瘤好发年龄段可能为中老年。再次,输尿管镜检能直视观察到输尿管腔内病变表面形态,为临床诊断提供影像学依据;虽然少数病灶呈乳头状,如果能配合成功活检则可以最后确诊。因此,建议输尿管镜检作为常规检查手段。

虽然有输尿管炎性假瘤自行消退的个案报道,但大多数患者仍需干预治疗,以免肾积水加重。由于本病属良性病变,所以应坚持局部治疗的原则。对于经输尿管镜活检确诊的输尿管炎性假瘤,即可行输尿管镜切除或激光切除或凝固肿瘤。对于身体状况极差、难以经受泌尿外科操作以及高度怀疑此病的患者,可在严密随访中保留输尿管支架管引流尿液。能行输尿管镜检确诊而无腔镜或激光切除条件时可行开放手术,术中取活检送冰冻病理检查,待病理确诊后首选肿瘤局部切除及输尿管端端吻合或输尿管膀胱吻合;如果切除输尿管段过长则考虑肠代输尿管、输尿管皮肤造口;同侧半尿路全长切除术只有在对侧肾功能完全代偿而且患者及家属完全同意后才可采取,否则尽量避免。由于病变输尿管多与髂血管粘连在一起,正常的解剖结构消失,故开放手术中宜以术前留置输尿管内引流管作为寻找输尿管的线索;而且宜先分离输尿管跨越髂血管处。对于难以切净的输尿管周围炎性假瘤组织,可尝试环氧合酶抑制药治疗。尽管尚未发现输尿管炎性假瘤有转移和复发,但由于本病具有局部浸润特点,所以术后严密随访是必要的,特别是对于行局部切除术的患者更为重要。

输尿管镜下钬激光处理炎性假瘤或炎性假包膜时应注意以下几点。

(1)输尿管炎性假瘤较短,呈乳头状、菊花瓣状,基底较宽,部分假瘤严重堵塞输尿管管腔并包裹结石。假瘤常位于结石远端导致镜下难以窥视结石。这种情况时我们的体会是先调整钬激光功率,烧灼较大的、影响视野的假瘤,必要时用假瘤钳夹除假瘤,暴露结石后即可应用钬激光。

(2)将结石暴露后,应先找到正确碎石缝隙通道,将 F3 输尿管导管越过结石,再行碎石,否则易造成输尿管穿孔。

(3)对于被炎性假瘤包裹或黏附的小结石颗粒,术中应彻底清除,避免结石复发。

(4)处理假瘤或假性包膜时不要过度追求彻底,因为钬激光的热损伤区有 0.4mm,过分烧灼可导致输尿管穿孔或热损伤性瘢痕形成。一般情况下消除结石的刺激作用后,假瘤会逐渐萎缩消失。研究已证明这一观点。所以,手术关键在于处理好结石,不在于处理假瘤。

(5)另外术中始终保持视野清晰也很重要。视野清晰可以保证操作的准确性,直视下利用钬激光进行碎石、切割、电凝及气化,以避免输尿管损伤。

(6)对于钬激光的功率选择,我们的体会是,切割假瘤用 15～20Hz,能量 2.0～2.5J;粉碎结石用 10～15Hz,能量 2.0～2.5J,粉碎输尿管上段结石时,可降低频率至 3～5Hz,以免结石受钬激光的冲击而上移至肾盂、肾盏。

四、输尿管肾源性腺瘤

输尿管肾源性腺瘤多为单灶,呈假瘤样或乳头状,由黏膜固有层内类似肾小管的细长小管组成,成群分布,表面被覆单层立方或"钉头"样细胞。有的腺管扩张成小囊状。电镜下:腺管外包绕基底膜,上皮细胞胞质内有多量线粒体,腔面有微绒毛。被覆细胞和管腔内分泌物,用胭脂红、PAS 和阿森蓝染色阳性。免疫组织化学检查具有植物凝血素连接特征,类似胚胎肾小管。超微结构无成人肾小管上皮的特征。肾源性腺瘤可见于肾盂、输尿管、膀胱、尿道及憩室腔内等部位,可发生于任何年龄,男性多见,常无典型的临床症状,可有血尿、尿频或尿痛等。本病肉眼与癌难以区别,所以均应完整切除和定期随访。

五、子宫内膜输尿管异位症

子宫内膜异位症可累及输尿管,引起尿路梗阻,导致输尿管扩张及肾盂积水,严重者可致肾衰竭。但发病率低,起病隐袭,临床上常缺乏典型症状,不易确诊,导致漏诊误诊。子宫内膜输尿管异位症的症状主要有两类:盆腔子宫内膜异位症本身的症状及输尿管受累引起的尿路症状,包括与月经有关的症状、腰部疼痛、肉眼血尿及盆腔包块等。输尿管梗阻通常起病隐袭,可由广泛的或微小的病变所致,也可由输尿管内或其周围的病灶引起。广泛的盆腔子宫内膜异位症合并外在型输尿管子宫内膜异位症以痛经和性交困难为主,尿路症状常不明显。既往有盆腔子宫内膜异位症病史,出现与月经周期有关的症状,如腰痛、血尿等或尿路梗阻症状,应高度怀疑输尿管子宫内膜异位症。输尿管子宫内膜异位症合并肾盂积水的患者,建议首选手术治疗,解除输尿管梗阻,手术包括输尿管松解术、输尿管部分切除术或肾切除术。

第二节 输尿管炎

一、急性输尿管炎

急性输尿管炎多伴发于急性下尿路感染或急性肾盂肾炎累及输尿管。病理改变表现为黏膜下大量酸性粒细胞浸润。临床主要表现为两侧腹肋部酸胀,可有血尿,并可引起输尿管狭窄。

(一)病因

病原菌多为杆菌,也有厌氧菌感染的报道。有国外文献报道厌氧菌感染可引起输尿管的急性化脓性炎症并且可导致输尿管的急性坏死,若炎症破坏输尿管壁,则可引起输尿管周围积脓和尿外渗。临床上单纯的输尿管急性炎症比较罕见,在免疫缺陷人群如接受器官移植患者、AIDS 患者等,有文献报 BK 病毒复活引起的输尿管炎和 CMV 病毒感染引起的输尿管炎,且症状多无特异性。嗜酸性输尿管炎多发丁有过敏体质或过敏遗传背景人群。

(二)临床表现及诊断

临床上很少做出单纯急性输尿管炎的诊断,因其多伴发于急性肾盂肾炎和膀胱炎,其临床表现多为肾盂肾炎或膀胱炎的症状,可出现腰部酸胀、尿频、尿急,及发热、无力等局部症状和全身症状。影像学资料对诊断有帮助,尤其炎症累及输尿管周围组织或穿孔引起尿外渗时。病毒感染性输尿管炎的诊断上要依赖血清免疫学检查,并结合患者的特殊既往史,由于发病罕见,因此常不能早期诊断。

(三)治疗

急性输尿管炎的治疗主要是针对病因的治疗。如有输尿管梗阻则应及时采取措施引流肾盂积水,在有输尿管坏死穿孔的情况下,采取手术探查和外科治疗是有必要的。据文献报道,嗜酸性输尿管炎,糖皮质激素治疗效果比较好。

二、慢性输尿管炎

慢性输尿管炎分为原发性和继发性两大类。继发性输尿管炎多为梗阻的结果。临床上相对比较常见。这类输尿管炎多继发于输尿管结石,放疗,输尿管肿瘤,腹腔炎症等,且多针对原发病的治疗。原发性输尿管炎,是一种原因不十分清楚的节段性非特异性输尿管炎症,文献仅见 20 余例报道,且以女性下尿路易感人群为多见。

(一)病因与病理

原发性输尿管炎的病因目前尚不清楚,可能与既往的下尿路感染有关。有报道患有慢性前列腺炎和膀胱炎的病例,均可导致该病的发生。也有研究证实尿路上皮下层解剖学上的连续性可以阻止细菌从膀胱黏膜到肾黏膜下层的通路这一作用。有作者认为其病因可能与机体的免疫功能有关。资料显示,男女发病比例为 1:1,发病机会均等。

原发性非特异性输尿管炎多发于输尿管中、下段,上段比较少见。Mininberg 将肉眼观察病变分为 3 型。

（1）带蒂或无蒂的炎症组织突入输尿管腔内。

（2）管腔内出现结节状肿块。

（3）管壁出现弥散性浸润，其长度为 2.5～13cm。光镜下观察输尿管壁呈深浅不一的炎性细胞浸润，以淋巴细胞、成纤维细胞为主，毛细血管丰富，黏膜常充血或溃疡；病变早期即可在黏膜下层，平滑肌层和输尿管周围出现钙化。此外，还可有黏膜上皮增生或非典型增生，Brunn 巢形成，平滑肌、血管、纤维组织增生。依增生特点有几个特殊类型：①囊性输尿管炎；②滤泡性输尿管炎；③肉芽肿性输尿管炎；④腺性输尿管炎。

（二）诊断

非特异性输尿管炎临床无特异性表现。可表现为腰肋部疼痛、尿频、血尿等。因此，临床极易误诊。临床上有腰肋部疼痛、尿频、血尿等，在排除结核、结石及肿瘤后，可结合影像学资料和输尿管镜检考虑本病的可能性。输尿管镜下取组织活检或通过手术探查和病理切片可确诊。

（三）治疗

非特异性输尿管炎的治疗目前多主张手术治疗。如有条件，建议在输尿管切片或冷冻切片活检鉴别基础上决定手术方式。病变比较局限的，多主张节段性切除。切除后可行输尿管断端吻合，输尿管膀胱吻合，膀胱肌瓣代输尿管吻合术等。狭窄较长者，可考虑用阑尾，小肠行替代治疗；若病变累及全长，炎症轻者，可考虑长期留置双"J"管，定期更换，辅以抗感染激素治疗，必要时可考虑终身肾造瘘，梗阻重者，可考虑自体肾移植，但应慎重。

三、输尿管特异性炎症

（一）输尿管结核

输尿管结核多继发于肾结核，并且与肾结核合并存在，一般较容易明确诊断。单纯输尿管结核罕见，且起病隐匿，早期诊断困难。

1.病理

输尿管感染结核菌后，输尿管黏膜、黏膜固有层及肌层首先被侵犯，结核结节在黏膜上形成表浅、潜行的溃疡。溃疡基底部为肉芽组织，纤维化反应最明显，使输尿管管壁增粗、变硬，逐渐变为条索状，最终输尿管完全闭锁。

2.诊断

继发性输尿管结核的诊断主要在诊断肾结核的同时获得诊断，而单纯性输尿管结核的早期诊断关键是要重视泌尿系结核这一常见病。除对有持续性、进行性加重的尿路刺激征患者要高度警惕外，对症状轻微、尿常规有持续异常者（常规抗生素治疗无效的尿液中白细胞增多）也要考虑到泌尿系结核的可能。单纯性输尿管结核一般没有明显的尿路刺激征，但细心询问病史常有轻微的尿频、尿急、尿痛、血尿等症状合并或单独存在。

尿常规检查是一重要的诊断线索，如尿中有持续性红细胞和白细胞增多，酸性尿，普通抗感染治疗无效者，要考虑输尿管结核的可能，应留晨尿找抗酸杆菌、尿结核分枝杆菌 PCR 检查和结核菌培养等,不能漏诊。

X线检查是泌尿系结核的重要诊断措施。单纯性输尿管结核早期X线检查因缺乏特异性影像学变化而不易被诊断,静脉肾盂造影常仅表现为病变段输尿管无造影剂滞留,呈"激惹"现象。有报道,诊断性抗结核治疗前后静脉肾盂造影的改变是诊断输尿管结核的最佳方法,而且治疗2周后是复查静脉肾盂造影合适的时机。

膀胱镜检查和逆行肾盂造影对诊断早期输尿管结核有帮助。由于并发膀胱慢性炎症导致膀胱黏膜充血水肿、糜烂出血等造成观察和插管困难,诊断价值不大。

鉴别诊断:

(1)泌尿系慢性非特异性感染:肾输尿管结核患者的尿常规检查和慢性下尿路非特异性感染时都可有红细胞和白细胞增多,常常都合并有尿频尿急,临床上容易混淆。但是,慢性下尿路感染一般不伴有全身症状,且不会有酸性尿,尿沉渣抗酸染色阴性,而泌尿系结核可有腰部酸胀、盗汗等全身症状,影像学检查能提供重要帮助。

(2)输尿管结石:输尿管结石常引起明显的腹部疼痛,并可放射至腹股沟和大腿内侧,患者可有呕吐,不难鉴别。静脉肾盂造影或CT平扫可见输尿管扩张,并可见输尿管里有高密度影。

3.治疗

(1)早期获得诊断的输尿管结核患者,如病变范围不大,病变轻微,可考虑置双J管后行抗结核治疗,有可能免于手术。

(2)大部分输尿管结核需要手术治疗,切除病变段输尿管:①对于输尿管缺损在10cm以下者,可行膀胱悬吊或膀胱壁瓣成形术;②输尿管缺损大于10cm时,可采用回肠代输尿管术。

手术时要充分切除病变的输尿管,保证吻合口的血供和无张力。适当延长输尿管支架管的留置时间是防止术后漏尿和再狭窄的重要措施。术后常规抗结核治疗半年,并定期随访。

(二)念珠菌性输尿管炎

念珠菌性输尿管炎是指念珠菌经各种途径到达并定居、繁殖于输尿管而引起的输尿管炎症。念珠菌中,白色念珠菌和热带念珠菌的致病力最强,也是最常见的致病菌。由于多种念珠菌要在一定条件下才能致病,故念珠菌又称为条件致病菌。

1.病因

念珠菌性输尿管炎的病因主要是肾脏真菌感染后蔓延输尿管所致。一般情况下,念珠菌无法在输尿管定居、繁殖,只有在输尿管存在梗阻或大量使用抗生素和长期使用免疫抑制剂,继发全身抵抗力低下或免疫缺陷时才发病的。

2.临床表现

继发于肾源性的念珠菌性输尿管炎患者,主要表现为肾脏感染的症状,如高热、寒战、尿频、尿急、尿痛、脓尿,甚至气血尿等,尿中还可有胶冻样物或血色组织碎片,其中以尿中排出白色"真菌球"为特征。肾绞痛可以是"真菌球"堵塞输尿管引起的,也可以是输尿管上繁殖的真菌引起堵塞导致的。若两侧输尿管同时被念珠菌堵塞,则表现为无尿。

3.诊断

提高念珠菌性输尿管炎的诊断关键在于对本病提高警惕性。凡存在真菌感染的易感因素

(如长期用抗生素或免疫抑制药、糖尿病等),出现尿感症状或尿中白细胞增多,而细菌培养阴性时,均应考虑真菌性尿路感染存在的可能。诊断主要依据临床表现及反复血、尿标本真菌培养。

4.治疗

(1)消除易感因素:这是预防和治疗真菌性尿感的最好方法,如避免长期使用抗生素、免疫抑制药,解除尿路梗阻,控制糖尿病等使机体抵抗力下降的疾病,尽量减少输尿管内长期置管。

(2)碱化尿液:因真菌在酸性尿中繁殖迅速,故应给予碳酸氢钠口服,每次 1.0g,3 次/天,以碱化尿液,造成抑制真菌生长的环境。

(3)药物治疗:常用有效药物是两性霉素 B、氟胞嘧啶、氟康唑、伊曲康唑。

轻症病例可口服氟胞嘧啶,剂量 150mg/(kg·d),连服 1～3 个月。也可以用氟康唑(200mg/d)或伊曲康唑(400mg/d)。

对于重症、感染持续不消退的念珠菌性输尿管炎患者,可用两性霉素 B,静脉滴注 0.1mg/(kg·d)开始,渐增加至 1mg/(kg·d),耐受性差者可酌减剂量;临床疗效差者可酌加剂量;病情严重者,每天剂量可用至 60mg,病情稳定后再改用 25～35mg/d。本药有肾损伤作用,在肾衰竭时,宜按肌酐清除率减量使用。

(4)支持治疗:如纠正贫血、低蛋白血症等,改善营养,提高抵抗力。

(三)血吸虫性输尿管炎

血吸虫性输尿管炎血吸虫性输尿管炎是由于血吸虫感染后引起的输尿管损害,其主要危害是输尿管狭窄和硬化,进而继发肾脏积水,时间长久则可破坏患侧肾功能。我国血吸虫患者中,虽然日本血吸虫感染占多数,但侵犯泌尿生殖系的主要是埃及血吸虫。

1.病理

血吸虫病的基本病理变化是形成虫卵肉芽肿。输尿管感染血吸虫后,虫卵沉积于其黏膜下和肌层内,引起嗜酸性粒细胞性肉芽肿,可导致输尿管狭窄。慢性感染阶段时,输尿管黏膜增厚和管壁纤维化,其周围可形成纤维脂肪瘤病,加重输尿管梗阻。输尿管口则可因膀胱纤维化狭窄或扩张而失去活瓣功能,引起尿反流或梗阻,使患侧肾积水加重。约 10% 的患者由于梗阻和感染合并尿石症。

2.临床表现

(1)前期有尾蚴穿透皮肤侵入人体时出现局部皮肤红斑、瘙痒等过敏反应;其后,童虫发育阶段可引起明显的全身症状,如咳嗽、哮喘、胸痛、长期高热伴出汗、寒战、甚至萎靡、反应迟钝等。

(2)泌尿系统多个器官可有改变

输尿管主要是膀胱壁段受侵犯。输尿管硬化狭窄后,其上部扩张、迂曲、反流和钙化,常伴发感染和结石,引起肾盂肾炎,甚至脓肾。

3.诊断

(1)病史:有疫水接触史和前期症状。

(2)实验室检查:可在尿中见到红细胞和白细胞。24 小时尿或中午终末尿离心,沉渣中可找到虫卵。

（3）若膀胱同时被累及，膀胱镜和膀胱黏膜活检可明确诊断。

（4）影像学检查

①平片：输尿管线性钙化是本病特征性改变。

②排泄性尿路造影：常显示输尿管迂曲、扩张，增粗如小肠，下段常有狭窄或梗阻。

③B超可显示输尿管管壁有钙化斑或线条样钙化。

④CT、MRI也对本病的诊断有帮助，可选择使用。

4.治疗

（1）杀灭体内血吸虫：可使用吡喹酮或美曲磷脂。吡喹酮每次10mg/kg，每日3次，连服2日。或每次20mg/kg，每日3次，服1日。在服首剂1小时后可出现头昏、头痛、乏力、腹痛、期前收缩等，一般无须处理，于停药数小时至1、2日内即消失。

（2）并发症的外科治疗：①早期输尿管壁段狭窄，主张行输尿管膀胱再吻合术，伴有输尿管下段狭窄时，可将狭窄段切除再行输尿管膀胱瓣再植术。②一侧输尿管中段以下狭窄较长，可行回肠代输尿管术。③输尿管狭窄伴同侧脓肾，可先行肾造瘘引流，待肾功能恢复后再考虑是否保留或切除患肾。④双侧输尿管梗阻而突发无尿，应行急诊膀胱镜或输尿管镜检查，并插管引流。如果插管失败，则行经皮肾造瘘引流术。

第三节　输尿管损伤

一、概述

由于输尿管的解剖位置及其特性，外伤往往合并其他脏器损伤，早期缺乏典型症状及体征。B超、CT及MRI等辅助检查手段均不能提供其典型的影像学表现，常常诊为肾挫伤，给早期诊断带来很大的难度，极易延误诊断。

二、病因

发生在尿路附近的枪弹伤或刺伤是输尿管损伤最常见的原因，腰、下腹部较深的损伤，特别是后腹膜及腰大肌有伤口者，发生输尿管损伤的概率较大。

医源性输尿管损伤是盆腔手术中常见并发症，以妇科手术最多见，占78%～82%。其次为腹部外科结、直肠手术。损伤的主要由于对输尿管周围解剖关系不熟悉，手术部位深，肿瘤与周围组织粘连，多次手术，操作粗暴等原因。损伤的类型：缝扎、切断、撕裂、扭曲等，多发生于输尿管下段。

近年来，随着泌尿外科腔内手术与检查技术的普及及体外冲击波碎石（ESWL）的广泛应用，医源性输尿管损伤逐渐增多。目前输尿管镜技术已逐渐成为临床上诊断和治疗上尿路疾病的重要手段，然而由于存在术者操作技术不够熟练，器械配备不完善，病情较复杂等因素，致使在输尿管插管及输尿管镜操作过程中，输尿管穿孔、撕裂等严重并发症时有发生。甚至出现输尿管断裂等严重并发症。强行操作、盲目抽插导管,碎石杆操作不慎是造成输尿管损伤的常见原因。

三、诊断

(一)临床表现

输尿管穿孔或断裂可见尿外渗致腰腹疼痛、血尿、尿外渗及感染发热等表现。造影时见有造影剂外漏,并形成脓肿或包裹性积液等,尿外渗、尿瘘多于损伤后 2~3 周发现。

医源性输尿管损伤手术中表现主要有手术野有多量渗液或见到扩张输尿管近段。术后表现主要有腰部疼痛、发热、腰部包块及尿瘘等。根据尿瘘的方向,可以分为输尿管腹壁瘘、输尿管阴道瘘、输尿管子宫瘘、输尿管腹膜后间隙瘘、输尿管回肠瘘及输尿管直肠瘘等。同时可出现感染征象,严重时可出现感染性休克。双侧输尿管损伤可发生无尿并有腰部胀痛,旋即出现尿毒症征象。

凡腹腔、盆腔手术后及输尿管造影或输尿管镜等检查术后患者发生无尿、漏尿、腹腔或盆腔有刺激症状时均应想到输尿管损伤的可能。对怀疑有输尿管损伤可能的应进行系统的泌尿系检查。有血尿者应行尿液常规检查,但尿液检查阴性不能除外尿路损伤的可能。泌尿 B 超检查可提示肾积水、上段输尿管扩张及下段输尿管显示不清、腹膜后积液等,间隔一定时间后可发现上述症状有不同程度的加重。

(二)影像学检查

为进一步明确诊断,宜行 IVP 检查,可发现肾积水,造影剂外溢的部位为损伤部位,其下段输尿管不显影或显示不清。但如输尿管完全梗阻则可出现急性肾后性肾失功,此时患侧肾脏常不显影或显影不清。此法为最有效的确诊方法。若肾脏不显影或为进一步明确损伤部位可行逆行插管造影,膀胱镜逆行插管时,常发生在病变处受阻,造影检查常可发现损伤部位为造影剂外溢之部位,其上输尿管不显影或显示不清。逆行造影一定要注意无菌操作,防止感染扩散及败血症的发生。若逆行造影失败或显影不良可行急诊肾穿刺造口术,一方面可引流尿液以保护肾功能,另一方面可行顺行肾盂输尿管造影检查,为进一步的治疗提供依据。顺行造影常能明确损伤的具体位置。检查如发现造影剂外溢至周围间隙,则高度怀疑有输尿管损伤的可能。

MRU 检查可以提示梗阻部位及漏尿情况。

若患者情况不允许造影检查,则在剖腹探查时应检查输尿管、肾和膀胱。

为鉴别输尿管阴道瘘与膀胱阴道瘘,可行膀胱灌注亚甲蓝溶液以鉴别,膀胱阴道瘘常从阴道漏尿,无正常排尿(小瘘孔除外)。

四、鉴别诊断

(一)肾损伤

肾碎裂伤、肾蒂损伤时出血严重,疼痛剧烈,腰腹部可迅速出现血肿,发生休克。肾挫伤时腰痛,可伴血尿,不易与其相鉴别。静脉尿路造影可见造影剂外渗至肾周,肾脏形态失常,肾盂内有血块时可见肾盂、肾盏充盈缺损。

(二)急性腹膜炎

有腹痛、腹肌紧张、压痛、反跳痛等相同症状,但无外伤史,多继发于胃、十二指肠穿孔、急性阑尾炎、胆囊炎及盆腔炎等一般先有原发病症状,恶心、呕吐等胃肠道症状明显。伴寒战、高热,白细胞升高。无排尿困难、尿外渗等表现。静脉尿路造影可鉴别。

五、治疗

输尿管损伤的处理既要考虑输尿管损伤的部位、程度、时间及肾脏膀胱情况,又要考虑患者的全身情况,了解有无严重合并伤及休克。

(一)急诊处理

(1)首先抗休克治疗,积极处理引起输尿管损伤的病因。

(2)术中发现的新鲜无感染输尿管伤口,应一期修复。

(3)如果输尿管损伤24小时以上,组织发生水肿或伤口有污染,一期修复困难时,可以先行肾脏造瘘术,引流外渗尿液,避免继发感染,待情况好转后再修复输尿管。

(二)手术治疗

1.输尿管支架置放术

对于输尿管小穿孔、部分断裂或误扎松解者,可放置双J管或输尿管导管,保留2周以上,一般能愈合。

2.肾造瘘术

对于输尿管损伤所致完全梗阻不能解除时,可以肾脏造瘘引流尿液,待情况好转后再修复输尿管。

3.输尿管成形术

对于完全断裂、坏死、缺损的输尿管损伤者或保守治疗失败者,应尽早手术修复损伤的输尿管,恢复尿液引流通畅,保护肾功能。同时,彻底引流外渗尿液,防止感染或形成尿液囊肿。

手术中可以通过向肾盂注射亚甲蓝,观察术野蓝色液体流出,来寻找断裂的输尿管口。输尿管吻合时需要仔细分离输尿管并尽可能多保留其外膜,以保证营养与存活。

(1)输尿管-肾盂吻合术:上段近肾盂处输尿管或肾盂输尿管连接处撕脱断裂者可以行输尿管-肾盂吻合术,但要保证无张力。若吻合处狭窄明显时,可以留置双J管作支架,2周后取出。近年来,腹腔镜下输尿管-肾盂吻合术取得了成功,将是一个新的治疗方式。

(2)输尿管-输尿管吻合术:若输尿管损伤范围在2cm以内,则可以行输尿管端端吻合术。输尿管一定要游离充分,保证无张力的吻合。双J管留置2周。

(3)输尿管-膀胱吻合术:输尿管下段的损伤,如果损伤长度在3cm之内,尽量选择输尿管-膀胱吻合术。该手术并发症少,但要保证无张力及抗反流。双J管留置时间依具体情况而定。

(4)交叉输尿管-输尿管端侧吻合术:如果一侧输尿管中端或下端损伤超过1/2,端端吻合张力过大或长度不足时,可以将损伤侧输尿管游离,跨越脊柱后与对侧输尿管行端侧吻合术。尽管该手术成功率高,但也有学者认为不适合泌尿系肿瘤和结石的患者,以免累及对侧正常输尿管,提倡输尿管替代术或自体肾脏移植术。

(5)输尿管替代术:如果输尿管损伤较长,一侧或双侧病变较重,无法或不适宜行上述各种术式时,可以选择输尿管替代术。常见的替代物为回肠,也有报道应用阑尾替代输尿管取得手术成功者。近年来,组织工程学材料的不断研制与使用,极大地方便并降低了该手术的难度。

4.放疗性输尿管损伤

长期放疗往往会使输尿管形成狭窄性瘢痕,输尿管周围也会纤维化或硬化,且范围较大,一般手术修补输尿管困难,且患者身体情况较差时,宜尽早行尿流改道术。

5.自体肾脏移植术

当输尿管广泛损伤,长度明显不足以完成以上手术时,可以将肾脏移植到髂窝中,以缩短距离。手术要将肾脏缝在腰肌上,注意保护输尿管营养血管及外膜。不过需要注意的是,有8%的自体移植肾者术后出现移植肾无功能。

6.肾脏切除术

损伤侧输尿管所致肾脏严重积水或感染,肾功能严重受损或肾脏萎缩者,如对侧肾脏正常,则可施行肾脏切除术。另外,内脏严重损伤且累及肾脏无法修复者或长期输尿管瘘存在无法重建者,也可以行肾脏切除术。

第四章　膀胱疾病

第一节　膀胱癌

一、概述

膀胱癌是人类常见恶性肿瘤之一。根据美国癌症协会统计,2006 年在美国,膀胱癌在男性是继前列腺癌、肺癌和直肠癌以后排名第 4 位的恶性肿瘤,占男性恶性肿瘤的 5％-10％,在女性排名第 9 位。我国膀胱癌的发病率也较高,且呈逐年上升趋势,近 15 年平均增长速度为 68.29％。

二、病因

膀胱癌可发生于任何年龄,甚至于儿童,但是主要发病年龄为中年以后。膀胱癌的发生是复杂、多因素、多步骤的病理变化过程,既有内在的遗传因素,又有外在的环境因素。较为明确的两大致病危险因素是吸烟和长期接触工业化学产品。吸烟是目前最为肯定的膀胱癌致病危险因素,有 30％～50％的膀胱癌由吸烟引起,吸烟可使膀胱癌危险率增加 2～4 倍,其危险率与吸烟强度和时间成正比。另一重要的致病危险因素为长期接触工业化学产品,职业因素是最早获知的膀胱癌致病危险因素,约 20％的膀胱癌是由职业因素引起的,包括从事纺织、染料制造、橡胶化学、药物制剂和杀虫剂生产,油漆、皮革及铝、铁和钢生产。柴油机废气累积也可增加膀胱癌的发生危险。其他可能的致病因素还包括慢性感染(细菌、血吸虫及 HPV 感染等)、应用化疗药物环磷酰胺(潜伏期 6～13 年)、滥用含有非那西汀的镇痛药(10 年以上)、盆腔放疗、长期饮用砷含量高的水和氯消毒水、咖啡、人造甜味剂及染发剂等。另外,膀胱癌还可能与遗传有关,有家族史者发生膀胱癌的危险性明显增加,遗传性视网膜母细胞瘤患者的膀胱癌发生率也明显升高。对于肌层浸润性膀胱癌,慢性尿路感染、残余尿及长期异物刺激(留置导尿管、结石)与之关系密切,其主要见于鳞状细胞癌和腺癌。

三、组织病理学

(一)膀胱癌的组织学类型

膀胱癌包括尿路上皮细胞癌、鳞状细胞癌和腺细胞癌,其次还有较少见的转移性癌、小细胞癌和癌肉瘤等。其中,膀胱尿路上皮癌最为常见,占膀胱癌的 90％以上。膀胱鳞状细胞癌比较少见,占膀胱癌的 3%～7%。膀胱腺癌更为少见,占膀胱癌的比例＜2%,膀胱腺癌是膀胱外翻患者最常见的癌。

(二)膀胱癌的组织学分级

2004 年 WHO 正式公布了这一新的分级法。肿瘤的分类主要基于光镜下的显微组织特征,相关形态特征的细胞类型和组织构型。此分级法将尿路上皮肿瘤分为低度恶性倾向尿路上皮乳头状肿瘤(PUN-LMP)、低分级和高分级尿路上皮癌。

(三)膀胱癌的分期

膀胱癌的分期指肿瘤浸润深度及转移情况,是判断膀胱肿瘤预后的最有价值的参数。膀胱癌可分为非肌层浸润性膀胱癌(T_{is},T_a,T_1)和肌层浸润性膀胱癌(T_2 以上)。局限于黏膜($T_a \sim T_{is}$)和黏膜下(T_1)的非肌层浸润性膀胱癌(以往称为表浅性膀胱癌)占 75%～85%,肌层浸润性膀胱癌占 15%～25%。而非肌层浸润性膀胱癌中,70% 为 T_a 期病变,20% 为 T_1 期病变,10% 为膀胱原位癌。

四、诊 断

(一)症状

血尿是膀胱癌最常见的症状,尤其是间歇全程无痛性血尿,可表现为肉眼血尿或镜下血尿,血尿出现时间及出血量与肿瘤恶性程度、分期、大小、数目、形态并不一致。

膀胱癌患者亦有以尿频、尿急、尿痛即膀胱刺激征和盆腔疼痛为首发表现,为膀胱癌另一类常见的症状,常与弥散性原位癌或浸润性膀胱癌有关,而 T_a、T_1 期肿瘤无此类症状。

其他症状还有输尿管梗阻所致腰胁部疼痛、下肢水肿、盆腔包块、尿潴留。有的患者就诊时即表现为体重减轻、肾功能不全、腹痛或骨痛,均为晚期症状。

(二)影像学检查

1.超声检查

多普勒超声检查可显示肿瘤基底部血流信号,不仅可以发现膀胱癌,还有助于膀胱癌分期,了解有无局部淋巴结转移及周围脏器侵犯,尤其适用于造影剂过敏者。

2.泌尿系统平片和静脉尿路造影(KUB+IVU)

泌尿系统平片及静脉尿路造影检查一直被视为膀胱癌患者的常规检查,以期发现并存的上尿路肿瘤。

3.CT 检查

传统 CT(平扫+增强扫描)对诊断膀胱肿瘤有一定价值,可发现较大肿瘤,还可与血块鉴别。尽管螺旋 CT 分辨率大大提高,但较小肿瘤(如＜5mm)和原位癌仍不易被发现,不能了解输尿管情况,分期准确性不高,肿大淋巴结不能区分是转移还是炎症,不能准确区分肿瘤是局限于膀胱还是侵犯到膀胱外,而且既往有肿瘤切除史者可因局部炎症反应所致的假象而造成分期过高。因此,如果膀胱镜发现肿瘤为实质性(无蒂)、有浸润到肌层的可能或了解肝脏有无病变时可进行 CT 检查。

4.MRI 检查

MRI 有助于肿瘤分期。动态 MRI 在显示是否有尿路上皮癌存在以及肌层侵犯程度方面准确性高于 CT 或非增强 MRI。

在分期方面,应用增强剂行 MRI 检查进行分期,可区分非肌层浸润性肿瘤与肌层浸润性肿瘤以及浸润深度,也可发现正常大小淋巴结有无转移征象。例如,应用铁剂作为增强剂可鉴别淋巴结有无转移:良性增大的淋巴结可吞噬铁剂,在 T_2 加权像上信号强度降低,而淋巴结转移则无此征象。

(三)尿脱落细胞学

尿脱落细胞学检查方法简便、无创、特异性高,是膀胱癌诊断和术后随访的主要方法。尿标本的采集一般通过自然排尿,也可以通过膀胱冲洗,这样能得到更多的肿瘤细胞,有利于提高检出率。尿脱落细胞学检测膀胱癌的敏感性为 13%～75%,特异性为 85%～100%。

(四)荧光原位杂交(FISH)

采用荧光标记的核酸探针检测 3.7、17、9p21 号染色体上的着丝点,以确定染色体有无与膀胱癌相关的非整倍体,检测膀胱癌的敏感性和特异性分别为 70%～86% 和 66%～93%,与 BTA、NMP22 相比,特异性较高,FISH 比膀胱镜能够更早地发现膀胱癌复发。

(五)膀胱镜检查和活检

目前膀胱镜检查仍然是诊断膀胱癌最可靠的方法。通过膀胱镜检查可以发现膀胱是否有肿瘤,明确肿瘤数目、大小、形态和部位,并且可以对肿瘤和可疑病变部位进行活检以明确病理诊断。如有条件,建议使用软性膀胱镜检查,与硬性膀胱镜相比,软性膀胱镜检查具有损伤小、视野无盲区、检查体位舒适等优点。

(六)诊断性经尿道电切术(TUR)

诊断性经尿道电切术(TUR)作为诊断膀胱癌的首选方法,已逐渐被采纳。如果影像学检查发现膀胱内有肿瘤病变,并且没有明显的膀胱肌层浸润征象,可以酌情省略膀胱镜检查,在麻醉下直接行诊断性 TUR,这样可以达到两个目的,一是切除肿瘤,二是对肿瘤标本进行组织学检查以明确病理诊断、肿瘤分级和分期,为进一步治疗以及判断预后提供依据。

五、治疗

(一)表浅性膀胱癌的治疗

70%～80% 的膀胱癌首次发现时是非肌层浸润性病变,其中 10%～20% 会进展为肌层浸润性。非基层浸润性膀胱癌是指任何级别的 T_a、T_1 和 T_{is}。大约 70% 的非肌层浸润性膀胱癌为 T_a 期,20% 为 T_1 期,另有 10% 为原位癌。非肌层浸润性膀胱癌的资料大多来源于经尿道切除的膀胱肿瘤或是膀胱内治疗后长期随访观测到的肿瘤,因此我们对其自然进展史尚未完全知晓。

膀胱癌的分级与分期与复发和进展之间关系密切。低分级的 T_a 期肿瘤,3 年内复发率为 50%～70%,继续进展恶化的可能性只有 5%。然而,高分级的 T_1 期肿瘤,3 年内复发率超过 80%,50% 的患者在 3 年内病情继续进展恶化。肿瘤的大小、数目、淋巴血管是否受侵袭、其余尿路上皮的情况,都能为膀胱肿瘤的预后提供预测信息。

1.内镜下治疗及镜下活检

(1)经尿道膀胱肿瘤电切术(TURBt):内镜是非肌层浸润性膀胱癌的主要诊断与治疗手

段,包括膀胱镜检查和经尿道肿瘤切除术(TURBT),膀胱灌注治疗可以作为辅助手段或治疗术后残留肿瘤,也可以预防肿瘤复发和进展。膀胱灌注治疗的价值与局限性已经得到了进一步的认识,相对而言,BCG 膀胱免疫治疗比膀胱灌注治疗更有效。如何对 BCG 膀胱免疫治疗方案进行优化,仍然是一个具有挑战性的问题。在疾病的随访方面,泌尿科医师进行膀胱镜检查等一系列随访检验时,都应该考虑到患者本身的变化、新的辅助手段的应用、新的肿瘤标记物的使用。

膀胱镜是诊断、治疗非肌层浸润性膀胱癌的关键,观察时应注意尿道、前列腺窝以及全部膀胱黏膜,观察并记录的病变的位置、数目、形态学特征(乳头状、团块状、广基、天鹅绒状)等。同时应记录膀胱其他部位黏膜的特征和膀胱容量、输尿管口的位置、尿或血的流出(这对评价上尿路病变有重要价值),以及管口邻近部位或腔内的异常。

膀胱镜是检测膀胱肿瘤的"金标准",由于新出现的肿瘤标志物和内镜技术的辅助,膀胱肿瘤的检测已经变得更为精细。在荧光膀胱镜的辅助下,可以诊断出传统膀胱镜以及细胞学检查难以发现的病变。在进行膀胱镜检查之前的 2～3 个小时,先向膀胱内灌注 3% 的 5-δ 氨基酮戊酸(5-ALA),然后使用波长为 375～445nm 的光源进行观察,可以提高发现上皮异常的敏感性,但荧光膀胱镜在发现早期低分级肿瘤,及肿瘤随访方面的价值还在研究中。

直视下进行 TURBT 术前需对膀胱进行全面观察。可使用 30°和 70°的硬性膀胱镜或可弯曲的膀胱软镜。切除肿瘤时通常使用 24～26F 的电切镜,镜鞘中置入 30°镜,以看清肿瘤周围的情况。用 Bugbee 电极或是电切镜的切割环进行电切术。凝固、切割混合的电流都可以用于多数病变区域的切除,然而,输尿管口周围的病变应该用纯切割电流,以减少狭窄发生的可能性。

为充分看到病变区域及周围正常组织,应适当充盈膀胱,但不能过度扩张。在切除术中,由于持续的灌流,膀胱充盈时的容积有增加的趋势,导致在切除较大的病灶的时候可能会造成膀胱损伤。电切镜的切割环应该置于病变的后面,然后向上、向着电切镜方向进行切割。用这种方式逐步切除肿瘤,在所有可见肿瘤全部切除后,可以用电切环再多切一片组织或用活检钳另取小块组织送检,从而判断肿瘤基底部是否浸润肌层。应该尽量不要对基底或深部组织做重复缓慢的切割,因为过度的电凝作用经常会影响病理结果。切割完成后,应该在底部看到正常的膀胱肌纤维。明显的切除区底部出血应该用电凝止住,同样的,切除区周围黏膜层、固有层出血也是如此处理。质地较脆的低度恶性的肿瘤通常不用电刀就可以切除,这样可以降低膀胱穿孔的风险。

当肿瘤位于膀胱前壁或是膀胱顶时,在手术操作上会遇到困难。当位于膀胱前壁时,膀胱减压和耻骨上加压可以使病变处在对切割有利的位置。膀胱减压对切除顶部肿块上是有效的,它使病变区更易接近,并且可以防止逼尿肌过度伸展造成的腹膜内穿孔。对病态肥胖的患者,这些方法也适用。

对于膀胱憩室的患者,切除憩室肿瘤会使膀胱穿孔的危险性明显增加,这种情况下,从憩室颈部切除比较好,应该避免深入憩室结构内部去。低级别肿瘤可将瘤体切除与基底部电灼相结合,若病理结果提示肿瘤为高级别,可反复行 TURBT 术行保守性切除治疗。切除高级别肿瘤时要切除肿瘤基底部组织,通常需包括膀胱周围的脂肪组织,引起膀胱穿孔的概率更高。

高度恶性的憩室肿瘤可考虑行膀胱部分切除术或根治性膀胱切除术。

(2)再次 TURBT:对于很大的肿瘤,可能需要重复多次手术才能最终把肿瘤切净。在通常情况下,对于大肿块,TUR 的有效性可能会比预计的低。进行二次 TUR 时,40%～75%的病例仍然可以发现残余肿瘤。在很多病例中,在原先切除的部位,仍有肿瘤残余。对 T_1 期肿瘤做评估发现:做重复的 TUR,在 25%的标本中可以发现肿瘤进展(比如出现伴发的原位癌;范围扩展的 T_1G_3 肿瘤;或是分期高于 T_1 的病变)。因此,对于高级别 T_1 期肿瘤,特别是在最初的病理未证实有肌层浸润的情况下,可重复进行 TUR。

非肌层浸润性膀胱尿路上皮癌首次 TURBT 术后肿瘤残留率高达 20%～78%,且不论肿瘤单发或多发、是否浸润肌层,二次电切时均可能发现肿瘤残余,很难对所有患者达到根治的效果。肿瘤残留率受很多因素影响,包括肿瘤的数量、位置、肿瘤分级及分期情况、医师的技术等,且有时肿瘤微小,肉眼难以发现。此外,首次电切后由于标本缺乏肌层组织、肿瘤切除不完整、电切后组织损伤等原因,1.7%～64%的肿瘤临床分期被低估。

Grimm 等对 124 例非肌层浸润性膀胱尿路上皮癌患者进行了 5 年以上的随访,其中 83 例患者进行二次电切,结果表明接受二次电切患者无复发生存率为 63%,显著高于未进行二次电切患者的 39%。Divrik 等将 210 名 T_1 期膀胱尿路上皮癌患者随机分为两组,其中一组进行二次电切,另外一组不进行,每位患者至少随访 54 个月。二次电切组无复发生存率及中位无复发生存时间分别为 52%和 43 个月,非二次电切组无复发生存率及中位无复发生存时间分别为 21%和 12 个月,两组的差异具有统计学意义。

对 pT_1 期和高级别 T_a 期肿瘤应行二次电切术已经达成共识,但对再次 TURBT 的时机目前意见尚未统一,过长的间隔时间可能拖延膀胱灌注化疗等辅助治疗;若间隔时间过短,首次手术造成的膀胱黏膜炎症可影响二次电切中的观察,难以区分正常黏膜与可疑病变,目前较为统一的观点认为二次电切应于首次电切术后 2～6 周。

(3)经尿道切除术的并发症:经尿道的膀胱肿瘤切除术(TURBt)的一个最主要的并发症是膀胱穿孔。应该区分穿孔是在腹膜外还是在腹膜内。腹膜外的穿孔,通常可以用导尿管导尿来处理,可自愈。腹膜内的穿孔,单用导尿是无效的,需要开放性手术治疗。应该从穿孔的大小及患者的一般情况出发,考虑是否行有创的治疗。为了减少手术操作造成穿孔的发生率,应该避免过度充盈膀胱,在切除侧壁肿块时可以运用麻醉使肌肉松弛以减少闭孔神经反射。非基层浸润性膀胱癌在穿孔时可能会引起肿瘤播散。在这方面的报告是否可信还没法肯定,但是,有关穿孔的病例中约有 6%发生了播散。

TURBt 术后可能发生持续性出血,这时需要再做内镜下的电凝。内镜下,除了注意观察原先作切除的部位以外,还应观察其余的膀胱黏膜和膀胱颈,因为在 TURBt 可能曾损伤到这些部位。彻底取出滞留的血块,数周内避免使用抗凝药物,避免 Valsalva 等增加腹压的动作,这样可以减少再出血。

尿道狭窄也是术后常见的并发症之一,常发生于术后数周至数个月内,其病理过程是尿道表面正常的分层柱状上皮变为柱状上皮,由于柱状上皮缺乏分层柱状上皮不透水的特性,导致尿液外渗和尿道海绵体纤维化,使尿道腔缩小。尿道扩张术是简单而有效的治疗措施,是早期、轻度尿道狭窄的首选方法,对于尿道外口狭窄,尿道海绵体部狭窄长度 1.0cm、狭窄口径不严重的患者有着良好的效果。扩张尿道的目的是扩开而非撕裂粘连的瘢痕组织,因此操作时手法必须轻柔,尽量避免出血,若损伤过重或扩张次数过多可造成新的狭窄。腔内手术通过内切开瘢痕组织使狭窄或闭锁的尿道内径得以充分扩张,从而恢复尿道的通畅性,具有损伤小、恢复快、可重复等优势,并可避免开放手术引起的尿瘘、阴茎勃起功能障碍等并发症,成为治疗尿道狭窄的重要方法。

TURBt 术后输尿管口发生全部或部分的瘢痕狭窄也并不少见。如果怀疑输尿管口受到损伤,应该早期复查膀胱镜,结合超声波观察上尿路的情况。球囊扩张常能有效的纠正瘢痕狭窄。

(4)膀胱黏膜组织活检:肿瘤之外的膀胱黏膜的情况比总流本身提供的信息更直接,更能预测治疗反应及远期治疗效果。TUR 或活检既是诊断性的又是治疗性的。活检虽然通常不能提供肌层浸润方面的信息,但由于其没有电凝造成的混杂效果,能准确评价黏膜的情况。既往的研究表明盲目活检也能提供有用的预后信息。一些最近的研究发现,在切除肿瘤的同时盲目地对相对正常的组织取活检的诊疗价值微乎其微,理论上讲,还有可能使肿瘤种植。然而,对可疑区域做选择性的活检是正确评价患者情况的必要手段。

2.激光治疗

对于激光治疗非基层浸润性膀胱癌,目前已经有了相当多的研究。钕一钇铝石榴石激光(Nd:YAG 激光治疗)由于在液态环境中具有优越的特性而比其他激光设备常用。在非接触式状态,可以使肿瘤组织凝固,很少发生出血,也不会引起闭孔神经反射。这项技术的主要缺点除了昂贵之外,还有不能提供组织标本进行病例检查。因此,最好选择复发的、低分级的患者进行治疗。若要对肿瘤进行分级,可以治疗前进行活检。早期研究表明,经过 Nd:YAG 激光治疗的部位复发率低,但也有随机的前瞻性研究表明复发率没有统计学差异。

钬激光(Ho:YAG 激光)在治疗非基层浸润性膀胱癌的应用中也有着举足轻重的地位。Ho:YAG 激光是利用氙闪烁光源激活嵌在钇铝石榴石晶体上的元素钬而产生的脉冲式近红外线激光,波长 2100nm,工作模式为脉冲式,脉冲持续时间 $250\mu s$,可通过 $200\sim600\mu m$ 石英光纤传输和发射,故适合应用于各类腔内手术。可以根据不同的使用目的调整不同的能量和脉冲设置,产生有效的组织凝固和气化及良好的止血效果,使操作几乎在无血的视野下进行。穿透深度 $0.4\sim0.5mm$ 使用较安全,可用于精确的外科切割和止血。

采用激光进行治疗的优势在于可在局麻下进行手术,大大降低了麻醉风险;在切除侧壁肿瘤时安全,无闭孔神经反射,切除深度和范围容易控制。

激光治疗最应引起注意的并发症是激光能量的分散损伤邻近的组织,形成一个黏液性的中凹结构,造成穿孔,但这种并发症很少发生。目前,激光技术在非肌层浸润性膀胱癌方面的应用仍然是局限的。

3.光动力学治疗

光动力学治疗是利用肿瘤细胞对某些特殊物质(光敏剂)的特异性吸收和储留,在特定波长的激光照射下,发生光化学反应,杀伤肿瘤细胞,从而达到治疗目的。关于肿瘤组织对光敏剂选择性吸收和储留的具体机制目前不完全清楚,一般认为与肿瘤细胞在结构、功能及代谢方面的异常有关,如肿瘤细胞局部 pH 降低、肿瘤组织内亚铁螯合酶活性降低、表面低密度脂蛋白(LDL)受体增多、肿瘤细胞间隙增大、血管通透性增加等。光敏剂将来自光线中的能量转化为分子态氧,从而产生活性氧(ROS)。

众多临床报告显示,光动力学治疗膀胱癌疗效令人满意。通过膀胱内灌注 5-ALA 治疗难治性或复发性膀胱尿路上皮癌,23.7 个月后,51.6%(16/32)的患者没有再发。McClellan 等总结国外多家医疗机构共 300 余例临床治疗报告显示,单用光动力学治疗原位癌的完全缓解率(膀胱镜检无病灶存在,活检癌细胞阴性,尿细胞学检查阴性)平均可达 66%,长期随访显示肿瘤复发的时间在术后 37~84 个月;单用光动力学治疗膀胱乳头状癌的完全缓解率达 54%,复发的中位数时间为 25~48 个月。

传统放疗后浅表性膀胱癌 5 年内的复发率高达 50%~70%,而光动力学治疗对非肌层浸润性膀胱癌的近期疗效大于 95%,复发率也明显较低。传统手术 2 年内的复发率也高达 50%~60%,光动力学治疗作为微创疗法也体现出了较明显的优势。

4.膀胱切除术

膀胱切除术治疗非肌层浸润性膀胱癌必须慎重,要先考虑到目前保守治疗的利弊、手术的风险,以及我们是否个体化地估计到了高危表浅性肿瘤患者肿瘤继续进展的可能性。虽然原位癌患者用 BCG 治疗后最初的反应率高达 80%,但是 50%的患者疾病继续进展,最终可能导致死亡。同样地,T_1 期患者中也有 50%会继续进展,15 年内死亡率达 30%。

非肌层浸润性膀胱癌膀胱切除术后的 10 年生存率为 67%~92%。对于一般情况比较好的患者,如果肿瘤持续存在、反复复发、高危患者或是膀胱灌注治疗失败的,则适合做膀胱切除术。关于高危患者的手术时机目前还没有前瞻性的对照研究评价早期手术和延迟手术的区别。对高级别 T_1 期膀胱癌是否应进行膀胱切除目前仍然有争议。早期(3 个月)BCG 治疗失败后,82%的患者肿瘤将进展,但 BCG 治疗若是在 3 个月内显效,则只有 25%的患者肿瘤会进展。然而,最初发现肿瘤时很难预测患者对 BCG 治疗的反应。

一些回顾性的资料显示,p53 和 pRb 等肿瘤标记物可以帮助对高危患者进行危险性分层。p53 阳性的高危肿瘤,75%会继续进展。而 p53 阴性的肿瘤中只有 25%会继续进展。p53 阳性患者的 10 年生存率为 60%,阴性患者为 88%。另一项 T_1 期肿瘤的研究表明,p53 和 pRb 两者之一为阳性者,5 年进展率为 30%,双阳性者为 47%。p53 阳性并不能预测患者 BCG 治疗的有效性,然而,经过 BCG 治疗后 p53 表达阳性,却是肿瘤进展的一个信号(p53 阳性,82%的进展率,41%的死亡率;p35 阴性,13%的进展率,7%的死亡率)。

对于存在低级别上尿路尿路上皮癌已导致膀胱无功能的患者或早期治疗无效的高危患者,适合做膀胱切除术。对于高级别的 T_1 期肿瘤可以立即做切除术,当膀胱内治疗效果不佳,且肿瘤是多灶性的时候,可考虑膀胱切除。

5.膀胱灌注治疗

膀胱灌注治疗的首次提出是在 1900 年,当时使用的药物是硝酸银。噻替哌作为膀胱灌注治疗药物,其显著价值是在 20 世纪 60 年代被提出的,那时其他几种灌注药物也刚开始临床试验。膀胱内灌注治疗的目标是减少复发、预防肿瘤进展及根治 TUR 术后残余的肿瘤组织。最理想的药物,不管是全身性的还是局部应用的,都应该是价廉的、毒性极小的;而且应该是单次剂量即达到疗效的。时至今日,没有一种药物达到这些标准。目前多种药物可用于膀胱灌注治疗,这些药物在治疗肿瘤及预防膀胱癌进展方面有良好的前景。

(1)卡介苗(BCG):被证实是治疗非肌层浸润性膀胱癌最有效的膀胱内药物。它是减毒的分枝杆菌活疫苗,一直以来作为结核病的疫苗被使用,但是它已经在多种不同的癌症中显示了抗其癌的活性。在这方面最早开展工作的是 Morales 和他的同事,他们早在 20 世纪 70 年代中期开始的工作揭示了卡介苗抗癌的效果源于其引起的免疫应答,由此明确了非肌层浸润性膀胱癌患者是 BCG 治疗的适应证。

BCG 是治疗非肌层浸润性膀胱癌及预防进展的最有效的膀胱灌注治疗药物。它对治疗原位癌和残留的乳头状肿瘤同样有效,也可以预防复发。

①作用机制:BCG 的作用机制还尚不完全明了,主要通过一种新的纤维连接蛋白与肿瘤细胞连接,引发细胞间的相互作用。连接后引起肿瘤细胞内部的反应变化,起到治疗效果。在 BCG 治疗后的患者尿液中检测出 IL-12,IL-12 是能够诱导生成 Th1 细胞的强烈诱导剂,并且促进 γ-干扰素的生成,由此,可上调细胞间黏附分子的表达、上调 CD4 辅助性细胞/CD8 杀伤性细胞的正性比率。还有一些其他的证据,包括 BCG 引起的炎症反应中 1L-2 和 IFN-y 的表达以及 T 细胞扩增,都说明 Th1 介导的免疫应答可能就是 BCG 的治疗原理。尚有其他一些细胞因子也能在患者尿内和血中找到,这说明同时也存在全身的免疫应答。还有资料显示,迟发型超敏反应参与了 BCG 抗癌的作用。尚有研究表明,膀胱内 BCG 可以诱导一氧化氮合成酶的生成,局部高浓度的一氧化氮可以抑制肿瘤生长,这也是 BCG 抗癌的作用机制之一。

②治疗前准备和治疗的实施:BCG 在进行灌注以前是保存于 4℃ 的一种冻干粉。现在有 Connaught、Tice、Armand Frappier、pasteur、Tokyo、RIVM 等菌株可供使用。应该保证每次灌注包含约一千万个分枝杆菌,以保证疗效。将此疫苗加入 50mL 的生理盐水中,并且立即使用,否则会发生凝集影响疗效。通常在肿瘤切除术后 2～4 周开始进行 BCG 灌注治疗。肉眼血尿和疑似细菌感染是 BCG 膀胱灌注治疗的禁忌证,因为其会引起分枝杆菌的血管内接种,产生毒性反应。

③BCG 灌注治疗膀胱原位癌:BCG 是治疗原位癌无可争议的药物,已经被美国食品和药物管理委员会(FDA)批准使用。多项临床试验证实,治疗后最初肿瘤完全消失率达到 76%,个别报告比率达 80%。50% 的患者在平均约 4 年的时间里,对此药持续敏感。大约有 30% 的患者在超过 10 年的时间里没有进展或复发,而大多数的患者会在 5 年内进展或复发。在完整的治疗疗程后若疗效不佳,则提示预后不佳。在 Herr 及其同事的一项样本量为 180 的研究中,最初对治疗有反应的患者中,19% 在 5 年内肿瘤进展,而最初对治疗无反应的患者中有 95% 肿瘤进展。尚有调查者统计了 BCG 早期治疗失败后肿瘤浸润肌层的情况,报告了比此更高的比例。虽然 BCG 已经取代膀胱切除术成为原位癌的首选治疗方法,但是对于已经进行了两个疗程(每个疗程 6 周)而没有效果的患者或者高危患者出现早期复发时,可以考虑更加激进的治疗手段。

④BCG 灌注治疗膀胱残余肿瘤:膀胱 BCG 灌注治疗能够有效治疗残余乳头状肿瘤,但是不能替代外科切除术。有调查表明,单用膀胱 BCG 灌注治疗,只对接近 60% 的膀胱内残余癌有效。

⑤BCG 灌注治疗预防膀胱肿瘤复发和进展:T_1 期和高级别的 T_a 期患者,在进行经尿道

的肿瘤切除术后,常规使用 BCG 做预防性的治疗。有研究比较单用 TUR 和联合使用 BCG 和 TUR,早期的单中心研究表明,联用 BCG 和 TUR 可以减少 30% 的复发率。在几个更大型的研究中,联用 TUR 和 BCG 与单用 TUR 后相比,复发率减少 20%～65%,平均减少大约 40%。

多个有关 T_1 期肿瘤的研究已经说明了 BCG 联合 TUR 治疗高危非肌层浸润性膀胱乳头状癌的效果。同时可以看到,不同的研究者得到的数据相差很大,复发率 16%～40%,进展率低的可到 4.4%,高的可到 40%。这些数据说明了一个问题,肿瘤的其他特征也与肿瘤的进展关系密切。因此,还需要再对治疗后的患者进行密切随访后,才能进一步地讨论 BCG 对不同阶段肿瘤的疗效。

现有的资料显示 BCG 可以预防膀胱癌的进展,但是这个理论还没有得到最终的肯定。一个样本量为 133 人的研究给出了此药可以推迟肿瘤进展的证据:BCG 治疗组有 4% 的进展率,TUR 对照组有 17% 的进展率。另外,西南肿瘤学研究组比较了多柔比星和 BCG 的疗效,前者肿瘤的进展率为 37%,后者则为 15%。这些数据都是在随访的早期阶段得到的,目前还没有长期随访的结论。

在 Herr 等的一个包含有 86 个高危非肌层浸润性膀胱癌患者的随机对照试验中,BCG 治疗组与 TUR 对照组相比,肿瘤进展被推迟了。另外,对于原位癌患者,最后需要做膀胱切除术的比例明显下降了(BCG 治疗组 11%,TUR 对照组 55%)。然而,这个试验的结果也同时显示,随访 10～15 年后,BCG 与 TUR 的远期效果之间差距就没有这样明显了。现有的资料表明,BCG 治疗高危非肌层浸润性膀胱癌患者,近期确实可以推迟肿瘤的进展,但是远期疗效尚不能肯定,不能仅凭少数患者随访 10 年、15 年所得的资料就做出结论。

目前,关于 BCG 最理想的治疗计划还没有统一的意见。然而,绝大多数的资料显示,单用一个 6 周疗程的诱导方案是无法达到理想效果的。有人研究过用两个 6 周疗程的方案。然而,增加了 BCG 的疗程也意味着治疗时间延长,有资料显示:20%～50% 的患者在这延长疗程期间冒着肿瘤浸润或转移的危险。每延长一个疗程实际约有 7% 的肿瘤进展率。因此,如果 BCG 治疗一个到两个疗程而效果不佳时,应该考虑选择其他更激进的治疗。

一些小型的调查发现,维持性 BCG 治疗并不能相应地降低复发与进展。在几乎所有这些调查中都指出,维持性治疗可以减少局部和全身的毒性。西南肿瘤学研究组 SWOG 报道了一个“6+3”方案的效果。患者首先用一个 6 周的诱导方案,治疗后的第 3 个和第 6 个月,各用 3 次 BCG 灌注(每周进行 1 次,连续 3 周),然后,每 6 个月一次循环按同样的方法进行灌注,持续 3 年。调查中估计,维持性治疗后未复发的时间中位数为 76.8 个月,而非维持性的治疗为 35.7 个月(P<0.0001)。在非维持性治疗中,最长的无复发的时间是 111.5 个月;而维持性治疗中这项值为不可测(P=0.04)。5 年生存率在非维持性治疗中为 78%,维持性治疗中为 83%。没有观察到高于 3 级的毒性反应,但是只有 16% 的患者能够耐受全部的疗程,通常需要精简后续的那三个治疗阶段。从免疫学的角度来看,精简后续的三阶段可能是有效而且合理的,但是这还有待于研究。

有研究者评价了减少 BCG 剂量后产生的效应,发现毒性相应减少,而疗效在统计学上看并没有下降,虽然这项研究权威性不高,但在一定程度上能够说明一些问题。在一项 Morales

及其同事的研究中,低剂量组的肿瘤复发率高,尤其是 T_a 期的患者。在一个小样本的研究中发现,延长膀胱内灌注的疗程不良反应将减轻,同时有效性并不下降。关于 BCG 治疗后患者生活质量的问题现在已有研究,相信这会帮助我们对 BCG 治疗对患者生活产生的影响进一步进行量化。总的来说,BCG 所产生的副反应不会对生活质量产生严重的影响。

如何预测治疗反应? 这已经研究到了分子水平。BCG 治疗前出现的 p53 过表达并不是预测治疗反应的指标。然而,BCG 治疗后 p53 过表达、肿瘤分期、治疗反应,这几项指标是残余瘤患者预测进展的指标。其中,治疗后 p53 过表达是一项独立的危险因素。建立预测模型应包括统计学上对症状分析进行加权,可以用繁复的统计学分析来找出隐匿性的危险因素。

其他一些因素,比如抗生素的使用也会对 BCG 疗效产生影响。研究表明,喹诺酮类会杀死 BCG 分枝杆菌。这会对减少全身性不良反应有利。但是如果是为了预防尿路感染而例行给予喹诺酮,就会抑制 BCG 的有效性。相反的,体外试验显示,喹诺酮类抗生素可以增强多柔比星等膀胱内化疗的作用,因为两类药都是 Ⅱ 型拓扑异构酶抑制剂。

⑥BCG 治疗的禁忌证:免疫抑制是 BCG 治疗的禁忌证。尚没有资料显示假体使用者和心瓣膜病者是 BCG 的禁忌证。但是,对有假体的患者,在进行尿道器械操作后应该适当地预防性使用抗生素。一般情况差和年龄大的患者,是 BCG 治疗的相对禁忌证。既往结核病史的患者不良反应发生率高。

⑦BCG 治疗的不良反应:BCG 产生的不良反应一般较轻,通常能够很好地耐受。然而也存在着严重的不良反应以及甚至导致死亡的可能性。多数患者会产生排尿困难、尿频、尿急,这会持续数天,随疗程的延长而加重。这些不良反应可以用抗胆碱能药物、对乙酰氨基酚、苯基偶氮吡啶二胺(非那吡啶)等缓解。大约 30% 的患者发生血尿。持续镜下血尿是继续 BCG 治疗的相对禁忌证。

20%～30% 的患者出现无症状的肉芽肿性前列腺炎,这可使 PSA 升高。1% 的患者出现有症状的肉芽肿性前列腺炎。睾丸不常受累,但受累后若不治疗会进展到必须做睾丸切除。

BCG 治疗后低度发热或轻度不适感比较普遍。如果体温高于 38.5℃ 持续超过 24 小时、退热剂不能缓解的或是体温超过 39.5℃,这时需要用异烟肼治疗(每天 300mg,持续 3 个月)。BCG 导致的系统性病变往往表现为严重的肺和肝的累及。这是需要联用异烟肼、利福平 6 个月。长时间使用异烟肼时应该加用维生素 B_6。败血症(0～4%)很少发生,但是会危及生命,应该用支持疗法,同时用三联药物疗法。

在 BCG 败血症动物模型中,泼尼松合用抗结核药物是有效的。资料显示,同样联用其他抗结核药的情况下,用喹诺酮比用环丝氨酸更有效。无论是 BCG 引起的全身还是局部的反应,都应考虑到常见的尿路细菌感染,这样才能正确治疗。

前面已经提到前列腺移行细胞癌可用 TUR 治疗。发生在表浅前列腺导管和尿道周带的前列腺癌也可以同时用 BCG 治疗。用 TUR 切除部分腺体以减少肿瘤负荷,并且使前列腺表面更好地暴露于 BCG 灌注液中。用这种方法,50% 的肿瘤可以完全消退。

(2)丝裂霉素 C:可与 DNA 发生交叉连接,部分地抑制 DNA 合成。还有一些未被完全理解的作用机制参与其作用。虽然它对处于细胞周期的晚 G_1 期细胞最敏感,但它仍被认为是细胞周期非特异性的药物。分子质量为 334kDa。丝裂霉素 C 的用法是每周一次,持续 6～

8周,总剂量是 20～60mg。完全反应率达到 36%,复发率可降低 19%～42%。在几个大型研究的一篇综述中说,平均的受益率只为 15%,而且,其中只有 2/5 的研究显示这种受益是有统计显著性的。原位癌的反应率(58%)比乳头状癌的反应率(43%)高。研究显示,在减少肿瘤5 年进展率方面,丝裂霉素 C 并不比 TUR 有何优越之处(减少 5 年进展率,BCG 相比 TUR:4%比 7.3%)。虽然在关于用丝裂霉素做维持性治疗的临床试验中有一些混杂因素的参与,但是这些资料还是倾向于表示:丝裂霉素 C 维持性治疗的效果并不比标准治疗高。TUR 术后立即进行一次丝裂霉素 C 或其他药物的膀胱内灌注,这种做法曾经被热烈的研究过,将在后文中再次论述。

丝裂霉素 C 显著的副反应包括化学性膀胱炎(发生率达到近 40%)、膀胱容量的减少、掌皮脱落、皮疹。应该避免皮肤直接接触。其他副反应很少见,如白细胞减少和膀胱挛缩(0.05%)。

(3)多柔比星:是一种蒽环类的抗生素。它能与 DNA 的碱基对结合,阻止Ⅱ型拓扑异构酶,进一步阻止蛋白质合成。对于处于细胞周期 S 期的细胞作用最大,但是它仍然是属于细胞周期非特异性的。在多个研究的一篇综述中提出,多柔比星与 TUR 相比,在减少复发方面的效力高出 13%～17%,但在预防肿瘤进展方面并无优越之处(15.2%比 12.6%)。它的分子质量是 580kDa。较少全身性的不良反应,膀胱内灌注的不良反应主要是化学性膀胱炎,近半数的患者会发生。有几个系列分析报告说,多柔比星会引起膀胱容量减少。偶尔会引起胃肠道反应和过敏反应。

(4)表柔比星:这种多柔比星的衍生物同多柔比星有同样的作用机制。用 50～80mg/mL 持续治疗超过 8 周。表柔比星比单用 TUR 在预防复发方面效果提高 12%～15%。在膀胱内治疗后立即一次性给药与在整个疗程中持续给药效果是一样的。表柔比星现在美国尚未被用来治疗尿路上皮癌,但已获 FDA 批准用来作为淋巴结阳性乳腺癌的辅助治疗。

(5)噻替哌:噻替哌是一种细胞周期非特异性的烷基化物。在一个对照的临床试验中(n＝950),6/11 的研究组显示,复发率减少将近 41%,平均减少 16%。肿瘤进展率方面,噻替哌与对照组之间没有统计学上的差异(4%比 6%)。虽然通常患者能够很好地耐受此药,但是由于它的分子质量低,189kDa,所以存在全身性的副反应。白细胞减少发生率为 8%～55%,血小板减少发生率为 3%～31%。很多患者会出现膀胱刺激症状(12%～69%)。自从 BCG 出现以后,噻替哌在膀胱肿瘤的治疗中所担任的角色地位早已下降了。

(二)浸润性膀胱癌的治疗

对于泌尿外科医生来说,虽然浸润性膀胱癌治疗的金标准为根治性膀胱切除术都无疑义,但对其治疗仍然是一个临床和学术上的挑战。其多变的临床表现,隐蔽的发展进程,相对不完善的临床诊疗技术,治疗手段多样,以及对多数患者还是缺乏确实有效的治疗手段,这些复杂的临床问题都需要引起注意。

1.浸润性膀胱癌的标准治疗方式:

根治性全膀胱切除术

(1)手术指征:男性患者的根治性全膀胱切除术和女性的前盆脏器切除术,连同全盆腔淋巴结清扫术,是侵犯肌层且无远处转移的浸润性膀胱癌的标准术式。如果患者合并有严重的内科疾病或已有远处转移则采用其他替代治疗,但是如果患者有局部症状,如顽固的血尿,即使已有局部淋巴结或远处转移,也可行姑息性手术。

(2)手术技术:男性和女性的膀胱癌根治术在其他文献中有详细描述。但是一些要点在此简要地回顾一下。标准的膀胱癌根治术包括双侧盆腔淋巴结清扫,对男性患者要整体切除前列腺和膀胱。对女性患者行前盆脏器切除术包括切除子宫、输卵管、卵巢、膀胱、输尿管和阴道前壁一部分。一些作者建议对男性患者可以行保留神经的标准膀胱切除术。在不违背肿瘤治疗原则,不增加局部复发率的前提下,保留阴茎海绵体上的自主神经可以在术后使阴茎勃起,对年轻患者是尤为重要的。其中一个要点是在行保留神经的膀胱癌根治术时要结扎前列腺血管蒂以便于保留连接精囊尖部的软组织,从而保留向盆腔走行的神经血管束。

在女性的前盆脏器切除术时保留尿道,为将来行原位膀胱重建提供机会。对改良标准根治术的技术及结果的综述显示,局部复发极少,原位膀胱重建的女性患者尿控能力相当好。男性和女性的保留尿道的要点将在下面的部分提到。

男性膀胱癌根治术后的尿道处理在 20 世纪经历了很大的变化。在 70 年代,尿道切除被作为常规的预防措施,一些医生现在仍然提倡在某些特别的临床情况下采用此方法。接下来的研究证实,前列腺部尿道受累是男性膀胱前列腺切除术后前尿道、局部或远处复发转移的最主要因素。男性患者切除膀胱后尿道复发率为 7%,如果没有累及前列腺,5 年尿道癌复发率约为 5%,如果前列腺部尿道有浅表或浸润性肿瘤,5 年复发率提高至 12% 和 18%。对膀胱前列腺标本进行精细连续切片分析发现,移行细胞癌累及前列腺部尿道的发生率为 43%。膀胱颈和三角区的原位癌与前列腺部尿道受累呈显著相关。一些研究组曾经报道前列腺间质受累的预后意义,其中侵犯前列腺间质后前尿道肿瘤复发可能性约为 64%,侵犯前列腺部尿道上皮的为 0,侵犯前列腺导管的为 25%。Freeman 和同事报道前列腺部尿道受累的患者在原位膀胱重建后无前尿道复发,与之相比,如采取可控性皮肤尿流改道术则有 24% 的复发可能。这项研究的意义需进一步明确。

在现有观察结果的基础上,行皮肤尿流改道术的男性患者,如果在前列腺部尿道发现原位癌或肉眼可见的肿瘤时,应当同时或延迟行尿道切除术。选择行原位膀胱重建术时要谨慎,只有在冰冻切片报道尿道远端切缘无肿瘤时,才能最后确定可以利用残留尿道行原位膀胱重建。有些建议要对男性的前列腺尿道连接部和女性的膀胱尿道连接部的情况进行评价,以便证实是否容易复发。监测皮肤尿流改道或原位膀胱重建术后患者的残留尿道包括定期的尿细胞学检查,如有指征则行活检。Dalbagni 及其同事的研究提示,不一定每个患者都需要做该项检查,但是如果尿细胞学检查或活检阳性,需要尽早行尿道切除术。

女性的尿道切除术一直是标准前盆腔切除术的一部分,直到开始注意到女性原位膀胱重建时,才注意保留尿道。历史上有两个因素有助于尿道切除术的形成。20 世纪上半叶的研究提示邻近器官(阴道、宫颈、子宫)受累的概率相对较高,为保证阴性切缘需要广泛切除。由于当时认为对女性来说原位膀胱重建并不合适,所以没优先考虑保留尿道。Mapping 研究显示,2%~12% 行膀胱切除术的女性患者有尿道受累。女性患者如果膀胱颈部出现肿瘤与尿道受累呈高度相关性,多数学者强调在术中行冰冻切片以保证残留尿道无肿瘤。如果膀胱颈口和尿道存在肿瘤,弥散性原位癌或术中发现切缘阳性的女性患者则不适合行原位膀胱重建,应立即行全尿道切除术。

在行尿路重建前,判断输尿管切缘有无肿瘤是标准的做法。这个程序的合理之处在于尿路上皮癌,尤其是原位癌,可以累及远端输尿管切缘。过去的泌尿科医生切除阳性切缘以达到切除所有肿瘤的目的,考虑能有较好的长期控制局部病变。事实上,回顾性研究并不能证实能提高长期疗效。这些研究是小样本、单中心的回顾。尽管如此,这些研究对术中行输尿管冰冻切片分析提出疑问。

盆腔淋巴结清扫仍是浸润性膀胱癌根治术重要的一部分,原因有两方面。盆腔淋巴结清扫可以观察局部肿瘤侵犯的范围。此外,极其局限的淋巴结转移的患者可以有出人意料的高生存率。盆腔淋巴结转移的风险随着肿瘤的分期而提高:pT_2 期盆腔淋巴结转移的风险有 $10\%\sim30\%$,如大于 pT_3 期则有 $30\%\sim65\%$。Smith 发现行膀胱癌根治术的患者最常见的是闭孔和髂外淋巴结转移,而髂总和骶前淋巴结则较少见。对于临床分期可行膀胱癌根治术的患者,髂总动脉以上转移很少见。一些作者提出淋巴结扩大切除术,但长期的生存率并无明显提高。

扩大的淋巴结切除术应该包括远端主动脉旁与腔静脉旁淋巴结及骶前淋巴结。与标准的盆腔淋巴结清除相比,扩大的盆腔淋巴结切除术可以获得更多的总淋巴结数与阳性淋巴结数。但是,在这两组中发现的淋巴结阳性患者的比例是相似的。

淋巴结阳性的患者,手术时切除淋巴结的总数经证实与预后密切相关。切除淋巴结总数 $\leqslant15$ 个,10 年无复发生存率为 25%;切除淋巴结总数 >15 个,10 年无复发生存率为 36%。患者阳性淋巴结总数小于等于 8 个,其 10 年无复发生存率显著高于阳性淋巴结总数大于 8 个的患者(40% 比 10%)。淋巴结比值分期或淋巴结密度的概念(阳性淋巴结数/切除淋巴结总数)也证实与预后密切相关。淋巴结密度小于等于 20% 的患者,10 年无复发生存率为 17%。

(3)膀胱切除的疗效:膀胱癌根治术加盆腔淋巴结清扫术成功治疗肌层浸润临床器官局限性的膀胱癌,现代的文献中进行了回顾。大量的文献表明,随着围手术期治疗的发展,精细的手术技巧,更好的尿道重建,器官局限性膀胱癌患者可以有满意的长期生存率。病理证实的器官局限性膀胱癌患者长期生存率较好。虽然膀胱癌根治术对临床器官局限性膀胱癌患者的疗效是肯定的,但是对局部晚期非器官局限性膀胱癌或恶性盆腔淋巴结转移的疗效仍是有争议的。

(4)膀胱癌根治术的并发症:膀胱癌根治术潜在的并发症包括死亡和其他并发症。膀胱癌根治术的死亡率为 $1\%\sim2\%$。其所有并发症的发病率为 25%。手术的并发症分为 3 大类:①先前存在的并发症;②切除膀胱和邻近器官后的并发症;③膀胱癌根治术重建时采用节段胃肠道行尿路重建所致的并发症。心肺并发症也是常见的。围手术期的心脏停搏导致死亡不多见,但是术前应全面检查患者的体征、症状和有无既往的心脏疾病病史。术后肺动脉栓塞少见(2%)。术后适当早下床活动,围手术期适当使用抗凝剂可以减少早期的死亡率。在膀胱癌根治术时可能出现致命性出血,但发生率很低。即使术前没准备自体输血,现代血库和血源性病原体的筛查使输血很安全。直肠损伤发生率小于 1%。大血管损伤同样罕见。当尿道重建中使用小肠或结肠时,有潜在肠梗阻的危险。$4\%\sim10\%$ 的患者在术后出现肠梗阻,需行外科手术解决的少于 10%。

在有反流的手术中,输尿管-肠段吻合口狭窄较少(3%)发生,但是在无反流的术式中很常见。膀胱切除术后根据不同的尿路重建方式会发生不同程度的代谢紊乱,维生素缺乏,慢性尿路感染和肾结石。

抑郁常见于经历重大手术的患者,膀胱切除后的患者也不例外。这种情况要积极发现,妥善处理。膀胱癌患者术前诊断为心理抑郁的大约占 45%。病理分期的情况与膀胱切除术后的焦虑与抑郁显著相关。

(5)膀胱癌根治术后的随访:膀胱癌根治和膀胱重建术后,患者需要长期监测两个方面的问题:①肿瘤的复发;②嵌入尿道的肠段相关并发症。定期影像学检查可以发现肿瘤是否复发。但复查频率有争议。Slaton 和他同事回顾了他们的经验。他们建议 pT_1 期患者每年体格检查、血清检查,以及 X 线检查;pT_2 期患者每半年检查;pT_3 期的每 3 个月检查。对 pT_3 期患者,建议每半年行 CT 检查。采用这种定期复查方式,作者认为可以及时预测肿瘤复发情况。术后上尿路影像学检查可以排除上。上尿路肿瘤在术后是少见的,但是一旦发现多为晚期,需要进一步手术。

2.膀胱根治性切除术的辅助治疗

许多行膀胱切除术的患者,尤其是肿瘤分期大于 T_3 的,常常死于远处转移。为了增强局部治疗,尤其是膀胱癌根治术的效果,多依靠单独或联合放疗或化疗,作为术前新辅助治疗和术后辅助治疗。

(1)术前放疗:术前放疗的作用已经被很多研究者调查过了。直到 20 世纪 80 年代,放疗才常规用来治疗局部微转移,可能使无法切除的肿瘤降低分期,以及改善膀胱癌根治术后局部病灶的控制。现有随机研究资料表明术前放疗可以提高晚期肿瘤(T_3)的局部控制,但对长期生存率无显著提高。非随机化试验表明术前放疗不能显著提高特异性生存率,但根据文献报道,其中的混杂因素是患者同时行化疗。

(2)新辅助化疗:在确定的局部治疗前的化疗称为新辅助化疗。其原理是可以了解肿瘤对化疗的敏感性,以及使无法手术的肿瘤降低分期。从总的方面来看,患者手术前身体条件较好,此时进行化疗治疗微转移灶,患者易接受。新辅助化疗的缺点包括治疗是建立在临床分期的基础上,而不是病理分期,可能延误局部诊治。

多中心的研究已经做了新辅助化疗治疗膀胱癌的Ⅲ期临床随机研究。越来越多的证据支持新辅助化疗对治疗局部进展期膀胱癌的作用。Nordic 膀胱切除Ⅰ期试验采用新辅助化疗,然后予以低剂量放疗与膀胱癌根治术。化疗组总的 5 年生存率为 59%,对照组为 51%(P=0.1)。T_1 与 T_2 期患者无差别,$T_3 \sim T_{4a}$ 新辅助化疗组患者总生存率改善 15%(P=0.03)。美国多中心联合 0080 试验证实局部晚期膀胱癌患者中,与单纯行膀胱癌根治术相比,MVAC 新辅助化疗组总的中位生存期提高约 2.5 年。两个综合性随机对照试验荟萃分析得出结论,对局部晚期膀胱癌患者,予以顺铂为基础的联合新辅助化疗,可使总生存率提高 5%~6%。

(3)围手术期化疗:与新辅助化疗不同,一些研究组应用围手术期化疗的方法。在 M.D. Anderson 医院的研究者将 100 名患者随机分入 2 组,一组是术前行 2 个疗程的甲氨蝶呤、多柔比星、长春碱、顺铂的(MVAC)化疗,术后行 3 个疗程;另一组是术后行 5 个疗程 MVAC 化疗。随访 32 个月,2 组的生存率无显著差异,采用围手术期的化疗中体积较大的肿瘤有降低分期的趋势。这与其他报道的结果类似。

(4)辅助化疗:辅助化疗的理由是,病理分期明确有远处转移的患者,可以受益于系统化疗,可以减少局部或远处复发。辅助化疗的缺点包括等待病理结果证实有转移在予以系统化疗会延误治疗,在肿瘤切除后,影像学检查很难看到病变,难以评价肿瘤对化疗的敏感性,术后并发症干扰化疗,还有术后患者不愿行辅助治疗。

膀胱切除术后辅助化疗的4个随机化的研究已经完成。这总和的经验强调了在流行率低的如浸润性膀胱癌上,单中心研究是困难的。临床试验中遇到很多困难,包括患者数量少,低的患者增长率加重了亚组分析的困难,在入组完成前就中止试验,无法完成规定的化疗计划。尽管有这些困难,研究建议对于局部晚期肿瘤和盆腔淋巴结转移的患者,以顺铂为基础的辅助治疗在一些经选择的患者上可能提高生存率。无证据说明局限性膀胱癌患者($T_1 \sim T_2$ 期)在术后行辅助化疗能提高生存率或局部控制情况。因此,不应考虑对这些患者行辅助化疗。

膀胱癌辅助化疗的第一个荟萃分析建立在个体患者资料基础上,提示与对照组相比,接受化疗的患者3年生存率提高9%(晚期膀胱癌荟萃分析协作组织)。然而这项研究的影响是有限的,得出的结论不足以支持常规使用顺铂为基础的辅助化疗,原因是入组患者太少。

3.膀胱根治性切除术的替代治疗方式

对浸润性膀胱癌的患者,标准治疗不一定提供最优或最可接受的方案。膀胱癌根治术所产生的并发症,加上患者对保守治疗以及保留膀胱手术的兴趣,促使大家寻找对浸润性膀胱癌的替代治疗方法。这些方法包括从TUR到应用腹腔镜保留膀胱,全身化疗和放疗。

(1)放疗:目前没有随机化的研究对比单纯放疗和膀胱癌根治术的疗效。常规的外放疗控制局部浸润性肿瘤有效率为30%~50%。为提高疗效,已使用超分割方案。超分割方案的随机研究表明这个方法可能在未来有效,但是仍需大样本对照试验对这种方案与标准的常规放疗作比较。

(2)经尿道切除术和膀胱部分切除术:TUR或膀胱部分切除术可以治疗易定位、体积小的、浅表的浸润性膀胱癌。这些经验表明在高选择性的患者,如肿瘤体积小的、低分期的(T_2)、单一的保守手术可以很好控制局部肿瘤和远处控制。Solsona和同事描述了大样本行完整"根治性"TUR术的膀胱癌患者,肿瘤基底部和周围直肠黏膜活检均为阴性。令人难忘的是,其5年生存率和行标准根治术的患者类似。这项研究的缺点在于非随机化,不过结果仍然肯定了在高选择性的患者中TUR的应用价值。

(3)经尿道切除术和膀胱部分切除术联合化疗:反对单独采用局部切除治疗浸润性膀胱癌患者的理由是,研究表明对于T_2期以上的肿瘤单靠完全的TUR是不可能的。晚期肿瘤,至少在理论上,高分期肿瘤不容易控制,患者仅行TUR很可能有残余肿瘤,导致局部复发和远处转移。为了支持保留膀胱手术的疗效,研究者们联合了保留膀胱手术联合全身化疗。Hall和同事描述了61例行TUR联合全身化疗的T_2期患者。其中48例保留膀胱,局部浸润性肿瘤未复发。那些患者在TUR术后第一次复查膀胱镜为阴性的,5年特异性生存率为75%,而第一次复查膀胱镜有残余肿瘤或复发的,5年特异性生存率为25%。其他研究者同时证实了这个结果。化疗可以提高在术后降低分期到pT0患者的生存率。需要前瞻性随机化研究来评价其疗效是否能等同于根治手术。

(4)保留膀胱方案:建议把联合多种疗法的保留膀胱治疗方案作为根治性膀胱切除术的替代治疗方式,原因有两方面:①许多浸润性膀胱癌患者发病时已经微小转移。当无症状时,患者如不在局部手术干预的同时行全身化疗疗效是不佳的。②无症状但有远处转移的患者切除膀胱是没必要的,并没有提高生活质量,还延误了有潜在疗效的系统治疗时机。

反对的意见有:①保留膀胱术依赖临床分期而非病理分期,易产生治疗不当的情况;②局部病灶的控制不佳,可能导致肿瘤复发和并发症的发生,可导致严重的并发症发病率和死亡率的提高;③原位膀胱重建被广泛运用于男性和女性,为愿意保留经尿道排尿功能的患者提供了优质的生活质量。这些问题被回顾过,许多报道讨论了这种方案治疗浸润性膀胱癌的疗效。

虽然目前还没有前瞻性随机化的研究比较膀胱癌根治术和保留膀胱治疗方案的疗效,但单中心和多中心的临床试验数据已经发表。Kaufman 和同事应用 TUR、新辅助治疗(MCV)和放疗治疗 106 例 $T_2 \sim T_4 N_x M_0$ 膀胱癌患者,无缓解者行膀胱癌根治术。作者报道了总生存率为 52%。完成全部治疗的患者,中位随访 64 个月,75%保留膀胱而无肿瘤复发。作者发现体积小、无肾盂积水、行 TUR 可以完全切除的肿瘤,最好使用这种方法。接下来的其他研究者使用类似的化疗和放疗方案治疗,同样支持这个结论。保留膀胱方案的放化疗的毒副作用:有 40%~70%患者出现恶心、呕吐、乏力、粒细胞减少和腹泻。治疗相关的死亡率近 1%,主要原因为中性粒细胞减少性败血症。放疗引起的膀胱功能紊乱很少见,约为 1%,性功能障碍(男性的阳痿)约有 25%。因结构和组织特点无法行保留膀胱方案的是肾盂积水,对治疗反应差的原位癌和 TUR 不能完全切除的肿瘤。

(5)间质内放疗:治疗浸润性膀胱癌的放疗包括间质内放疗,虽然只有很少的国际研究中心应用。术前外放疗,膀胱部分切除术或 TUR 和术后植入铱-192,这种方法的结果在非随机化研究中得到证实。$T_1 \sim T_2$ 期肿瘤总生存率为 60%~80%。Wijnmaalen 和同事报道在存活的患者中无复发生存率为 88%,保留膀胱率为 98%。间质内放疗的并发症包括伤口愈合延迟,瘘管形成、血尿和慢性膀胱炎。约 25%的患者有急性局部不良反应。这些经验表明只要病例选择合适,这个方法是一个保留膀胱的替代治疗方式。

(6)动脉灌注化疗:多中心对治疗浸润性和局部晚期膀胱癌的动脉灌注化疗进行评价过。动脉灌注化疗的原理是增加肿瘤内药物剂量而减少毒副作用。动脉灌注化疗已经和膀胱癌根治术以及放疗结合在一起,局部病灶减轻已被报道,但是还需要大量的临床研究证实。

(7)热疗和化疗:当越来越多保留膀胱的要求提出后,热疗一这个能增强放化疗疗效的方法,成为瞩目的焦点。虽然,一些肯定其作用的预实验已经在文献中发表,但是,一项在荷兰多中心合作的盆腔恶性肿瘤(包括 $T_2 \sim T_4 N_0 M_x$ 期膀胱癌)应用放疗和放疗加热疗的随机前瞻性研究没有表明热疗对于膀胱癌有长期的疗效。这种新的辅助治疗方法还要进一步证实。

(三)转移性膀胱癌的治疗

转移性膀胱癌的患者通常行全身化疗,尤其是那些无法切除的、广泛转移的病变。多种药物联合化疗比单剂用药更行之有效。常规用药有甲氨蝶呤、长春碱、多柔比星和顺铂。这些用药方案能有近 20%的完全缓解率(CR),但是长期的无疾病生存率还是很低。MVAC 方案虽然优于单剂用药,但是常会有很严重的毒性反应(多于 20%的患者会有中性粒细胞减少性发热)。有报道,3%~4%接受 MVAC 的患者死于败血症。增加使用粒细胞集落刺激因子的剂量,可以减少毒性,但没有显著地提高缓解率,这些令人失望的结果促使我们开发新的药物和选择优于先前联合用药的新的联合用药。

吉西他滨(健择)是一种类似阿糖胞苷(Ara-C)的抗代谢化学制剂。单独使用顺铂的完全缓解率超过 25%,和顺铂联合应用的部分缓解和完全缓解率为 40%,对治疗远处转移患者的疗效得到鼓舞人心的初步结论。对于转移性膀胱癌患者,与 MVAC 方案相比,联合应用吉西他滨和顺铂(GC)得到相似的生存率结果,但是毒性更低。这项研究中,405 位局部晚期或转移性尿路上皮癌患者入组,接受 GC 或 MVAC 化疗。两组的总生存率、疾病进展时间、治疗失败的时间已经缓解率相似。GC 联合化疗可以取得与 MVAC 相似的生存率优势,而且具有更好的安全性和耐受性。与 GC 相关的最明显的不良反应是血小板减少与中性粒细胞减少,发生率高达 50%。风险与受益比值提高已经使局部晚期或转移性膀胱癌的标准治疗方案从 MVAC 转变到 GC 方案。

紫杉醇类是一种微管解聚抑制剂,代表了新的一类抗肿瘤药物。紫杉醇(泰素)和多西他赛(泰素帝),是半合成的紫杉烷类,临床试验中已经被用于晚期膀胱癌的患者,与其他药物联合用药的缓解率在 25%～83%。

硝酸镓是一种具有抗肿瘤活性的天然金属盐。有报道称在Ⅱ期实验中,其缓解率为 10%～50%。但是严重的药物毒性限制了硝酸镓的普遍使用。

三甲曲沙是一种抗叶酸的药物,曾经用于甲氨蝶呤治疗无效的患者中进行研究。对于甲氨蝶呤不敏感的患者,三甲曲沙可能有效。

第二节　膀胱炎

一、细菌性膀胱炎

(一)急性细菌性膀胱炎

1.病因

膀胱炎的高发人群包括 4 种,学龄期少女、育龄妇女、男性前列腺增生者、老年人。膀胱炎由多种因素引起:①膀胱内在因素,如膀胱内有结石、异物、肿瘤和留置导尿管等,破坏了膀胱黏膜防御能力,有利于细菌的侵犯;②膀胱颈部以下的尿路梗阻,引起排尿障碍,失去了尿液冲洗作用,残余尿则成为细菌生长的良好培养基;③神经系统损害,如神经系统疾病或盆腔广泛手术(子宫或直肠切除术)后,损伤支配膀胱的神经,造成排尿困难而引起感染。

膀胱感染的途径以上行性最常见,发病率女性高于男性,因女性尿道短,尿道外口解剖异常,常被邻近阴道和肛门的内容物所污染,即粪便一会阴一尿路感染途径。性交时摩擦损伤尿道,尿道远段 1/3 处的细菌被挤入膀胱;也可能因性激素变化,引起阴道和尿道黏膜防御机制障碍而导致膀胱炎。另外阴道内使用杀精子药会改变阴道内环境,致使病菌易于生长繁殖,成为尿路感染的病原菌。

男性前列腺精囊炎,女性尿道旁腺炎亦可引起膀胱炎。尿道内应用器械检查或治疗时,细菌可随之进入膀胱。最近青少年男性膀胱炎发病率有增高趋势,主要危险因素是包皮过长,性伴侣患有阴道炎症,以及男性同性恋者。下行性感染是指膀胱炎继发于肾感染。膀胱感染亦可由邻近器官感染经淋巴传播或直接蔓延所引起,但临床较少见。

膀胱炎致病菌由革兰阴性杆菌引起者最多见,占 70％以上。在革兰阴性杆菌中,以大肠埃希菌为主,占 80％;其他还有副大肠埃希菌(指哈夫尼亚菌、枸橼酸杆菌、亚利桑那沙门菌以及无定型变形杆菌)、克雷伯菌、产气肠杆菌、铜绿假单胞菌、变形杆菌、肺炎杆菌等。革兰阳性菌引起的感染较少见,占 20％。其中包括葡萄球菌(金黄色葡萄球菌、表皮葡萄球菌)、链球菌、粪链球菌等。其他少见的病原菌有沙雷菌、类杆菌、产碱杆菌、Banitratum、Mina-Herella、酵母菌、白色念珠菌、新型隐球菌等。

2.病理

在急性膀胱炎早期,膀胱黏膜充血水肿,白细胞浸润,可有斑片状出血,以膀胱三角区和尿道内口处最明显。后期的膀胱黏膜脆性增加,易出血,表面呈颗粒状,局部有浅表溃疡,内含渗出物,但一般不累及肌层,经抗生素治疗后可不留痕迹。

镜下所见,除黏膜水肿外,还有黏膜脱落,毛细血管明显扩张,白细胞浸润可延伸至肌层。

3.临床症状

急性膀胱炎可突然发生或缓慢发生,排尿时尿道有烧灼痛、疼痛多出现在排尿终末,痛感在会阴部或耻骨上区,亦可向股部、腰骶部放射。若同时有尿潴留则为持续性胀痛或尿频,往往伴尿急(多与尿痛同时存在),尿频严重时类似尿失禁。

少数极度尿频和尿痛患者伴有膀胱尿道的痉挛,患者极为痛苦,但并无全身感染的表现。如体温升高则表示肾或其他器官亦有炎症。尿浑浊、尿液中有脓细胞,有时出现血尿,常在排尿终末时明显。耻骨上膀胱区有轻度压痛。

女性患者急性膀胱炎发生在新婚后,称之为"蜜月膀胱炎"。急性膀胱炎的病程较短,如及时治疗,症状多在 1 周消失。

4.诊断

急性膀胱炎的诊断,除根据病史及体征外,需做中段尿液检查,尿液中常有大量脓细胞和红细胞。将尿液涂片行革兰染色检查,初步明确细菌的性质,同时行细菌培养、菌落计数和抗生素敏感试验,为治疗提供更准确的依据。急性膀胱炎的患者血液中白细胞计数可升高。

急性膀胱炎时忌行膀胱镜检查。

5.鉴别诊断

(1)急性膀胱炎需与急性肾盂肾炎区别,后者除有膀胱刺激症状外,还有寒战、高热等全身症状和肾区叩痛。少数女患者急性膀胱炎时伴有膀胱输尿管反流,因感染上行致急性肾盂肾炎,但在成年人比较少见。

(2)急性膀胱炎需与结核性膀胱炎进行鉴别,结核性膀胱炎发展缓慢,呈慢性膀胱炎症状,对抗生素治疗的反应不佳,尿液中可找到抗酸杆菌,结核菌素试验阳性,尿 pH 提示酸性尿者,均应考虑膀胱结核。尿路造影显示患侧肾有结核所致改变。

(3)急性膀胱炎与间质性膀胱炎的区别,后者尿液清晰,极少部分患者有少量脓细胞,无细菌,膀胱充盈时有剧痛,胆碱能抑制药、解痉药、肌松药治疗后症状缓解,尿培养阴性。耻骨上膀胱区可触及饱满而有压痛的膀胱。

(4)嗜酸性膀胱炎的临床表现与一般膀胱炎相似,区别在于前者尿中有嗜酸粒细胞,并大量浸润膀胱黏膜。

(5)急性膀胱炎与腺性膀胱炎的鉴别诊断,腺性膀胱炎常经久不愈,好发于女性经抗感染治疗后镜下血尿及尿频常无改善,主要依靠膀胱镜检查和活体组织检查。

6.治疗

急性膀胱炎,需卧床休息,多饮水(每日 2000mL 左右),避免刺激性食物(如辛辣食物及酒类),热水坐浴可改善会阴部血液循环,减轻症状。用碳酸氢钠或枸橼酸钾等碱性药物,可降低尿液酸度,缓解膀胱痉挛。

黄酮哌酯盐(泌尿灵)100mg,口服,3/d,可解除痉挛,减轻排尿刺激症状。

根据尿液细菌培养结果,选用敏感抗生素。喹诺酮类为广谱抗生素,对多种革兰阴性、阳性菌均有效,耐药菌株少,是目前治疗单纯性膀胱炎的首选药物。单纯性急性膀胱炎国外提倡单次剂量或 3 日疗程,目前采用最多的治疗方案是 3 日短程疗法,避免不必要的长期服药而产生不良反应,但要加强预防复发的措施。若症状不消失,尿脓细胞继续存在,培养仍为阳性应考虑细菌耐药或有感染的诱因,要及时调整更换合适的抗生素,延长应用时间以期早日达到彻底治愈。急性膀胱炎亦可应用中成药银花泌炎灵片,每次 4 片,3/d,口服,配合喹诺酮类抗生素则疗效更理想。

急性膀胱炎经及时而适当治疗后,都能迅速治愈。

预防和预后:要注意个人卫生,使致病细菌不能潜伏在外阴部。由于性生活后引起女性膀胱炎,建议性交后和次日早晨用力排尿;若同时服磺胺药物或呋喃妥因,也有预防作用。

(二)慢性细菌性膀胱炎

慢性膀胱炎是以革兰阴性杆菌(如大肠埃希菌)为主的非特异感染引起的膀胱壁慢性炎症性疾病。女性多见,各年龄均可发病,尤其多见于中老年人。

1.病因

常见病因有尿道狭窄、膀胱颈梗阻、尿道膀胱结石、异物、肿瘤及生殖系感染等,在女性可由尿道口梗阻、前庭大腺脓肿、处女膜伞、尿道口处女膜融合等引起。也有因为急性膀胱炎未彻底治疗或多次发生再感染而转变为慢性膀胱炎。

慢性膀胱炎常为继发感染,多合并于其他病变,在机体抵抗力减低时可急性发作。

2.病理

慢性膀胱炎的病理变化与急性膀胱炎大致相似,但黏膜充血较轻,出血和渗出较少,化脓性变化较广泛,黏膜苍白变薄,有的呈颗粒状或束状,表面不平,有小结节和小梁形成。黏膜溃疡较浅,边缘不规则,基底呈肉芽肿状,可有假膜样渗出物覆盖或有尿盐附着。少数病例因膀胱壁纤维化致膀胱容量缩小。

3.临床症状

慢性膀胱炎的症状大致与急性膀胱炎类似,但程度较轻,通常无明显体征或出现非特异性体征。肉眼血尿少见。特点为持续性、反复性的膀胱刺激征,尿液浑浊,病程较长。

4.诊断

慢性膀胱炎作为一个独立的疾病是很少见的,常继发于泌尿生殖系的其他病变,对慢性膀胱炎的诊断,需详细进行全面的泌尿生殖系统检查,以明确有无慢性肾感染。男性患者需除外包皮炎、前列腺精囊炎,女性患者应排除尿道炎、尿道憩室、膀胱膨出等,还应做妇科检查,排除阴道炎、宫颈炎和尿道口处女膜伞或处女膜融合等情况。尿液浑浊,尿液分析可发现有意义的菌尿症,尿培养一般为阳性,但脓尿少见。

膀胱镜检查表现为膀胱黏膜失去其正常的浅橘黄色光泽,变成暗红色。较严重的水肿呈高低不平外观。更严重时黏膜僵硬,失去弹性。慢性膀胱炎症引起的溃疡底部较浅,表面有脓性分泌物覆盖,溃疡周围有明显充血。

慢性膀胱炎须与以下几种疾病进行鉴别。

(1)结核性膀胱炎,对抗生素治疗的反应不佳,尿液中可找到抗酸杆菌,尿路造影显示患侧肾有结核所致改变。

(2)间质性膀胱炎,患者尿液清晰,极少部分患者有少量脓细胞,无细菌,膀胱充盈时有剧痛,耻骨上膀胱区可触及饱满而有压痛的膀胱。

(3)嗜酸性膀胱炎的临床表现与一般膀胱炎相似,区别在于前者尿中有嗜酸性粒细胞,并大量浸润膀胱黏膜。慢性膀胱炎与腺性膀胱炎的鉴别诊断,主要依靠膀胱镜检查和活体组织检查。

5.治疗

(1)对症处理。

(2)消除原发病变,如尿路梗阻、结石、异物、肿瘤及生殖系感染等。

(3)选择有效、敏感的抗生素进行治疗。

(4)保持排尿通畅,增加营养,提高机体免疫力。

(5)对久治不愈或反复发作的慢性膀胱炎,在感染控制后则需要做详细全面的泌尿系检查。对神经系统疾病引起的尿潴留和膀胱炎,根据其功能障碍类型,进行治疗。针对妇科疾病,如阴道炎、宫颈炎和尿道口处女膜伞或处女膜融合等进行有效治疗。

(6)根据细菌培养结果选择敏感抗生素加入生理盐水行膀胱内间歇冲洗,每次冲洗500mL,每6小时1次,连续冲洗,7~9天为1个疗程。亦可连续冲洗2~3个疗程,疗效满意。方法是:膀胱内置入F16号三腔气囊尿管,尿管的出水管道连接无菌尿袋,进水管道连输液器接头,滴速为每分钟30滴。

二、间质性膀胱炎

(一)概述

间质性膀胱炎(IC)是泌尿外科常见临床疑难疾病之一。表现为尿频、尿急及充盈期膀胱和盆底疼痛,其特点主要是膀胱壁的纤维化,并伴有膀胱容量的减少。患者多为女性,国际尿控学会将此诊断命名为膀胱疼痛综合征/间质性膀胱炎,它几乎影响到了所有年龄段的女性,特别是中年女性,临床治疗较为复杂。

（二）病因

间质性膀胱炎(IC)的发病机制到目前尚未完全清楚,目前仍然认为免疫病变、感染因素、心理作用是 IC 的主要病因,发病可能与隐匿性感染、遗传因素、神经源性炎症反应、肥大细胞活化、自身免疫性疾病、膀胱上皮功能不良等因素有关。

（三）临床表现

IC 多发于 30～50 岁的中年女性,＜30 岁者约 25％,18 岁以下罕见,亦可累及儿童。男、女患病比率为 1∶10。本病发病较急,进展较快,但在出现典型症状后病情通常维持稳定而不会进一步加剧。有超过 50％的患者会出现自然缓解的情况,但很快又会再次发作。症状可分为膀胱刺激症状和疼痛症状 2 个症候群。主要表现为严重的尿频、尿急、尿痛夜尿增多(白天排尿 15～40 次,夜尿 6～20 次),排尿困难等膀胱刺激症状和耻骨上区疼痛,也可出现尿道疼痛、会阴和阴道疼痛,61％患者有性交痛。疼痛十分剧烈,与膀胱充盈有关,排尿后症状可缓解。患者膀胱刺激症状和疼痛症状 2 个症候群可同时具备,亦可只 1 种为主。症状与其他的膀胱炎症相似但更顽固、持续时间更长。

（四）诊断

IC 的临床诊断需依靠病史、体检、排尿日记、尿液分析、尿培养、尿动力学、膀胱镜检查及病理组织检查来综合评估。

必需条件:①膀胱区或下腹部、耻骨上疼痛伴尿频。②麻醉下水扩张后可见膀胱黏膜下点状出血或 Hunner 溃疡。

全麻或硬膜外麻醉下膀胱注水 80～100cmH₂O 压力,保持 1～2 分钟,共 2 次后行膀胱镜检查,应发现弥散性黏膜下点状出血,范围超过 3 个象限,每个象限超过 10 个,且不在膀胱镜经过的部位。

（五）诊断中存在的风险及防范

在诸多诊断方法中,膀胱镜检查是诊断 IC 的重要方法,但由于 IC 病变在黏膜下层和肌层,膀胱镜下活检率不高,所以膀胱活检并不是诊断间质性膀胱炎的必备条件,病理的确诊主要是淋巴管扩张,并有淋巴细胞浸润和肥大细胞渗入,肌层程度不等的纤维化。

（六）治疗

间质性膀胱炎的治愈非常困难,应向患者说明目前治疗的目的只是缓解症状,改善生活质量,很难达到完全缓解和根治。而每一种治疗方法并非适用所有的患者,治疗间质性膀胱炎应该是越早越好。综合以上原因,鉴于 IC 病因的多样性、复杂性,综合治疗、联合用药的效果可能更好。并且一定要采用心理治疗和保健辅导,以提高疗效。

1.饮食调节

IC 患者应以清淡饮食为主,避免刺激性食物和饮料,对食物过敏的患者尤为重要。

2.口服药物治疗

(1)抗组胺药物

羟嗪:开始剂量 25mg,睡前服用,1 周后增加至 50mg,1 个月后若无不良反应则白天加服 25mg。

（2）抗抑郁药

阿米替林：初始剂量为 25mg，睡前服，3 周内逐渐增加到 75mg（每晚 1 次），最大可至 100mg。

（3）钙离子通道阻滞药

硝苯地平：始剂量为 10mg，每天 2 次，若能耐受，可缓慢增加到 60mg，每天 2 次。

（4）阿片受体拮抗药

盐酸钠美芬：始剂量为 0.5mg，每天 3 次，若能耐受，可缓慢增加到 20mg，每天 3 次。

（5）多硫聚戊糖钠：推荐剂量为 100mg，每天 3 次，若能耐受，可缓慢增加到每天 600～900mg。

治疗风险及防范措施：口服不同药物可能会出现不同的不良反应：有全身软弱、嗜睡、急性尿潴留、失眠、恶心、腹泻、胃肠道反应、脱发等。且在病情得到控制后停药数日或 1 月后可以复发，故应维持量长期口服。多硫聚戊糖钠禁用于有出血倾向和有抗凝治疗的患者。孕妇与精神抑郁者不用此药。

3.膀胱扩张及膀胱药物灌注

在非手术治疗无效时，可考虑采用外科治疗。目前采用非手术方法以缓解症状，包括膀胱水扩张、膀胱药物灌注、神经刺激等。麻醉下膀胱水扩张是目前应用最广泛的 IC 检查和治疗方法。膀胱水扩张最明显的治疗效果发生在扩张后的很短时间内，但一般能持续 6 个月，膀胱扩张的机制目前认为是人工制造神经源性膀胱局部类似体，由于扩张破坏了穿入膀胱黏膜的神经末梢，得以症状缓解。短期疗效满意。但对于逼尿肌活动过度的病例是无效的。麻醉下膀胱扩张容量低于 200mL 时，治疗效果不佳。

目前较为流行的膀胱药物灌注法为用二甲基亚砜（DMSO）膀胱灌注（50% DMSO 50mL，保留 15～20 分钟，每周 1 次），治疗 12 周。二甲基亚砜疗效 50%～80%，但总体效果欠佳，易复发。也有肝素配合二甲基亚砜膀胱灌注。

阿米替林配合肝素膀胱灌注（注射用水 10mL＋肝素 10000U，变换体位，保留 30～45 分钟，每周 2 次，连续 12 周为 1 个疗程），膀胱灌注药物二甲基亚砜、羟氯生钠或硝酸银等是治疗 IC 的可选方案。肝素对膀胱 GAGs 层有保护作用，从而缓解症状。

治疗风险及防范措施：作者认为单独应用药物治疗 IC 对其引起的疼痛效果较好，但是对于尿频、尿急的疗效并不理想。如果同时进行膀胱液压扩张，可在一定的范围内扩大膀胱的容量，对缓解尿频的症状有一定的帮助，可以提高患者的生活质量。

4.手术治疗

非手术治疗无效时，可考虑采用手术治疗，术式很多，如溃疡等离子电灼术、经尿道溃疡电切术、经尿道溃疡激光切除术、膀胱部分切除术、膀胱扩大成形术以及尿道流改术等。但外科手术治疗应在所有非手术治疗失败后不得已才采取的治疗方法。经尿道电切适合于溃疡型 IC，近期效果良好，但易复发，而膀胱扩大术、膀胱全切术创伤大，应慎重选择。

经尿道膀胱镜微创穿刺给药：小剂量膀胱三角区壁层注射，突出了局部血药浓度高的特点，并成功地避免了全身给药所造成的危害。以膀胱镜在三角区用 F6 导管针黏膜下穿刺进针 0.5～0.8cm（注意避开输尿管口），氢化可的松 50mg，2% 利多卡因 2mL 混合后推入，穿刺点可选 2～5 处。每周 1 次，共 3 次。疗效确切，切实可行，值得推广。

治疗风险及防范措施:IC外科治疗方法较多,但应严格掌握适应证。术前应先进行系统的药物治疗。对晚期IC或膀胱挛缩患者可考虑行膀胱扩大术,对膀胱输尿管反流或输尿管狭窄导致肾积水或肾盂肾炎,引起肾功能受损患者,应及时行尿流改道术。对怀疑IC患者,出现膀胱大出血(早期)者,则不应行开放手术,特别是不应放置耻骨上膀胱造口管,因为一旦造瘘口不愈合,长期留置尿管,极易导致膀胱挛缩。

5.自我护理与心理治疗

鼓励其自我护理(例如体育锻炼、热水盆浴等),养成憋尿习惯。针对性地实施心理干预,根据患者所患疾病的时期、家庭情况、文化背景、职业、经济状况、年龄等进行分析。有意识地减轻工作压力,保持规律的生活习惯,劳逸结合,适当地进行户外锻炼,急性发作期要休息;调整饮食习惯,多饮水,少吃辛辣刺激性食物,戒烟限酒。

三、腺性膀胱炎

腺性膀胱炎(CG)是膀胱移行上皮的一种增生和化生性病变,有发展为腺癌的可能。发病率为0.1%～1.9%,大多为乳头状瘤型或滤泡样型。近年其发病率呈增高趋势。

(一)病因

目前对腺性膀胱炎的病因、发病机制仍不完全清楚。多数学者认为腺性膀胱炎是膀胱移行上皮在慢性刺激因素长期作用下发生化生(转化为腺上皮)的结果。考虑与下列诸因素有关。

1.膀胱的慢性炎症

膀胱的慢性细菌感染尤其是革兰阴性杆菌感染与腺性膀胱炎密切相关。临床上腺性膀胱炎好发于女性,与女性下尿路感染的高发病率相一致。长期、频繁的细菌感染可能是慢性膀胱炎发展为腺性膀胱炎的一个重要因素。

2.人类乳头瘤病毒(HPV)感染

有报道腺性膀胱炎也可能与人类乳头瘤病毒(HPV)感染相关。

3.下尿路梗阻或功能异常

各种原因引起的下尿路梗阻和功能异常是尿路感染最重要的易感因素,如膀胱颈肥厚、前列腺增生以及神经源性膀胱等,均可引起尿流不畅或易于反流,减弱尿液的冲洗作用,同时残余尿量增加则成为细菌生长的良好培养基。

4.其他

如膀胱结石、息肉、肿瘤、泌尿系统置管(双"J"管、造瘘管)及异物长期慢性刺激,均可破坏膀胱黏膜的防御能力,有利于细菌感染。

5.腺性膀胱炎

腺性膀胱炎的发生可能还存在着维生素缺乏、变态反应、毒性代谢产物、激素调节失衡或特殊致癌物等因素的作用,共同导致腺性膀胱炎的发生。

6.亦有部分学者认为腺性膀胱炎只是一种尿路上皮的正常变异现象

7.腺性膀胱炎好发于膀胱三角区及颈部考虑与以下解剖学基础有关

(1)三角区及膀胱颈部是尿液流体动力的着力点,无黏膜下层,位置固定,缺乏其他部位舒缩的随意性。

（2）该部位常为膀胱炎症及尿道逆行感染的高发区域，常被一些物理及尿液中的化学成分刺激，有促成腺性膀胱炎的因素。

（二）病理

研究认为腺性膀胱炎是一种增生与化生同时存在的病变，其过程为上皮增生凹入成Brunn巢，其内出现裂隙或形成分支状、环状管腔，中心出现腺性化生形成腺体结构，与此同时存在淋巴细胞和浆细胞的浸润，最后在囊腔内出现与肠黏膜相似的可分泌黏液的柱状或立方上皮，即称为腺性膀胱炎。囊壁被覆的上皮呈移行上皮时称囊性膀胱炎（CC），囊性膀胱炎与腺性膀胱炎上皮有差异，前者含细胞外黏蛋白，后者含有细胞内黏蛋白。大多数病例中可见Brunn巢、囊性化和腺性组织转化同时存在。囊性与腺性膀胱炎实质上是同一病变的不同发展阶段，可统称为腺性膀胱炎或囊腺性膀胱炎。腺性膀胱炎的发生与发展是一个渐变的慢性过程：从正常膀胱黏膜—移行上皮单纯增生-Brunn芽-Brunn巢-CC-CG。

腺性膀胱炎组织学类型如下。

1.经典型（移行上皮型）

以Brunn巢为特征。

2.肠上皮型

膀胱黏膜移行上皮的基底细胞呈慢性增生，并伸展至固有膜形成实心的上皮细胞巢，最后分化为颇似富含杯状细胞的肠黏膜上皮，其下通常没有泌尿上皮细胞。

3.前列腺上皮型

腺腔较大，内常含有PSA阳性的浓缩分泌物，类似于前列腺腺泡，腺上皮与间质之间有胶原样基膜；免疫组化显示，前列腺特异抗原（PSA）和前列腺酸性磷酸酶（PSAP）阳性的细胞，一些女性病例也有同样现象。证明膀胱有前列腺样化生，说明在发育过程中，膀胱原基可能与前列腺有密切关系。

4.混合型

可为尿路-腺上皮混合或泌尿-前列腺上皮混合。此外，可同时出现鳞状上皮化生、数量不等的Brunn巢以及不同程度的炎细胞浸润。

（三）临床表现

腺性膀胱炎好发于女性，成人和儿童均可发病。临床表现无特征性，主要表现为尿频、尿痛、下腹及会阴痛、排尿困难和偶尔肉眼（或镜下）血尿及排尿不畅。部分患者在抗感染治疗后肉眼血尿和尿白细胞可消失，但镜下血尿及尿频仍持续存在，常反复发作。由于久治不愈，患者生活质量下降，多伴有焦虑、抑郁、失眠等。体征可有耻骨上膀胱区深压痛，常规泌尿系辅助检查，如B超等多无发现，均需行膀胱镜检查及病理学检查。

（四）诊断

当发现成年女性出现顽固性的尿频、尿痛和血尿时，应想到腺性膀胱炎的可能。此时应注意询问病史，了解发病原因或诱因；疼痛性质和排尿异常等症状；治疗经过和复发等情况，并选择下列几种检查，进一步明确诊断。

（1）检查女性患者有无尿道外口解剖的异常，有无妇科疾病。

（2）男性患者应行肛门指检,偶可发现膀胱后壁（尿道内口及三角区）质地变硬,同时行前列腺按摩,可获得前列腺液常规检查结果。

（3）尿液检查。做中段尿的镜检、细菌培养和药敏试验。必要时常规做尿沉渣细菌计数以及尿沉渣细菌镜检,可明显提高腺性膀胱炎患者尿路感染的检出率。尿细菌需重复多次。

（4）有无邻近器官感染。男性做 EPS 常规检查主要是了解是否有前列腺炎,有无特异性病原体的检查,包括沙眼衣原体、溶脲脲原体、淋病耐瑟球菌、真菌、滴虫和病毒。女性应检查宫颈分泌物中是否有上述病原体存在。

（5）膀胱镜检查。膀胱镜检查及黏膜活检对诊断具有决定性意义。

病变多位于膀胱三角区、膀胱颈和输尿管开口周围。肉眼观察可见病灶处膀胱黏膜粗糙不平,增厚、充血水肿,可呈较小的、多发性的及不规则的乳头状（或结节状）凸起,有的则呈多形态性、乳头状、分叶状滤泡样相混合存在,少数形成较大的孤立性肿块。重者可累及整个膀胱壁。腺性膀胱炎在膀胱镜下可表现为:①乳头状瘤型:带蒂的乳头状增生物,表面充血水肿,蒂大小不等;②滤泡样（或绒毛样）水肿型:片状浸润型的滤泡状水肿隆起或绒毛状增生;③慢性炎症型:局部黏膜粗糙、血管纹理增多或模糊不清;④红润型:亦称为肠腺瘤样型。呈鲜红色占位性病变,有时外观疑为血凝块;⑤黏膜无显著改变型:黏膜大致正常。还有报道表现为孤立性息肉样腺性膀胱炎或肿块很大的"假瘤型囊性腺性膀胱炎"。

腺性膀胱炎的乳头状肿物末端透亮,且无血管长入,表面光滑,蒂宽,且不呈浸润性生长,活检不易出血;而肿瘤则相反,乳头状瘤的末端不透亮,并常可见有血管长入。但最终确诊仍依赖活检。

（6）影像学检查。B 超和 CT 检查可显示膀胱内占位性病变或膀胱壁增厚等非特异性征象,与膀胱肿瘤很难区别。但 B 超作为非侵入性检查可提高腺性膀胱炎的早期诊断率和进行随访。静脉肾盂造影（IVP）可了解膀胱内占位对肾功能的影响。

（7）流式细胞学检查组织中的 DNA 含量,免疫组织化学检测分子指标（如 P_{53}）的表达,可为腺性膀胱炎的病理诊断及临床分型提供参考。

（五）鉴别诊断

腺性膀胱炎容易发生误诊或诊断困难,还需与膀胱腺癌、滤泡性膀胱炎、膀胱软斑病、间质性膀胱炎、化学性膀胱炎、嗜酸性膀胱炎等相鉴别。

1.膀胱腺癌

肠上皮型腺性膀胱炎（特别是旺盛性或弥散性）易与肠型腺癌相混淆。鉴别要点:①腺性膀胱炎的间质黏液湖一般是局灶性的,其内一般没有漂浮细胞,腺癌的黏液湖多为广泛性的,常有漂浮的癌细胞;②腺性膀胱炎累及肌层为浅层局灶性和推挤式,而腺癌常浸润深肌层,为分割破坏式;③腺性膀胱炎的细胞异型性常为局灶性,程度亦比较轻,结构异型性不十分明显,腺癌结构和细胞异型性更明显;④腺性膀胱炎缺乏核分裂,腺癌核分裂多,亦可见病理性核分裂象;⑤腺癌可出现印戒样细胞,腺性膀胱炎无此表现;⑥腺性膀胱炎一般没有坏死,腺癌常有坏死;⑦腺性膀胱炎除肠型腺上皮外,还可见到泌尿上皮型腺样结构,腺癌通常没有。

2.滤泡性膀胱炎

本病易与腺性膀胱炎的滤泡型混淆,特点是常见于慢性尿路感染后,膀胱镜可观察到小的、灰黄色、隆起小结节,常被炎性黏膜包围,但有时在结节间亦可看到正常黏膜,病变常见于膀胱三角区或膀胱底部,缺乏腺性膀胱炎之片状浸润、隆起及绒毛状增生之特征。显微镜检发现在黏膜固有层内有淋巴细胞滤泡组成的结节。

3.Mullerian 源性腺性增生性病变

包括子宫内膜异位症、宫颈内膜异位症和输卵管内膜异位症,常发生在生育期妇女,膀胱壁全层内有形态上呈良性的宫颈内膜腺体广泛浸润。Mullerian 腺异位主要发生在膀胱后壁,病变主要在肌层内,甚至可累及膀胱周围组织,腺性结构有柱状纤毛上皮。而腺性膀胱炎主要位于膀胱三角区和颈部,病变局限在固有层内,一般不累及肌层,腺性细胞巢周围可见泌尿上皮。

4.腺性膀胱炎与膀胱肿瘤的关系

目前大多数学者仍认为虽然腺性膀胱炎本身是良性病变,但是一种具有恶变潜能的癌前病变,通过检测单克隆抗体 mAhDasl 在腺性膀胱炎及膀胱癌中的表达证实腺性膀胱炎是癌前病变。但多发生于广泛肠上皮转化型、团块状、乳头状瘤样型或红润型等少见类型,而临床上更为常见的慢性炎症型及黏膜无显著改变型却罕见有发生恶变报道,这与腺癌的低发病率是相一致的(仅占膀胱肿瘤的 0.5%～2%)。因此有学者提出了将腺性膀胱炎根据膀胱镜下表现进行分型(低危型和高危型)的概念。

(1)低危型包括慢性炎症型、小滤泡型和黏膜无显著改变型。膀胱黏膜呈颗粒状凸凹不平、单个或数个小滤泡、小片绒毛样水肿、黏膜充血或血管纹理增粗增多。

(2)高危型包括乳头状瘤样型、大片绒毛样水肿型、实性团块瘤状、红润型(肠腺瘤样型)和广泛肠化生型。低危型基本没有癌变可能,不应视为癌前病变,但若慢性刺激因素持续存在,也可能发展为高危型;而高危型则存在较短时间内恶变的可能,应视为癌前病变。

(六)治疗

根据其诱因、伴发疾病、病变部位、病变范围、病理类型,可采取如下原则治疗。

(1)解除诱发因素,解决基础疾病是最基本的治疗手段,否则效果不佳或易复发。

(2)对于膀胱内病变范围小,症状轻,可以采取膀胱灌注化疗,辅以对症处理。

(3)对于膀胱病变较广,症状较重者,经尿道电切或电灼是主要的治疗措施,同时术后予以膀胱灌注。灌注药物及方法如下。

①噻替哌注射液 60mg,溶于生理盐水或注射用水 30～60mL 中,将尿排净后经导尿管注入膀胱,变换体位后保留 1～2 小时,每周 1 次,4 周后改为 1 个月 1 次;10 次为 1 个疗程。

②卡介苗(BCG)灌注。BCG 为膀胱腔内灌注的常用生物制剂,为一种活的生物菌,具有一定的抗原性、致敏性和残余毒性,对表浅、无肌层浸润的膀胱肿瘤和原位癌效果较好。其抗肿瘤的机制仍不十分清楚,目前比较明确的有两点:①BCG 与膀胱黏膜接触后引起膀胱黏膜的炎症反应,从而激发局部的细胞免疫反应,形成有胶原纤维包绕的成纤维细胞、巨噬细胞、淋巴细胞团,干扰肿瘤细胞生长。②BCG 对黏膜上皮细胞及肿瘤细胞具有直接细胞毒作用。

BCG 膀胱灌注适合于高危非肌层浸润性膀胱癌的治疗,可以预防膀胱肿瘤的进展。但BCG 不能改变低危非肌层浸润性膀胱癌的病程,而且由于 BCG 灌注的不良反应发生率较高,对于低危非肌层浸润膀胱尿路上皮癌不建议行 BCG 灌注治疗。

对于中危非肌层浸润膀胱尿路上皮癌而言,其术后肿瘤复发概率为 45%,而进展概率为 1.8%,因此,中危非肌层浸润膀胱尿路上皮癌膀胱灌注的主要目的是防止肿瘤复发,一般建议采用膀胱灌注化疗,某些情况也可以采用 BCG 灌注治疗。

BCG 膀胱灌注方法:将 BCG 30mg 溶于生理盐水 30～60mL 中,将尿排净后经尿管注入膀胱,变换体位后保留 1～2 小时,每周 1 次,6 次后改为 1 个月 1 次,12 次为 1 个疗程。BCG 灌注量问题一直没有标准剂量,有人试验用 120mg 的 1/4 量(30～40mg)膀胱内灌注治疗中危非肌层浸润型尿路上皮癌时,其疗效与全量疗效相同,但不良反应却下降了 47.3%。因此,笔者认为其每次灌注量 30mg 治疗 312 例患者,疗效理想。灌注过程中要注意无菌技术操作。

BCG 膀胱灌注的主要不良反应为膀胱刺激症状和全身流感样症状,少见的不良反应,包括结核型败血症、前列腺炎、附睾炎、肝炎等。因此,TURBT 术后膀胱有开放创面或有肉眼血尿等情况下,不能进行 BCG 膀胱灌注,以免引起严重不良反应。有免疫缺陷的患者,如先天性或获得性免疫缺陷综合征(AIDS)、器官移植患者或其他免疫力低下的患者,均不宜行 BCG 的治疗,因为不会产生疗效。活动性结核患者也不宜应用 BCG 灌注治疗,以免引起病情恶化。

(4)对于病史复发,高度怀疑恶变或有恶变的片状增生型合并溃疡患者,可行膀胱部分切除术,术后予以膀胱灌注化疗。

(5)手术切除、经尿道电切加膀胱内灌注化疗药物是治疗腺性膀胱炎的有效方法。膀胱内局部病变的处理要根据患者的临床症状,病变部位、大小、形状以及所引起的并发症等采取不同的方法,其手术方法有如下。

①腔内手术:对于乳头状瘤样型、滤泡型、绒毛样水肿型,如果病变范围<7cm,可行电切、电灼、气化、激光烧灼等处理。切除范围应超过病变部位 1cm,深度达黏膜下层,术后药物膀胱灌注减少复发。

②开放性手术。手术指征:a.膀胱多发性肿物,病变广泛、严重和弥散,且症状明显,非手术治疗或腔内治疗效果不好,仍多次复发者;b.病变累及膀胱颈部,双输尿管开口或同时合并起源于双输尿管下段的肿物,引起明显的排尿困难,双肾积水,双肾功能减退者;c.膀胱病变致膀胱容量明显变小,似结核样膀胱挛缩者;d.高度怀疑或已有癌变者。可考虑做膀胱部分切除术或全膀胱切除术。

(6)腺性膀胱炎有恶变倾向,不论采取何种方法治疗,都要定期进行膀胱镜检查随访,并有组织活检的组织学诊断。

(7)其他治疗:有报道对腺性膀胱炎患者进行放疗(直线加速器)或行膀胱三角区和膀胱颈部注射药物治疗,确切疗效有待进一步验证。

四、嗜酸细胞性膀胱炎

嗜酸性膀胱炎(EC)属于一种泌尿道的过敏性疾病,是少见的膀胱炎症。其特点是有大量嗜酸性粒细胞浸润膀胱壁。

(一)病因

一般认为该病病因属于一种泌尿道过敏性疾病,如食物过敏、寄生虫、药物等所致。一些相关的危险因素有支气管哮喘、遗传性过敏性疾病、环境中的过敏原；某些化疗药物亦可致病，如丝裂霉素 C、噻替哌、曲尼司特、青霉素等，但停药后症状短期内可消失。常与泌尿道某些疾病伴发（如膀胱癌），前列腺增生及其电切术后，少数可独立发生。

免疫反应在本病的发病中起一定作用，IgE 与多种抗原结合，激活巨噬细胞分泌白介素-5，吸引嗜酸粒细胞聚集释放损伤酶，最终引起黏膜下水肿、肌肉坏死及表层肌肉的纤维化等损害，其中嗜酸性阳离子可提高膀胱炎症反应并造成逼尿肌纤维化，引起各种症状。Sano 等认为血清和尿中性阳离子蛋白是本病的一种标记物。

本病临床发生率远较实际发生率低，Zeitl-hofer 等对 1000 例怀疑膀胱肿瘤患者进行活检，发现嗜酸性膀胱炎 17 例，其发病率为 1.7%。其发病年龄在 6 个月至 87 岁，平均年龄为 42 岁。

（二）病理

在肉眼或膀胱镜下 EC 则表现为红斑、水肿、溃疡、天鹅绒样改变，当发生增殖性损害时，可类似乳头状瘤或葡萄状瘤，病损类似胃肠道的嗜酸性肉芽肿。但本病光镜下特点为膀胱黏膜及肌层有大量的嗜酸细胞浸润。病理检查具有特征性改变，为富含嗜酸性粒细胞的炎性细胞浸润、纤维化、平滑肌坏死，有时伴有巨细胞出现。

（三）临床表现

EC 起病可为急性或亚急性，通常为慢性，其临床表现多种多样。患者多有血尿、脓尿、排尿刺激征、排尿困难和耻骨上疼痛，少见症状有尿潴留、肾盂积水，有时类似间质性膀胱炎、结核性膀胱炎或膀胱肿瘤的临床症状；也有尿常规正常，仅有膀胱刺激症状，少见症状还有尿潴留，少数并发于膀胱癌者可无症状。

（四）诊断

有过敏和哮喘病史，反复发作的慢性膀胱刺激症状的患者应考虑此疾病。外周血检查可以发现嗜酸性粒细胞增多，尿检可有蛋白尿、血尿或脓尿。

EC 患者膀胱镜检查特点：可见膀胱黏膜水肿、溃疡、红斑形成，并可伴有与肿瘤相似的广基息肉。

B 超检查特点：广泛膀胱壁增厚，以黏膜为主，呈堤坝状，基本均匀的等回声。

其病理检查具有特征性改变，为富含嗜酸性粒细胞的炎性细胞浸润、纤维化、平滑肌坏死，有时伴有巨细胞出现。嗜酸细胞性膀胱炎常易误诊断为膀胱肿瘤，单凭肉眼观察难以鉴别，活组织检查是唯一能鉴别的方法。

（五）治疗

EC 治疗至今没有标准化，文献报道以非手术治疗为主，多数病例可获病理及症状缓解。

为了控制继发性感染，适当应用抗生素。可在病史中仔细寻找过敏原，并进行评价，在消除过敏原后进行脱敏疗法。口服或膀胱内灌注皮质醇以及应用抗组胺药也有效果。必要时给予中药协助治疗。经非手术治疗无效的，病变引起严重并发症的，如输尿管梗阻造成严重肾积水或膀胱挛缩者可采用手术治疗。

手术方法：主要是经尿道息肉或肿块电切术，切除息肉深度通常达肌层。若有严重肾积水，输尿管扩张、反流，可行膀胱全切，尿流改道。

EC 为良性病变,治疗效果佳,预后好,但可复发,偶尔亦可发展为恶性病变。

五、出血性膀胱炎

出血性膀胱炎是指某些药物或化学制剂在尿中产生对膀胱的急性或慢性的损伤,导致膀胱广泛的炎症性出血。本病是一种多病因的并发症,常见于肿瘤患者治疗过程中,多因抗肿瘤药物的毒性或过敏反应,盆腔高剂量照射引起的放射损伤所致,另外还见于某些病毒感染,如腺病毒、流感病毒感染等。

(一)病因

引起膀胱出血的因素如下。

1.药物毒性反应

如烷化剂、白消安、噻替哌、苯胺、甲苯胺衍生物、环磷酰胺等,可直接刺激膀胱黏膜上皮,引起出血性膀胱炎。这种毒性反应,不但与药物作用时间和浓度呈正相关,而且与给药途径及方法关系密切。环磷酰胺(CTX)和白消安(BUS)联合化疗引起膀胱炎的危险性相对更高。甲喹酮、乌洛托品、避孕栓、苯胺和甲苯胺等长期或过量使用或接触也可以直接或间接地引起出血性膀胱炎。

2.放射性损伤

盆腔全量放疗时有 20% 的患者膀胱受累。放射线对膀胱的急性损伤首先是膀胱黏膜的炎症改变,引起黏膜糜烂、溃疡或坏死出血。

3.病毒感染

Ⅱ型腺病毒感染可以引发膀胱刺激症状及肉眼血尿。也见于某些流感病毒感染等。

4.全身疾病

类风湿关节炎和 Crohn 病可并发系统性淀粉样变,膀胱的继发性淀粉样变可引起明显血尿。

5.有大量尿潴留时突然大量导尿,引发膀胱出血的报道

(二)临床表现

出血性膀胱炎主要表现如下。

1.突发性血尿

血尿突然发生,并伴有尿频、尿急、尿痛等膀胱刺激症状,严重者又伴有贫血。膀胱镜检查可见膀胱容积变小,黏膜充血、水肿、溃烂或变薄,血管壁变脆,部分患者可见出血部位。

2.顽固性血尿

反复发作性血尿或血尿持续,经久不愈。并常伴有尿频、尿急、尿痛等症状。

有时因反复出血、膀胱内形成血凝块或阻塞输尿管口,引起急性或慢性尿潴留。膀胱镜检查可见膀胱容积缩小,膀胱挛缩,膀胱壁弹性消失,黏膜充血水肿,溃疡坏死或血管扩张出血。

(三)诊断

1.做出出血性膀胱炎的诊断之前应注意以下 4 点情况

(1)注意膀胱内出血是否因肾、输尿管和膀胱结石、膀胱肿瘤等常见疾病所致。

（2）当儿童出现膀胱刺激症状而尿培养阴性时，则应考虑到病毒感染或误服对泌尿系统有毒性的药物的影响。

（3）青年人出现血尿则要考虑到工作是否常接触有害的化学品。

（4）老年人出现血尿则要排除泌尿系统肿瘤或前列腺增生症。

2.当患者出现膀胱、尿道刺激症状并血尿时，医生应考虑进行以下检查

（1）尿常规检查：可有镜下血尿，甚至肉眼血尿。

（2）膀胱镜检查：膀胱镜检查及活检是确定诊断最可靠的方法，可看到膀胱内有不同程度炎症改变，甚至可以观察到出血部位，两侧输尿管开口排出的尿液是清亮的。

（3）肾功能检查：如肌酐、尿素氮、尿酸等的检查。

（4）结核抗体及尿抗酸杆菌检查。

（四）治疗

各种原因引起的出血性膀胱炎治疗方法基本相同，主要是止血，根据血尿的程度可选用下列处理方法。

1.清除膀胱内血块

这是治疗出血性膀胱炎的第一步，若血块松软，可在病床旁进行，可留置管腔较大的多孔导尿管，用蒸馏水或生理盐水反复冲洗抽吸，冲洗时最好选用 20mL 以上容量注射器，进水时用力推注，才能用水柱打碎血块，而抽吸时要缓慢些，防止急抽吸时血凝块阻塞尿管。若血凝块较坚韧，且大而多，则需以尿道插入电切镜方能清除血凝块。当膀胱内血凝块冲洗干净后，应观察膀胱内出血部位，如有活动性出血点，则可立即行电凝止血，并同时行膀胱内灌注药物止血。

2.止血药物的应用

药物包括氨基己酸、酚磺乙胺、卡巴克络、维生素 K 等，通过增强血小板黏附功能或增强毛细血管对损伤的抵抗力，减少毛细血管通透性，使受伤的毛细血管端回缩而止血等发挥作用。增压素 0.4U/min 的速度静脉滴注治疗膀胱大出血，效果较理想。

3.局部用药

（1）凝血酶：1000～4000U 用蒸馏水或生理盐水 20～30mL 配成溶液，每 2～4 小时膀胱内注射 1 次。多数患者经 2～3 次灌注后，出血即可得到控制。

（2）硝酸银：用蒸馏水配制成 0.5％～1％溶液，每 10～20 分钟向膀胱内灌注 1 次，有些患者需多次灌注，疗效可靠，能使 70％膀胱出血停止。

（3）去甲肾上腺素：用 8mg/100mL 去甲肾上腺素冲洗膀胱可止血，冲洗后血压可增高，脉搏加快，但不影响治疗，不损伤黏膜。

4.冰水膀胱冲洗

用冰水连续冲洗 24～48 小时，可以治疗放射性膀胱炎的出血。据报道，此法成功率为 92％。冰水有收缩，蛋白凝固，故可止血。

5.高压氧治疗

由于高压氧可以提高血管损伤组织的修复能力，促使血尿停止。因此，最近有人采用高压氧治疗因放、化疗引起的出血性膀胱炎。方法是：在高压氧舱中 3kPa 压力下，吸入 100％氧气

90 分钟为 1 次治疗,每周 5～6 次,共 20 次。

6.外部加压器

这是一种可用于骨盆区进行充气压迫止血的器械(目前尚未进入国内市场),适用于血流动力学不稳定的盆腔急性大出血,曾用来治疗难于控制的膀胱大出血。据报道,该疗法的临床治疗效果较好。

7.手术止血

只限于非手术治疗无效情况下,方可考虑行切开膀胱清除血凝块,电凝或用化学药品烧灼止血。若不能达到目的,则可行双侧髂内动脉结扎。

(五)预防

(1)在化疗过程中,注意选用泌尿系统保护药巯乙基磺酸钠辅助治疗。推荐方法为开始化疗时给药 1 次,按 80mg/kg 计算,化疗后 4 小时和 8 小时各给药 1 次。

(2)在放疗前或放疗期间应用对膀胱黏膜有保护作用的戊聚糖多硫酸钠,即使在膀胱炎出现以后应用,也可减轻症状和出血。

(3)化疗前详细阅读药物说明书,了解药物毒理,避免使用对膀胱黏膜有刺激的药物。

(4)病因治疗,如前列腺增生、泌尿系结核、泌尿系结石及泌尿系肿瘤的及时诊治等。

六、膀胱白斑病

目前,多数学者认为膀胱白斑病是一种癌前病变。有人根据临床统计,其癌变率为 15%～20%,有的高达 28%,其中绝大多数为鳞状上皮癌,少数为鳞状细胞及移行细胞混合癌。早在 1861 年 Rokitansky 首次报道此病。到目前为止,膀胱白斑病报道较少。

(一)病因

膀胱白斑病的病因尚不明了,下尿路感染、梗阻及增生性病变关系紧密,由膀胱移行上皮细胞化生而来。膀胱移行上皮细胞化生的原因有 3 种学说。

(1)胚胎时期外胚层细胞残留。

(2)对不适应刺激的反应。

(3)细胞自身转化。

(二)病理

膀胱白斑病病变组织有增生型、萎缩型、疣状型 3 种表现形式。

1.增生型

绝大部分为此型。鳞状细胞可达 10 余层,深层棘细胞增生,棘细胞钉突伸长,表层细胞角化异常活跃。其电镜下特点为:表面由复层鳞状上皮细胞组成,大部分病例表层细胞老化,细胞核上皮细胞之间的间隙更宽,张力纤维更丰富。提示胞质内糖原、张力原纤维的数量、鳞状上皮细胞间隙宽窄与细胞的分化程度有关(普通病理检查尚无法做到)。

2.萎缩型

较少见。其鳞状细胞仅 2～3 层,棘细胞减少,无钉突或钉突明显缩短,可与增生型同时存在。

3.疣状型

此型更少。此细胞钉突延长,可见明显角化不全、角化过度。

膀胱白斑病常与腺性膀胱炎、膀胱颈部炎性息肉、慢性膀胱炎等合并存在,可合并慢性滤泡性膀胱炎、膀胱癌等。亦与病变程度、发病趋势、细胞增殖及活跃程度有关。

(三)临床表现

膀胱白斑病多见于中年女性,常因尿频、尿急、尿痛、血尿、下腹部不适就诊,常伴有多虑、失眠、精神抑郁、全身不适。可与尿道处女膜融合症、尿道肉阜等合并存在,反复出现泌尿系感染、膀胱炎、尿道炎、阴道炎等,经抗感染治疗后症状缓解,但经常复发,可持续数十年。病程中没有或比较少见血尿、发热和腰痛。

(四)诊断

膀胱白斑病因缺乏特异性临床表现,常被医师误诊为泌尿系感染、结核、精神病等。临床诊断主要依靠膀胱镜检查和病理检查确诊。常需做以下检查。

1.尿液检查

尿常规可见镜下血尿,白细胞计数增多。尿细菌培养多数阴性。

2.膀胱镜检查

对诊断具有决定性意义。膀胱容量正常时,膀胱内尿液中可见大量脱落的上皮及角质蛋白碎片在水中游动,呈现暴雪景象。膀胱内壁可见灰白或灰色斑状隆起,大小不等,单发或散在多发。病变主要位于膀胱三角区及膀胱颈部或两处相连成片,也可位于输尿管开口,但输尿管开口清晰,喷尿正常,很少引起梗阻。病变广泛者可波及膀胱大部乃至全部。

单纯膀胱白斑病为不规则成片白斑,病灶稍隆起,边界清楚,表面毛糙,外形不规则,呈海星样向周围延伸,表面有时可见活动性出血点,白斑部血管纹理随角化层厚度增大逐渐减少或消失。常见膀胱颈部及尿道充血,可合并腺性膀胱炎、膀胱颈部炎性息肉等。合并腺性膀胱炎时,为散在粒状及小片状直径 $3\sim5$mm 白色斑点。取病灶组织做常规病理检查,有条件者进一步做电子显微镜检查。

国内有学者对膀胱白斑诊断标准做了如下条件,可供诊断时参考:①间断反复出现尿频、尿急或伴尿痛、血尿,下腹部不适及疼痛者。②膀胱镜检:发现边界清晰的膀胱黏膜白色斑块,其上血管纹理明显减少或消失。③病理检查:膀胱黏膜鳞状上皮化生,表层上皮不全角化或出现角化。④膀胱黏膜鳞状上皮化生,表层上皮无角化。⑤电子显微镜检查:膀胱黏膜鳞状上皮化生,胞核幼稚,胞质内张力原纤维较丰富,连接部位可见丰富的桥粒结构。同时符合上述 5 条或符合②③条或符合②④条、符合②⑤条者,即可确诊。

(五)治疗

(1)经尿道膀胱白斑电切术。电切的范围为可见膀胱白斑及其周围 2cm 正常的膀胱黏膜,由于膀胱白斑病病理改变限于黏膜层,所以切除的深度达到黏膜下层即可,其疗效确切。

(2)去除诱发因素,治疗基础疾病。积极抗感染治疗,处理泌尿系结石,解除尿路梗阻。经过这些治疗后,有些患者可自愈。

(3)对明显神经衰弱、睡眠差及夜间尿频较重者可用镇静、抗焦虑药物。

(4)经上述治疗效果欠佳,且病史较长,反复发作,症状严重,高度怀疑有恶变或病理证实已恶变者,可考虑行全膀胱部分切除或全切术,但术前要慎重,应反复征求患者及亲属意见,再行尿流改道术。

七、气性膀胱炎

气性膀胱炎少见,是以膀胱壁组织内出现气泡为特征,是膀胱急、慢性炎症罕见的特殊类型。发病年龄多为青年人,以女性及糖尿病患者常见。本病临床症状轻重不一,以感染症状合并气尿为特征。由于在膀胱壁内葡萄糖被细菌(变形杆菌)侵入后而有发酵导致黏膜的气性外形。经敏感抗生素治疗后气体即消失。

(一)病因

各种原因致细菌酵解葡萄糖或蛋白质产生的气体聚积于膀胱黏膜下,当气体量大时可溢至膀胱内或膀胱外周的浆膜下,膀胱腔内出现游离气体。导致气肿性膀胱炎的细菌类型有大肠埃希菌、肺炎克雷伯菌、产气肠杆菌、奇异变形杆菌、金黄色葡萄球菌、链球菌、产气荚膜梭状芽孢杆菌和白色念珠菌等。但临床常见于产气杆菌感染,多发生于膀胱外伤后,特别是糖尿病患者。发病诱因如下。

(1)导尿操作时致尿道黏膜破损引起细菌感染较常见,老年糖尿病患者尤为多见,因低血糖昏迷后尿潴留留置导尿管也可诱发。

(2)继发于糖尿病神经源性膀胱、饮食紊乱及精神分裂症等。

(3)继发于外科手术,如膀胱癌、膀胱部分切除术后、子宫全切术后卵巢转移癌、化脓性睾丸炎行切除术后、刮宫术后等。

(二)临床表现

临床上多表现为血尿、气尿、排尿困难、尿潴留、下腹部不适等,有的表现为压力性尿失禁。其症状多变,合并其他疾病时可以意识障碍、腹泻等伴随疾病的症状为首发症状。若膀胱穿孔可有相应症状,如腹痛及腹膜刺激征。感染加重时可引起败血症,合并结石或上尿路积水时可出现相应影像学改变。基本体征为下腹部膨隆、触痛、膀胱区叩诊呈鼓音。

(三)诊断

气肿性膀胱炎的诊断主要依据影像学检查。

1.B超检查

早期可见膀胱壁改变,之后可因气体较多而不能显示下腹部结构。

2.MRI检查

该检查对于伴上尿路积水或与其他情况鉴别时有重要意义。

3.X线腹部平片

可见膀胱气液积聚现象。

4.CT检查

较其他影像检查敏感,应作为首选。CT检查可见膀胱体积增大,有液气平面,膀胱壁有泡状气体影,膀胱壁外周可有气体带。

5.膀胱镜检查

可见全膀胱黏膜有弥散性脓苔附着,黏膜层布满小气泡,以镜端轻挤压气泡,可见气泡呈

"沼泽样"释放气体。

6.血常规检查

见血白细胞计数及中性粒细胞均明显升高。

7.尿常规检查

尿中白细胞及红细胞均升高；

8.尿细菌培养

多呈阳性,对诊断有提示意义。

(四)治疗

早期治疗十分重要。病因治疗、引流尿液及控制感染是治疗的基本原则。

(1)入院后可先行尿液细菌培养及药敏试验,根据结果给予细菌敏感的抗生素。

(2)应密切观察患者生命体征,预防败血症或毒血症的发生;注意尿糖、尿酮体和血糖水平,预防糖尿病酮症酸中毒。

(3)膀胱持续冲洗。方法:尿道外口周围消毒后,膀胱内置入 F16 号三腔气囊尿管,用生理盐水 500mL 加敏感抗生素接三腔气囊尿管,冲洗膀胱,每 6 小时 1 次,连续冲洗 3～5 天。利用敏感抗生素冲洗膀胱,对引流膀胱、减轻毒素吸收非常有效,注意防治膀胱穿孔等并发症。膀胱冲洗期间要保持尿管通畅。

(4)若出现其他相关腹泻等并发症时,应积极对症处理。

膀胱黏膜下及周围气体不需要特殊处理,待血糖和感染控制后自然消失。但要保持尿管通畅。

八、坏疽性膀胱炎

(一)病因

本病比较罕见,其病因尚未完全明了。病史上通常有外伤、强烈的化学刺激、全身感染以及放射线照射等。但主要原因是膀胱内持久性反复严重的感染,而又未得到合理的治疗所致,其次是男性下尿路梗阻机会较多,排尿困难使感染不易控制,引起膀胱坏疽性改变的机会较多。常见的致病菌有梭形杆菌、产气荚膜杆菌和奋森螺旋体等。

(二)临床表现及诊断

(1)膀胱持久严重感染时,可见膀胱壁脓肿与多处坏死,排尿时剧痛,排尿不畅或困难,并发上尿路感染时可有畏寒发热,体温多在 38.5～39℃,耻骨上多有压痛,但缺乏反跳痛。

(2)合并膀胱周围炎时可出现盆腔炎症状,如下腹部钝痛,排便时盆腔不适等。

(3)实验室检查:白细胞计数及中性粒细胞均有不同程度的增高,尿液浑浊或有絮状物,尿液中可闻及氨气味及腐臭味,尿中可检出脓细胞及白细胞数＞10/HP。尿细菌培养多为革兰阴性杆菌、链球菌。

(4)膀胱镜检查:黏膜充血水肿,部分黏膜坏死成溃疡状,可见大量脓性分泌物附着于黏膜及溃疡面上。

(5)CT:显示膀胱腔缩小,膀胱形态固定;整个膀胱壁均匀增厚,内外侧壁粗糙,表示病变累及膀胱全层;增强显示 CT 值无明显增高,说明膀胱血供极差。

(三)鉴别诊断

急性坏疽性膀胱炎应与腹膜炎及盆腔感染相鉴别。腹膜炎患者多有腹部压痛、反跳痛及肌紧张。而坏疽性膀胱炎患者的体征多表现在耻骨上区。如出现膀胱壁僵硬改变应注意排除膀胱肿瘤。

(四)治疗

坏疽性膀胱炎的治疗主要以手术治疗为主,并发有腹膜炎者更应及时行耻骨上膀胱造瘘术,术后全身应用敏感抗生素,同时行膀胱持续冲洗,冲洗液中最好加入敏感抗生素,冲洗液24 小时需 1500～2500mL。延迟处理可加重病情。

九、放射性膀胱炎

放射性膀胱炎是盆腔恶性肿瘤放疗后的一种常见并发症或是对盆腔肿瘤进行了放射诊断。因放射性膀胱炎多在放射诊疗后 3 个月以上发生,故易延误病情,往往到就诊时患者已经发生了严重的血尿及肾盂积水等并发症。

(一)病因

子宫颈癌、前列腺癌、直肠癌及膀胱癌等盆腔恶性肿瘤放射诊断后,可导致程度不同的急、慢性放射性膀胱炎,它的发生与放射剂量、放射持续时间直接相关。

(1)多数学者以为,膀胱组织对放射线的耐受量为 60Gy。此外,后装治疗腔内放射源位置不当、多盆野外照射同时行腔内治疗及部分患者的膀胱对放射线耐受量偏低等,也是导致放射性膀胱炎发生的重要原因。

(2)多为接受比常规剂量高 10%的照射量,亦与个人膀胱对放射线耐受量偏低及设备性能、防护方法有关。

(3)放射性膀胱炎临床发作率不高,文章报道一般不超过 3%～5%,但宫颈癌放射性膀胱炎的发作率为 2.1%～8.5%。临床发病时间差异性较大,急性型表现发生在放射诊断后 6 个月内,亚急性型发生在诊断后 6 个月至 2 年,慢性型则在放射诊疗后 2～10 年发病,最长者也有在 20 年后发病,但一般多发于放疗后 2～3 年。

(二)病理

放射性膀胱炎的损伤主要有移行上皮剥脱,黏膜溃疡,固有层内急性炎症反应,血管内血栓产生;病变晚期可有膀胱壁纤维化,罕见有黄色瘤病变。尿脱落细胞学的诊断可见细胞碎片,坏死的尿路上皮细胞,各种出血以及包涵组织细胞在内的炎症细胞;增大的移行上皮细胞,以及有核内空泡发生、核染色质清亮、核结构消失等退行性改变的移行上皮细胞。这种尿脱落细胞学改变能够持续数年。急性型出现于放疗后 4～6 周,放射线所致毛细血管扩张、黏膜下出血、间质纤维化和完全平滑肌纤维化,进而弥散性动脉内膜炎,使膀胱发生急性和慢性缺血。晚期膀胱壁纤维化可导致膀胱容量严重减少,出现膀胱挛缩。

(三)临床表现

放射性膀胱炎的临床表现以突发性、无痛性肉眼血尿起始,主要有明显表现为持续或反复、难以控制的肉眼血尿,多伴发尿频、尿急,部分患者因感染而出现尿痛。有时尿中出现大小不等的血凝块阻塞尿道致排尿障碍,甚至急性尿潴留。部分患者下腹坠胀疼痛。耻骨上触痛为通常体征。可见不同程度的失血性贫血,重症者发生双下肢凹陷性水肿,急性大量出血致膀胱填塞甚至失血性休克。另外可见发热、白细胞计数增多等全身症状。

按临床表现的严重程度,放射性膀胱炎分为3种。

轻度:有尿频、尿急、尿痛等表现,膀胱镜检可见黏膜充血水肿。

中度:膀胱黏膜毛细血管扩张性血尿,可反复发作,有时产生溃疡。

重度:膀胱阴道瘘(直肠瘘)产生溃疡,进展至后期发生放射性膀胱炎三种表现:①溃疡腐蚀较大的血管致膀胱大出血;②由于膀胱过分膨胀和机械作用而导致溃疡穿孔;③由于溃疡破溃入邻近器官而产生膀胱阴道瘘(直肠瘘),部分患者也可因肿瘤侵犯而产生瘘管。

(四)诊断

患者有明确的射线照射史,照射剂量在60Gy以上,放疗后发生膀胱刺激症状及血尿等。膀胱镜检查可见膀胱后壁三角区及周围黏膜明显充血水肿,病灶区黏膜血管扩张、纡曲可呈怒张或团簇状,部分患者见坏死灶、弥散性出血点及溃疡,少数患者可有团状隆起的新生炎性肉芽组织。膀胱内充满絮状物、膀胱三角区后及侧壁可见小结节。通过尿液细胞学检查、膀胱镜及影像学检查可以与膀胱肿瘤复发、转移相鉴别。

(五)治疗

目前多采用甲醛膀胱内灌注、高压氧疗法、超选择髂内动脉栓塞术等新疗法,取得了一定疗效。

1.清除膀胱内血块

膀胱出血较重者可留置导尿管进行间断或持续性膀胱冲洗,预防膀胱内血块形成。冲洗液中可加入纤维蛋白溶解抑制药,如氨基己酸,控制难治性膀胱出血。更为严重者,可用1%～2%明矾溶液、硝酸银、凝血酶和前列腺素等进行膀胱灌注,有一定止血作用。1%铝铵溶液或铝的钾盐溶液持续冲洗膀胱可减轻局部水肿、炎症和渗出。

膀胱内血凝块形成后,多可通过管腔较粗的导尿管冲洗排出;若出血持续时间较长、出血量较大,已在膀胱内形成较大、质韧或陈旧血凝块,可在局部麻醉或硬膜外阻滞状态下经尿道插入电切镜行膀胱反复冲洗+电凝止血能达到理想效果。

2.甲醛膀胱内灌注

膀胱内甲醛灌注是控制放射性膀胱炎局部出血的一种有效治疗方法。其作用机制主要根据放射性膀胱炎为膀胱黏膜浅表性炎症,局部血管内皮细胞增生、管腔狭窄或闭塞致供血不足而发生黏膜的糜烂出血,当甲醛溶液灌注膀胱时,可使黏膜收缩、蛋白质变性凝固,形成一层保护膜,使糜烂的膀胱黏膜得以修复,从而达到止血的目的。此外,甲醛自身还具有较强的抗炎杀菌作用,亦有利于膀胱黏膜的再生修复。治疗时可选用1%～10%的甲醛溶液进行膀胱灌注,常用浓度为4%～5%。

甲醛溶液灌注时对膀胱黏膜创面具有刺激作用,会使患者感到较为剧烈的下腹痛和膀胱刺激症状,这将影响甲醛溶液在膀胱内的保留时间,如应用膀胱黏膜表面麻醉和加强镇静、镇痛作用可使甲醛灌注发挥更好的疗效。

3.高压氧治疗

高压氧是治疗严重出血性放射性膀胱炎的一种较新的方法。自 1985 年该疗法应用于出血性放射性膀胱炎的治疗以来,其疗效已得到广泛认可。高压氧治疗就是将患者置于高压氧舱内,在压力为 1.4～3.0atm 的条件下,吸入 100% 的氧,针对组织缺氧而进行的治疗。高压氧治疗放射损伤作用在于高压氧介导的神经血管再生、健康肉芽组织的生长、血管收缩控制出血及免疫功能和伤口愈合能力的提高。高压氧治疗放射性膀胱炎的另一优点就是对膀胱的结构和功能没有明显的破坏作用。

多数学者认为,活动性病毒感染、有顺铂或多柔比星治疗史和肿瘤患者是高压氧治疗的禁忌证。

4.血管栓塞治疗

超选择性动脉栓塞能有效抑制膀胱难治性出血,有效率达 92%。栓塞疗法是应用吸收性明胶海绵等材料完全阻塞髂内血管来控制膀胱内出血的一种方法,但是长时间应用后由于侧支循环建立后可再次出血,因此远期疗效欠佳。如果能明确出血点,可以用吸收性明胶海绵高选择性阻断髂内血管的分支血管以止血。若能直接栓塞一侧的膀胱上极或下极血管,则可获得更好的止血效果。

栓塞治疗最常见的并发症是臀部疼痛,还可能出现栓子回流入主动脉则可发生下肢动脉远端的栓塞和肢体障碍。此外有报道一侧或双侧的髂内动脉栓塞可能引起膀胱壁坏死。因此,栓塞疗法仅用于某些出血严重经非手术治疗失败而不能手术的患者。

5.外科治疗

首选经尿道电切镜下膀胱电灼止血治疗,同时清除膀胱内血凝块,保持膀胱空虚以缓解病情。对于某些严重病例,其他方法治疗无效、大出血无法控制危及患者生命者,必要时可行膀胱全切。

6.饮食中应注意

不摄入辣椒、茶、酒等刺激膀胱的食物。

7.注意补充液体以增加尿量并碱化尿液,可有效防止膀胱内血凝块堵塞膀胱

8.止血药

积极应用止血药物、抗感染等措施。

9.对症及支持疗法

轻度放射性膀胱炎患者采用支持疗法,有报道称其有效率可达 70%～72.6%。

十、弓形虫性膀胱炎

病原体是刚地弓形虫原虫,因其滋养体的形状而得名。以猫和猫科动物为其终末宿主和传染源。弓形虫为孢子纲球虫目原虫,1971 年 Hutchison 确认弓形虫有双宿主生活周期,其中间宿主广泛,包括爬虫类、鱼类、昆虫类、鸟类、哺乳类等动物和人;终宿主则仅有猫和猫科动物。按发育形态分为。

(1)滋养体(又称速殖体),呈新月形,大小(4～7)μm×(2～4)μm,近钝圆端有一核,另一

端有一小副核。

（2）包囊，在中间宿主和终宿主组织内发育，囊壁富弹性，内含多个虫体称缓殖子。

（3）假囊，在组织细胞内，内含速殖体。

（4）裂殖体、配子体和卵囊，在猫等终宿主肠腔黏膜上皮细胞内发育。卵囊 $10\mu m \times 12\mu m$，球形或卵圆形，成熟的卵囊内含 2 个孢子囊，各含 4 个子孢子。

（一）弓形虫病因

卵囊在猫科体内产生，内含的孢子囊对环境有较强的耐受，可存活 1 年以上，被中间宿主吞食后，在肠内子孢子逸出，穿过肠壁随血流或淋巴系扩散至全身，可侵入各种组织的有核细胞内，以内二裂殖法进行增殖，继则形成多个虫体的集合体假囊，内含虫体即滋养体，滋养体为急性感染期常见形态。当宿主细胞破裂后，可释放出多个滋养体，再侵入其他细胞，如此反复增殖，所导致的病理损害，可引起临床症状。弓形体不仅可以在细胞质内繁殖，也可侵入细胞核内繁殖。宿主的免疫力能减缓虫体繁殖速度，并因此虫体分泌形成富有弹性囊壁的包囊，内含多个虫体称缓殖子，包囊多见于脑及骨骼肌，为弓形体在中间宿主的最终形式，可存活数月到数年甚或宿主一生，呈隐性感染状态。近年发现人类弓形体病的弓形体株基因型有 3 类：Ⅰ型株以先天性弓形体病为多见；Ⅱ型株主要见于一般弓形体病，包括艾滋病患者；Ⅲ型株主要见于动物。

（二）发病机制

弓形虫的毒素有弓形虫毒素、弓形虫素、弓形虫因子。其中弓形虫素具有致畸作用。弓形体直接损害宿主细胞，宿主对之产生免疫应答导致变态反应是其发病机制。弓形体滋养体能分泌穿透增强因子，主动攻击使细胞壁发生变化而进入细胞内，使其受损。宿主对之可产生一定免疫力，消灭部分虫体，而未被消灭的虫体常潜隐存在于脑部、眼部，并形成包囊。当宿主免疫力降低时，包囊破裂后逸出的缓殖子进入另一些细胞进行裂殖，形成新的播散。包囊可因内含的缓殖子增殖而膨大挤压周围组织器官，导致组织器官功能障碍。弓形体在感染后，可使宿主的 T 细胞、B 细胞功能受抑制，以致在急性感染期虽存在高浓度的循环抗原，但可缺乏抗体，且特异性抗体的保护作用有限，其滴度高低对机体保护作用并无重大意义，仍有再感染可能。由于细胞免疫应答受抑制，T 细胞亚群可发生明显变化，症状明显者，T4/T8 比例倒置。而 NK 细胞活性性先增加后抑制，但所起的免疫保护作用不明显。近年研究发现 IL-2 均具有保护宿主抗弓形体的作用。免疫反应Ⅱ、Ⅲ、Ⅳ型在弓形体病变中均起相当重要的作用。

（三）病理改变

从虫体侵入造成虫血症，再播散到全身器官和组织，在细胞内迅速裂殖，可引起坏死性病变与迟发性变态反应，形成肉芽肿样炎症，多沿小血管壁发展而易引起栓塞性病变。弓形体入侵主要部位肠道一般不引起炎症。最常见的病变为非特异性淋巴结炎，淋巴滤泡增生；肝间质性炎症或肝细胞损害，黄疸、肝大；急性心肌炎、期前收缩、心绞痛；间质性肺炎；中枢神经系统早期见脑部散在多发性皮质的梗死性坏死及周围炎症，小胶质细胞增生可形成结节，血栓形成及管室膜溃疡，以致导水管阻塞，形成脑积水，此外还可引起脑钙化。视网膜脉络膜炎较常见。尿路感染时尿中可出现红细胞。

（四）临床表现

1.全身表现

全身感染时,多有发热、贫血、呕吐、肝脾大、淋巴结大等。

2.膀胱病变

病原体侵犯膀胱黏膜后可导致常见的尿频、尿急、排尿困难及尿失禁等症状。

3.其他

中枢神经系被累及时,引起脑膜脑炎、脑积水和各种脑畸形,表现为抽搐、肢体强直、脑神经瘫痪、运动和意识障碍。一般累及两侧眼球,导致眼球变小,畸形及失明。

（五）诊断

有宠物接触病史的患者发生上述临床表现者应考虑此病。CT 及 MRI 等影像学检查可见膀胱及精囊壁假性增厚。

膀胱镜检:可见到膀胱内壁黏膜充血、水肿及增生,以致出现假性肿瘤样病变,直径在 3～8mm 不等,最大直径也有 15mm 的报道。结合活检可以确诊此病。血清学检查是目前最常用的方法。

1.亚甲蓝染色试验

在感染早期(10～14 天)即开始阳性,第 3～5 周效价可达高峰,可维持数月至数年。低效价一般代表慢性或过去的感染。

2.间接免疫荧光试验

所测抗体是抗弓形虫 IgG,其出现反应及持续时间与亚甲蓝染色试验相仿。

3.IgM 免疫荧光试验

是改良的间接免疫荧光试验,感染后 5～6 天即出现阳性结果,可持续 3～6 个月,适于早期诊断。如新生儿血清中含有抗弓形虫 IgIVL,则可考虑先天性弓形虫病的诊断。

4.直接凝集反应

主要用于测抗弓形虫 IgM,以 1:16 凝集作为阳性,感染后 5～6 天则能测得阳性。

（六）治疗

先天性弓形虫病的预后较严重,无论有无症状都必须治疗。后天性感染凡有症状者也都需要治疗。目前的治疗主要以药物治疗为主。

常用药物有以下三种。

(1)磺胺嘧啶和乙胺嘧啶并用:急性期可合并应用。磺胺嘧啶 50～150mg/(kg·d),分 4 次口服,乙胺嘧啶 1mg/(kg·d),分 2 次口服,经 2～4 天后将剂量减半,每天最大剂量不超过 25mg。两种药合用疗程 2～4 周。乙胺嘧啶排泄极慢,易引起中毒,发生叶酸缺乏及骨髓造血抑制现象,故用药时给予叶酸 5mg 口服,3/d 或醛氢叶酸 5mg 肌内注射,每周 2 次,并可给干酵母口服以减少毒性反应。

(2)螺旋霉素有抗弓形虫作用且能通过胎盘,孕妇每天口服 3g,脐带血中浓度高出 3～5 倍。有认为应用螺旋霉素可使胎儿先天感染减少 50%～70%。本药对胎儿无不良影响,适用于妊娠期治疗。治疗方法常与磺胺嘧啶和乙胺嘧啶交替使用,20～30 天为 1 个疗程。先天性弓形虫病需用乙胺嘧啶一磺胺嘧啶 2～4 个疗程,每个疗程间隔期为 1 个月,这时换用

100mg/（kg·d），1岁以后可停止用药，待有急性发作时再重复治疗。

（3）近来有报道复方磺胺甲噁唑对细胞内弓形虫特别有效，并容易通过胎盘，对胎儿弓形虫感染的疗效优于螺旋霉素。

（七）预防

妥善处理家畜、家养宠物（尤其是猫）的粪便，防止污染食物水源，接触动物排泄物后要认真洗手。个人注意饮食卫生，不饮生水，勿食未煮熟的肉食，生熟食品用的刀具、菜板不要混用。儿童不要玩猫、犬等动物。在严重流行区可对猫犬进行药物预防。应对免疫缺陷的小儿和血清学阴性孕妇进行预防。

第三节　膀胱异物

膀胱异物在临床上并不少见，以青少年为多，偶见壮年及儿童。绝大多数膀胱异物是通过尿道外口进入的，且多为患者自行放入。

异物进入膀胱的途径有：①经尿道进入，这是最常见的方式，任何小的物体均可从尿道进入膀胱，塞入的物品种类繁多，包括有发夹、胶管、石蜡、药丸、竹签、圆珠笔、头发丝、眉笔、沥青、体温计、电线等；②手术进入，属医源性异物，如手术缝线、射频头端电极、膀胱造瘘管断裂等；③外伤创口，如外伤时弹片或碎木屑刺入膀胱；④从邻近脏器进入，如宫内节育环移位进入膀胱。

异物可成为结石的核心，诱发晶体物质在其表面沉积而逐渐形成膀胱结石。异物也容易诱发尿路感染，继而出现鸟粪石。

一、病因

造成膀胱异物的原因，主要与精神心理因素，特别是好奇、手淫、性变态有关，少数由医源性、外伤等引起。

（一）好奇

青少年时期，生殖系统发育很快，出于好奇心理，玩弄外生殖器时置入异物，不慎自尿道口滑进膀胱。

（二）手淫

青壮年患者，大多有手淫习惯，性欲强烈，多因性冲动时，处于对生理需要的满足而置入异物刺激尿道。

（三）性变态

出于某种性欲怪癖，为寻求刺激自行将异物放入尿道，以达到获取性兴奋、甚至达到性快感与性满足的目的。这是一种变态心理驱使下进行的变相手淫行为。

（四）自我治疗

因尿道或阴道瘙痒不适，患者用各种细条状刺激尿道，想缓解痛苦。或因排尿困难用各种细管状物自行导尿造成。或为了达到流产的目的,奢望通过异物对膀胱、尿道的刺激来促使流产发生。这种情况以非婚姻妊娠的女性为多。

(五)医源性

多因盆腔或疝手术时误将丝线缝入膀胱;也有因膀胱造瘘管久置老化,拔管时断入膀胱;或治疗用的导尿管头端金属电极片脱入膀胱;或留置导尿管因固定欠佳而脱入膀胱;或宫内节育环穿透子宫壁而进入膀胱等。

(六)避孕

为了达到避孕目的,错误地认为异物塞入尿道有避孕作用,男性可阻止精液射出,女性阻止精子进入,结果在性交过程中异物被推入膀胱。

(七)精神异常

患者因精神异常或酒醉后意识朦胧自行将异物塞入膀胱。

(八)外伤

子弹或弹片、骨折碎片经腹壁或后尿道进入膀胱。

(九)其他

化脓性髋关节炎坏死的股骨头骺经内瘘进入膀胱,水蛭进入膀胱等均有报道。

二、临床表现

膀胱异物引起的症状基本上与膀胱结石类似。异物可损伤膀胱,并发感染、结石及梗阻,其症状可由异物直接引起,也可由异物所致的并发症而产生。患者常常表现为尿频、尿急、尿痛、血尿、排尿困难等,且因异物的种类、膀胱尿道黏膜有无损伤以及是否合并感染而有所不同。临床上曾有膀胱异物引发破伤风的报道。

三、诊断

大多数膀胱异物是因变态心理下的性行为而发生,患者大多有手淫习惯或不同程度的性心理障碍,就诊时往往羞于启齿甚至隐瞒事实或伪造病史,使主诉含糊,给诊断带来一定的困难。对形状怪异的膀胱结石,要考虑到膀胱异物的可能。获得真实的病史对膀胱异物的诊断和治疗非常重要,尤其是异物存留于膀胱内时间过长形成结石、合并感染者。因此,必须仔细询问有无异物插入史,耐心诱导,以了解真相,利于诊断。

对疑有膀胱异物的患者,可利用 B 超、X 线盆腔平片、CT 及膀胱镜检查确诊,其中膀胱镜检查是可靠的检查方法,不但能发现有无异物,尚可窥见有无损伤及对体积小的异物进行治疗。

四、治疗

异物在膀胱内长期存留必然会导致膀胱损害,并发尿路梗阻、结石、血尿疼痛或泌尿系感染症状,甚至可能诱发癌变,因此要积极处理。对于不同情况的异物区别治疗,取异物前须充分考虑取异物过程中的负损伤。

（1）医源性异物，如疝气、膀胱部分切除术后因缝线穿透黏膜引起的异物，在膀胱镜下行缝线拆除术，同时用异物钳钳夹后抽出，如因缝线暴露时间较长已有结石形成，可先行气压弹道碎石，再行剪断缝线，如发生出血，可行输尿管镜下钬激光或电凝止血。

（2）对膀胱内小的异物，如纽扣、发针、牙签、稻草茎、碎弹片、碎骨片等均应在膀胱镜下取出。发针、牙签等细长异物须冲水后经调整位置后方可取出。

（3）对体积较大的膀胱异物，术前考虑到镜下取出异物有困难时，可行耻骨上膀胱切开取出异物，主要适用于下列 6 种情况。

①异物穿破膀胱或造成周围脏器损伤者

②异物过大、过长、打结或形状特殊，无法经尿道取出者。

③异物圆滑，异物钳难于钳牢又无法粉碎者。

④异物在膀胱内难以调整方向者。

⑤内镜钳取失败者。

⑥合并严重的膀胱尿道炎、膀胱内出血，视野模糊无法行镜下操作者。

第五章　前列腺疾病

第一节　前列腺癌

一、流行病学

前列腺癌通常生长缓慢,恶性转化率高但平均倍增时间和转移较慢。一般偶发癌位于前列腺移行带。临床癌多数位于前列腺外周带(占 70%),进展时易沿射精管侵入精囊或沿神经血管束侵及包膜外间隙,但很少跨过中线;少数位于前列腺移行带(占 10%～20%),进展时易沿腺体前缘跨过中线,并侵及膀胱颈。近来发现,非典型腺瘤样增生(AAH)可能是移行带的癌前病变;前列腺上皮内瘤(PIN)是外周带的癌前病变,其特征是上皮增殖并有基底细胞层轻度破裂。高级 PIN 的分泌层细胞拥挤,细胞核及核仁增大,约 2% 高倍视野可见早期间质微浸润。有学者报道前列腺癌中有 80% 存在 PIN,无前列腺癌者中有 40% 存在 PIN。针刺活检发现高级(Ⅱ、Ⅲ级)PIN 应诊断为前列腺癌。但 AAH 或 PIN 不能预测其将发展为局灶癌或浸润癌。

前列腺癌的自然史独特多变,因人而异,难以预料。既可表现为高发病率、高死亡率的恶性肿瘤;又可表现为长期潜伏,甚至终生不被发现。关于前列腺癌临床上常用以下几种概念:临床癌指因局部症状而就诊发现者;潜伏癌指临床无症状而在尸检或其他原因检查前列腺时发现者;偶发癌是指因前列腺增生症手术而偶然发现者。

(一)前列腺潜伏癌

前列腺潜伏癌的发病率很高,已成为人体中最常见的肿瘤,各国资料对比尸检发现潜伏癌发病率仅相差 2.4 倍。据报道,发病率最高为北美,50～59 岁为 29%、60～69 岁为 30%、70～79 岁为 40%、80～89 岁为 67%;中国发病率为最低,70 岁以上人群的潜伏癌发病率为 25%。虽然组织学显示为前列腺癌,但多数并不发展为临床癌,故有学者认为潜伏癌与临床癌是两种生物学行为不同的肿瘤,主张潜伏癌发现后可不予处理。但近年来观察发现,潜伏癌发现后 5 年内很少进展,但 10 年内有 10%～25% 发展为临床癌,故对年轻人仍应严密观察。

(二)前列腺偶发癌

前列腺偶发癌是指在对良性前列腺增生手术标本进行系统检查时偶然发现的癌症病灶,占良性前列腺增生手术的 8%～22%,我国统计为 4.9%,其发生率与手术标本的检查方法有关。

在临床诊断的前列腺癌中,偶发癌可占 10%～20%。根据 Whitmore 分期,偶发癌均属于 A 期。Jewett 发现 A 期前列腺癌有的处于静止潜伏状态,有的则有低级生物学潜能,故将其进一步分为 A1 期和 A2 期。长期随访资料表明 A1 期偶发癌诊断后 10 年中有 10%～15%进展,死亡率<5%;而 A2 期 5 年肿瘤进展率约为 35%,死亡率约为 20%。偶发癌 A1 期自然病史长,很少进展为临床癌,实际上它就是通过手术发现的潜伏癌。然而随着病程的延长,其进展的危险亦增加,故对年轻患者应强调严密观察。A2 期约有 1/3 进展为临床癌,预后明显劣于 A1 期,所以要给与积极治疗。

(三)前列腺临床癌

1.前列腺临床癌发病率的地区性差异

前列腺临床癌的发病率在世界范围内有巨大的地区性差异,发病最高的是美国黑人达 64～102 人/每 10 万人口男性,最低的是亚洲和北非为 0.2～2.0 人/每 10 万人口男性,两者相差百倍以上。目前世界各国/地区发病率大致如下:加拿大、南美、斯堪的纳维亚、瑞士、大洋洲为 30～50 人/每 10 万人口男性;欧洲多数国家为 20 人/每 10 万人口男性;中国为 2.4 人/每 10 万人口男性,日本为 4.5 人/每 10 万人口男性,印度等亚洲国家均<10 人/每 10 万人口男性,其中以色列为 20 人/每 10 万人口男性。此外,发达国家的发病率明显高于发展中国家。

2.前列腺临床癌发病率的种族性差异

在美国黑人与白人的前列腺癌发病率有明显差异。1983—1988 年黑人发病率为 82.0 人/每 10 万人口男性,白人为 61.8 人/每 10 万人口男性。80 岁时黑人发病率为 1600 人/每 10 万人口男性,白人为 1200 人/每 10 万人口男性。亚洲(黄种)人发病率<10 人/每 10 万人口男性。有趣的是,黄种人移居美国或欧洲后发病率显著上升,但其发病率仍显著低于黑人和白人。

3.前列腺癌发病率与年龄的关系

Boyle 等报道,从 50～85 岁每 5 岁为一个年龄段,其前列腺癌发病后一年龄段要比前一年龄段高 21%～62%。美国前列腺癌发病率在 40 岁时为 1～2 人/每 10 万人口男性,80 岁时上升至 1200～1600 人/每 10 万人口男性。

(四)前列腺癌发病率趋势

根据 160 个癌登记资料统计,前列腺癌发病率呈明显增长趋势。总的来看,全世界每年增长 3%,尽管各国增长幅度不同,但均呈明显增长趋势。南欧(匈牙利、西班牙、意大利)每 5 年增长 20%以上;法国 1979 年为 21.1 人/每 10 万人口男性,到 1990 年上升为 45 人/每 10 万人口男性;中国上海发病率较低,20 世纪 60 年代为 0.48 人/每 10 万人口男性,20 世纪 90 年代为 2.4 人/每 10 万人口男性;而香港、新加坡华人增长更快。近年来随着 PSA 的广泛应用,前列腺癌发病率明显增加,美国西雅图 1978—1982 年发病率为 63.7 人/每 10 万人口男性,到 1991 年为 459 人/每 10 万人口男性。

(五)前列腺癌死亡率趋势

死亡率应以死亡证明为准,以此说明死亡的确与前列腺癌有关。癌死亡率应是特定人口在特定时间内每年每 10 万人口死于该种癌症的死亡人数。由于人口构成差异,先用年龄标化校正。

前列腺癌死亡率有两点值得注意:首先,年龄调整死亡率高于特定年龄段 35～64 岁。其次,全部年龄调整死亡率的增长比特定年龄段 35～64 岁更快。

总的来看,世界各国不同出生人群前列腺癌死亡的相对危险性在 1990 年以前呈上升趋势,以后则相对稳定。而美国的前列腺死亡率呈下降趋势,1985 年为 35%,1991 年为 26%,1993 年为 20%。死亡率稳定或下降的原因:主要由于诊断技术的进步,越来越多地发现预后良好的潜伏癌和早期临床癌,而后者很容易获得有效的治疗,甚至治愈。总之,前列腺癌发病率的增加并不影响死亡率。

二、遗传因素

在世界不同地区前列腺癌发病率差异提示遗传因素在前列腺癌的发生发展中占重要地位。例如在撒哈拉以南的非洲祖先,前列腺癌发病率相当高,而在亚洲人群则普遍发病率偏低。此外,前列腺癌亦有家族聚集性。

遗传研究表明,大约 5%～10% 的前列腺癌具有明显的家族倾向。有家族史的男性患前列腺癌的风险更高、发病更早,平均发病年龄约提前 6～7 年。许多研究表明,许多家族性危险因子(遗传或环境)在前列腺癌和乳癌是相同的,BRCA-2 基因突变使患前列腺癌风险更高并且发病年龄更早。斯堪的纳维亚的双生子研究表明,40% 的前列腺癌危险因素可以用遗传因素来解释。另有研究表明,在 8 号染色体的短臂 2 区 4 带的基因变异,与前列腺癌的高发病率有关。此外,在家族聚集性前列腺癌的 1 号染色体、17 号染色体和 X 染色体也发现基因改变,比较知名的基因 HPC1 和 PCAP 就位于 1 号染色体,而 HPCG 则位于 X 染色体。

尽管以上列举的基因突变、多态性、丢失、拷贝数扩增与前列腺癌易感性有关,但目前仍未发现任何单一基因的变异足以导致前列腺癌的表型。考虑癌的复杂性,基因与环境的相互影响,目前观点认为多步骤、多阶段、多基因的联合作用才是前列腺癌的遗传性病理发生机制。

三、营养因素和生活方式

(一)维生素 D、维生素 D 受体与钙

维生素 D(1,25-二羟维生素 D_3)是一种必需维生素,构成甾类激素超家族的一部分。人体维生素 D 的来源是饮食和日晒,后者使无活性的维生素 D 在皮肤中转化为有活性的维生素 D。流行病学的研究结果认为,维生素 D 是决定前列腺癌发病风险的因素之一,而前列腺癌细胞可以表达维生素 D 的受体,且一些研究发现,维生素 D 可以通过诱导前列腺癌细胞的细胞周期停滞从而产生抗细胞增殖的效应。

(二)性活动

性活动中,前列腺接触各种感染源的机会增加,从而可能增加罹患前列腺癌的风险,如同人乳头状瘤病毒与女性宫颈癌之间的关系一样。此外,也发现一些前列腺癌与初次性交的年龄及性伴侣的人数存在一定的联系,但是研究结果很不一致。甚至有研究发现经常射精具有防止罹患前列腺癌的保护作用,Leitzmann 等人的大样本前瞻性队列研究显示,保护作用出现在那些 20～29 岁、40～49 岁、前半生及终生平均每月射精达到或超过 21 次的男性中,但是上

述效应的生物学基础尚不清楚。

(三)吸烟

由于香烟是一种镉暴露源,且吸烟增加机体血液循环中雄激素的水平并显著增加了细胞的氧化损伤,因此吸烟可能是前列腺癌的危险因素之一。有些研究发现吸烟与前列腺癌确诊时分期更高和死亡率增加相关,但现有的病例对照研究和队列研究结果都相互矛盾,还没有研究能够说明吸烟与前列腺癌之间明确的量效关系。

(四)饮食

在世界范围内,潜伏性前列腺癌的发病率相似而临床前列腺癌的发病率却不同,以亚洲人的发病率最低。对移民、地理差异的描述性流行病学研究提示饮食因素可能会促进前列腺癌的发生发展。移居美国的中国和日本第一代移民中前列腺癌发病率增加,提示饮食和其他环境因素对于前列腺癌发病风险有影响。此外,前列腺癌发病率与其他饮食相关的癌症(如乳腺癌、结肠癌)的发病率之间存在很强的正相关性。

(五)脂肪摄入量

世界范围内前列腺癌的发病率和死亡率与脂肪摄取的平均水平密切相关,特别是多不饱和脂肪的摄取水平,其发生机制可能为脂肪所诱导的激素环境的改变及氧化损伤。体外及体内试验均发现高脂肪摄取量可以刺激前列腺癌细胞的增殖,动物模型也显示给予无脂肪饲养可以减缓激素依赖型肿瘤的生长。有关多不饱和脂肪摄入量和前列腺癌关系的流行病学研究结果各不相同,两项病例对照研究提示血浆亚麻酸浓度与前列腺癌发病风险之间存在正相关。此外,有学者认为以肉类食品为主的饮食是摄取脂肪的主要来源,这样的饮食通常会使摄入蔬菜较少,而蔬菜中可能包含对前列腺癌具有预防作用的营养元素。另外,肉类及奶制品还包含其他成分如锌和钙,它们可能会增加患前列腺癌的风险。

(六)肥胖

肥胖由体质指数(BMI)来衡量,由于前列腺癌多发生在中年并且和乳腺癌及结肠癌的发病存在明确的关系,所以认为肥胖是前列腺癌的危险因素之一。哺乳动物的白脂肪不但是重要的能量贮存库,还是一个内分泌器官,能够分泌细胞因子或具有细胞因子活性的物质(如:肿瘤坏死因子,白介素1、6、8、10,转化生长因子等)以及上述因子的可溶性受体。一些研究显示BMI和腰围与氧化损伤标记物之间存在正相关。通过降低脂肪的摄入量和锻炼来治疗肥胖症可以减少氧化损伤的发生,说明转变生活方式可能对降低前列腺癌风险非常重要。

(七)酒精摄入

由于饮酒和其他癌症有关,可以影响雌激素和睾酮,同时红酒中高浓度的聚酚类化合物具有抗氧化活性,因此酒精摄入与前列腺癌发病可能有关,但研究结论不一致。一份对相关流行病学研究所作的综述显示,少量至中度饮酒并不增加前列腺癌的风险;而一项前瞻性队列研究却发现,前列腺的发病风险与酒精摄入的量有关,统计发现在过去11年中每日饮用超过3杯烈性酒的男性其前列腺癌的发病率最高(相对危险度为1.85),研究未发现葡萄酒或啤酒与前列腺癌之间的相关性。另一份研究认为前列腺癌的发病风险与饮酒总量无关,但每周喝1~3杯红葡萄酒可有保护作用,此保护作用在修正年龄、PSA、终生女性性伴侣人数以及吸烟因素后仍然存在。

（八）硒

硒是一种必不可少的微量元素,它以有机物和无机物的形式存在。有机形式主要存在于谷物、鱼、肉、家禽和奶制品中,通过植物性食物的摄取进入食物链。食物中硒含量有极大的地理差异,这与当地的土壤成分有关。硒是许多抗氧化酶的重要成分。许多流行病学研究发现,硒能预防癌症。病例对照研究和随机安慰剂对照的人体试验表明,硒可以减少发生前列腺癌的风险,但具体情况仍未得到确切证实。研究表明,硒对抗肿瘤的形成可能通过阻断肿瘤形成早期阶段的重要步骤发挥作用,包括诱导细胞周期停滞、刺激细胞凋亡和减少细胞增殖。硒也可调节许多受雄激素调节的基因表达,抑制雄激素受体表达,并与维生素 E 协同发挥生长抑制作用。

（九）维生素 E

维生素 E 是一族天然的脂溶性必需维生素复合物,它的功能主要是担当细胞膜上的脂溶性抗氧化剂。维生素 E 活性最强的形式是生育酚,同时它也是含量最丰富的形式之一,广泛分布于自然界中,是人体中的主要存在形式,生育酚可能通过诱导细胞周期停滞和直接的抗氧化活性等机制影响癌症的发展。

（十）大豆

豆类是亚洲国家传统饮食中的一个重要组成部分,在西方国家的饮食中则属次要。而前列腺癌的发病率在亚洲地区低,在西方国家则是世界最高。大豆在豆类中很特别,它含丰富的异黄酮类物质,后者具有微弱的雌激素活性。大豆主要的异黄酮成分,如 5,7,4'-三羟基异黄酮、大豆黄酮及其代谢产物,在动物模型中可抑制良性和恶性前列腺上皮细胞生长,下调雄激素调节基因和减慢肿瘤生长。流行病学证据也支持大豆的抗癌作用:针对日本男性的一项调查发现其尿异黄酮水平与豆类食品摄入相关,同时发现食用豆腐可以降低前列腺癌的风险。

（十一）番茄红素

番茄红素是一种橙红色的类胡萝卜素,主要存在于西红柿和西红柿制品及其他红色水果和蔬菜中。番茄红素是 β-胡萝卜素的高不饱和脂肪酸异构体,是人体血浆中最主要的类胡萝卜素,具有很强的抗氧化活性。流行病学研究显示摄入番茄红素可以降低前列腺癌风险。在体外试验中,番茄红素可以抑制良性和恶性前列腺上皮细胞的生长。两个关于番茄红素对前列腺癌作用的非安慰剂对照前瞻性临床试验研究表明,番茄红素组的血清 PSA 水平和切缘阳性比率显著下降,而其他指标无差异。在另一个试验中,32 名拟行根治术的局限性前列腺癌患者,术前食用 3 周加了西红柿酱的意大利馅饼(相当于番茄红素 30mg/d),该组患者血浆和前列腺的番茄红素浓度显著升高,这些研究都支持番茄红素具有抗癌活性的推断。

（十二）绿茶

绿茶具有预防前列腺癌的作用,主要的依据是流行病学研究发现在饮食摄入绿茶高的亚洲,前列腺癌的患病率低。既往研究主要集中在绿茶中的多酚,但其分子机制尚未阐明。体外试验证实,绿茶中主要成分多酚可以诱导凋亡、抑制细胞生长和改变细胞周期。在 TRAMP 模型中,经口灌注从绿茶中分离出来的多酚能显著抑制肿瘤的发展和转移。

四、性激素

(一)雄激素的影响

如前所述,雄激素在前列腺癌的发生过程中发挥重要的作用。前列腺中主要的雄激素是双氢睾酮,由睾酮通过5α-还原酶不可逆性催化产生。双氢睾酮较之睾酮更具生物活性,与胞质内雄激素受体更具亲和力,与雄激素受体结合后促进类固醇-受体复合物进入核内,激活雄激素反应元件(ARE)。人体中有两类5α-还原酶,由不同的基因编码。5α-还原酶Ⅰ主要在皮肤和肝脏表达,在前列腺少量分布。5α-还原酶Ⅱ主要存在于前列腺上皮细胞和其他生殖系统组织。有功能的5α-还原酶Ⅱ是男性前列腺和外生殖器正常生长的先决条件,而前列腺的双氢睾酮水平降低则可防止前列腺癌形成。经直肠超声显示,遗传性5α-还原酶缺乏的男性其前列腺不发育,活检仅见间质而无上皮成分。除缺乏酶活性外,睾酮的缺乏也可以抑制前列腺癌的发生,如外科手术切除睾丸后,前列腺癌明显消退。另外,年轻时即切除睾丸的太监不会得前列腺癌也为激素引起前列腺癌提供了间接证据。

一般人群研究的结果进一步证实双氢睾酮在前列腺癌发生过程中发挥重要的作用,该研究证实良性前列腺增生和前列腺癌与睾酮和双氢睾酮水平存在相关性。尽管前列腺需要在雄激素作用下是前列腺癌发生发展的必需条件,但是需要暴露多长时间和需要多少剂量的雄激素才能启动前列腺癌的形成还是未知的。目前对循环雄激素水平和前列腺癌的危险因素具有正相关性的最有力证据来源于一项名为"医师健康调查"的纵向研究。该调查研究发现,循环中睾酮水平处于上1/4的人发生前列腺癌的比率增加2.6倍,而性激素结合球蛋白处于上1/4者前列腺癌发生率减少54%。此结果与另一项纵向研究——"芬兰流动门诊体检普查"以及一些病例对照研究的结论不同,这些研究发现循环雄激素和性激素结合蛋白的水平与前列腺癌风险间没有相关性。

Comstock等比较了前列腺癌与非前列腺癌患者的激素水平,发现睾酮、双氢睾酮、催乳素、卵泡刺激素、雌酮的水平均无明显差别,而促黄体激素、睾酮/双氢睾酮与前列腺癌的发病风险轻度增加有关。

一项前列腺癌预防实验研究了服用5α-还原酶抑制剂非那雄胺对前列腺癌发病的影响,结果认为非那雄胺似乎减少肿瘤的发生,但服用组出现的前列腺癌组织学分级更高,具体机制不清,需要更长期的随访才有可能明确组织学分级上升是否真正由于服用非那雄胺引起或仅仅是治疗的假象。

另有研究对度他雄胺也做了同样的调查,度他雄胺不但阻滞α_1受体而且也能阻滞α_2受体。研究结果也发现,前列腺癌的发病风险减少了22.8%,但并没有充分的资料阐明为何服用组前列腺癌的组织学分级升高。因此该药物在2010年提交到FDA作为前列腺癌的预防用药时,FDA并未批准其临床应用。另外,在2011年6月9日,FDA修改了关于5α-还原酶抑制剂的处方要求,指出医生必须警告患者:服用5α-还原酶抑制剂预防前列腺癌有可能使发生前列腺癌时的组织学分级更高。

双氢睾酮的主要作用靶标是雄激素受体,雄激素受体的多态性在流行病学上与前列腺癌风险相关。50%的前列腺癌患者有雄激素受体基因突变,并可能导致受体表达的下调或缺失,表达的受体活性下降或活性增强,受体-配体结合特异性的改变和雄激素受体抑制剂向激动剂的转变,使细胞获得生长优势,导致肿瘤发生进展。与前列腺癌发生发展有关的生长因子和酪氨酸激酶中,很多都能通过与雄激素信号通路而发挥作用。最近对异种移植物的研究证实,在内分泌抵抗性肿瘤中,雄激素受体 mRNA 的扩增导致"雄激素抵抗"细胞仅对微量的雄激素敏感。这种机制可能是晚期前列腺癌患者雄激素抵抗的基础,此时无论患者去势后血清雄激素水平如何,肿瘤都无一例外地继续发展,这也能解释某些病例抗雄治疗撤退后 PSA 反而下降(抗雄激素撤退综合征)的原因。

(二)雌激素的影响

选择性雌激素受体调节剂同时具有雌激素激动与拮抗活性,并在一些转基因鼠模型上显示能抑制前列腺癌的生长。在 TRAMP 模型中,特洛米芬通过一种雌激素依赖、雄激素非依赖的机制减少高级别前列腺上皮细胞内瘤和癌的形成。该药目前正在高级别前列腺上皮细胞内瘤患者中进行临床试验。以往认为雌激素对前列腺癌的作用是通过旁分泌等间接途径发挥作用,因为雌激素受体(ERα)不在前列腺分泌上皮细胞表达。现在发现雌激素受体(ERβ)在前列腺上皮层中具有分泌作用的腺腔细胞高度表达,因此可能是雌激素作用于前列腺上皮细胞的重要介质。ERβ 在前列腺癌中表达下降或缺失,另外低恶性的前列腺上皮内癌 ERβ 表达增高,而高恶性的前列腺上皮内癌 ERβ 表达减少。因此认为,ERβ 可能在高分化前列腺异型增生的较早阶段就有表达,介导雌激素的致癌作用。

五、临床表现

前列腺癌缺乏特征性症状。早期症状一般不甚明显,随着病情的发展而出现不同症状。有时前列腺癌最早出现的症状,不是尿道阻塞,而是局部扩散和骨转移症状。原发于外周带的临床癌多以直肠可触及的无症状硬结为表现;原发于移行带的偶发癌多无症状而以伴发的前列腺增生梗阻症状为表现,有逐渐加重的尿流缓慢、尿频、尿急、尿流中断、排尿不净、排尿困难甚至尿失禁,血尿并不常见。

前列腺癌发病年龄在 50 岁以上,可出现尿频、尿痛、尿线变细、尿流分叉、排尿困难等。有时有血尿,尤其是终末血尿。肿瘤侵犯尿膜部,可出现尿失禁。直肠受累可以出现大便变细及排便困难。腰骶部骨转移可出现腰部、骶部及坐骨神经痛。转移到肺则可出现咳嗽和咯血。当病情进入晚期后,可出现食欲下降、消瘦、贫血及全身乏力等症状和体征。

当肿瘤发展使前列腺增大到一定体积,以及膀胱颈发生梗阻时才出现症状。此时有尿频、尿急、尿流缓慢、排尿困难,甚至发生尿潴留等症状,少数患者可有血尿或出现转移的症状。当压迫或侵犯周围淋巴结或血管时,则可能出现下肢水肿,有骨转移者则可发生腰背痛、下肢瘫痪等。常见症状有以下三组。

(一)梗阻症状

前列腺癌膀胱颈阻塞症状与良性前列腺增生症几乎无差别,其排尿困难呈渐进性,开始仅为尿线变细,以后发展为排尿不畅、排尿费力,最后表现为不成线而滴尿;尿频、尿急、血尿;排尿时疼痛或有烧灼感；背部的下部、大腿的上部或骨盆处连续疼痛。排尿异常表现为尿流缓慢、尿急、尿流中断、排尿不尽、尿频，严重时可以引起排尿滴沥及尿潴留。其阻塞过程中有两点具有临床意义：①病程不断进展，与前列腺增生时病情进展缓慢不同；②血尿并不常见。值得注意的是，前列腺癌最先出现的症状通常并不是尿道阻塞，更为常见的是局部扩散和骨转移症状。仅在晚期，肿瘤才侵犯尿道周围腺体引起梗阻症状。

（二）转移症状

当肿瘤侵犯到包膜及其附近的神经周围淋巴管时，可出现会阴部疼痛及坐骨神经痛。骨痛是常见的 D 期症状，表现为腰骶部及骨盆的持续性疼痛，卧床时更为剧烈；直肠受累时可表现为排便困难或结肠梗阻；当前列腺癌侵犯尿道膜部时可发生尿失禁；其他转移症状有下肢水肿、淋巴结肿大、皮下转移结节、病理性骨折等。

（三）全身症状

全身症状表现为消瘦乏力、低热、进行性贫血、恶病质或肾衰竭。

六、诊断与鉴别诊断

在所有器官的恶性肿瘤中，前列腺癌的自然病史是最独特的，它变化多端，因人而异，难以预料，不像其他器官的恶性肿瘤那样都以险恶告终。大多数患者肿瘤可以潜伏很长时间，甚至终生不被发现。

（一）检查及诊断

临床上大多数前列腺癌患者通过直肠指检、血清前列腺特性抗原测定和经直肠 B 超检查作为筛选诊断，通过前列腺系统性穿刺活检获得组织病理学诊断。直肠指检联合前列腺特异抗原（PSA）检查是目前公认的早期发现前列腺癌最佳的初筛方法。

1.直肠指检（DRE）

直肠指检是首要的诊断步骤，检查时要注意前列腺大小、外形、有无不规则结节、肿块的大小、硬度、扩展范围及精囊情况。肿瘤常硬如石，但差异很大，浸润广泛、发生间变的病灶可能较软。大多数前列腺癌起源于前列腺外周带，DRE 对前列腺癌的早期诊断和分期都有重要价值。考虑到 DRE 可能影响 PSA 值，应在 PSA 抽血后进行 DRE。

2.前列腺特异抗原（PSA）检查

PSA 作为单一检测指标，与 DRE、TRUS（经直肠超声）比较，具有更高的前列腺癌阳性诊断预测率，同时可以提高局限性前列腺癌的诊断率和增加前列腺癌根治性治疗的机会。

（1）PSA 的生理生化特点：PSA 具有鲜明的器官、细胞定位特异性，即只有前列腺上皮细胞能够合成 PSA。PSA 主要由前列腺上皮中已分化的柱状分泌细胞产生，基底细胞基本上不产生。PSA 是一种强力蛋白分解酶，可以迅速水解射精后产生的精液凝块，并诱导阴道、子宫平滑肌收缩，有利于精子的活动，具有重要的生殖生理学作用。而血清中的 PSA 主要以结合形式存在，游离型 PSA 仅占 $10\% \sim 20\%$，且以酶原或无活性的部分分解产物形式存在。雄激素通过位于前列腺上皮细胞的雄激素受体调控 PSA 的合成。

（2）PSA 水平的影响因素：PSA 的稳定性好，昼夜变化极小，室温下保存 24 小时仅下降

3.1％。然而,前列腺损伤、疾病、体积及药物均可影响血清 PSA 测定值。

①前列腺损伤与 PSA:任何前列腺接触性检查或治疗均可不同程度地升高血清 PSA,故 PSA 检测应在前列腺按摩后 1 周,直肠指检、膀胱镜检查、导尿等操作 48 小时后,射精 24 小时后,前列腺穿刺 1 个月后进行。

②前列腺疾病与 PSA:急性尿潴留可使 PSA 增高。急性细菌性前列腺炎可使 PSA 显著增高,感染后 5～7 日达到峰值,8 周时才降至基础值。非细菌性前列腺炎则不会引起 PSA 增高。前列腺增生时,21％～47％的患者 PSA 高于正常值,其程度与前列腺内腺重量及增生速度呈正相关,而与外腺重量无关。前列腺癌时,上皮血屏障的破坏可使 PSA 直接进入血液从而明显升高,故当 PSA 明显升高时($>10\mu g/L$)前列腺癌的可能性远远大于前列腺增生。通常病情越重,PSA 越高,但一些晚期肿瘤的 PSA 可表现为正常或仅轻度升高。

③前列腺体积与 PSA:前列腺上皮与肿瘤的体积均可影响 PSA 水平。通常,前列腺体积越大,血清 PSA 越高。而 PSA 水平与前列腺癌的体积亦显著相关,1g 肿瘤组织可使血清 PSA 平均升高 $3.5\mu g/L$,PSA$>10\mu g/L$ 时肿瘤体积多 $>3.0cm^3$,但约 18％的前列腺癌患者单纯血清 PSA 升高与体积并不相关。

④年龄与 PSA:年龄对 PSA 的影响主要与前列腺逐渐增生、体积增大有关。我国前列腺增生(BPH)患者年龄特异性血清 PSA 值各年龄段分别为 40～49 岁 $0～1.5\mu g/L$,50～59 岁 $0～3.0\mu g/L$,60～69 岁 $0～4.5\mu g/L$,70～79 岁 $0～5.5\mu g/L$,$\geqslant80$ 岁 $0～8.0\mu g/L$。根据不同年龄段调整的 PSA 参考值能明显提高 60 岁以下男性的 PSA 敏感性和 70 岁以上男性的 PSA 特异性。

⑤药物与 PSA:有些治疗前列腺增生症的药物能够影响血清 PSA 水平。Brown 等报道口服高特灵(特拉唑嗪)2 个月,PSA 下降 24％,1 年时下降 26％;口服保列治(非那雄胺)2 个月,PSA 下降 49％,1 年下降 71％。在判定血清 PSA 值的临床意义时应详细询问服药情况。

(3)PSA 在前列腺癌诊断中的意义:62％～70％的早期癌和 85％～100％的晚期癌 PSA 增高,总阳性率可达 69.0％～92.5％。目前临床上应用最广泛的 PSA 检测方法是 Tan-dem-R 法。

目前国内外比较一致的观点:血清总 PSA(tPSA)4.0yg/L 为异常。对初次 PSA 异常者建议复查。当 tPSA 介于 4～10μg/L 时,发生前列腺癌的可能性大于 25％(欧美国家资料)。中国人前列腺癌发病率低,国内一组数据显示血清总 PSA 值为 4～10μg/L 时,前列腺癌穿刺阳性率为 15.9％。一般认为,血清 PSA$>10\mu g/L$ 时前列腺癌的阳性预测值达 50％;PSA$>20\mu g/L$ 时则很少能幸免于前列腺癌。

①PSA 与肿瘤分期:多数学者认为血清 PSA 与肿瘤浸润程度有关,但并非绝对一致。然而术前测定 PSA 可为病理分期提供一个概率,如血清 PSA$<20\mu g/L$ 时常无骨转移,不需做骨扫描,其阴性预测率高达 99.7％;PSA 为 20～50μg/L 时,侵及精囊及淋巴结的可能性为 65％,侵及前列腺包膜外的可能性为 74％;血清 PSA$>50\mu g/L$ 时,多数已有转移,约 2/3 有淋巴结转移,90％有精囊浸润。此外,PSA 比其他检查能够更早地发现骨转移,在临床证实骨转移前 3～6 个月 PSA 已持续升高。

②PSA 与肿瘤分级:研究表明,血清 PSA 水平与前列腺癌分化程度相关。一般而言,肿

瘤分化越好 PSA 水平越低。如肿瘤分级≤Gleason 3 级时,PSA<10μg/L;肿瘤为 Gleason 4～5 级时,PSA 可达 29μg/L;PSA≥50μg/L 时则肯定含有 Gleason4～5 级肿瘤,并可能已穿出包膜,侵及精囊,出现淋巴结或骨转移。然而,部分晚期肿瘤、未分化肿瘤、非激素依赖性肿瘤细胞分泌 PSA 的能力下降,可导致其 PSA 正常或仅轻度升高。

③PSA 与疗效监测及预后判定:PSA 测定对于根治性前列腺切除术的疗效监测极为有用。术后 PSA 常出现特征性改变,即先急剧升高,后呈双向式下降(当天迅速降至术前水平,然后于数日内缓慢下降至零)。术后 2～3 周内 PSA 降至测不出的水平(<0.4μg/L)提示肿瘤切除彻底,肿瘤复发率<10%;术后 PSA 持续不降提示有转移癌;持续在低水平提示切除不彻底,有局部残存癌或尖部残留腺体;降而复升提示肿瘤复发或转移。

血清 PSA 的变化可以反映内分泌治疗和放疗的疗效。内分泌治疗后 1～3 个月 80% 的患者 PSA 下降 84%～90.6%,30% 降至正常水平。PSA 1 个月内下降 80% 以上者预后较好,生存率高;3 个月内未降至正常者 2 年内均有肿瘤进展;持续不降者预后不良,治疗后 PSA 不降反升者提示肿瘤继续进展。

放疗可使前列腺分泌 PSA 减少,一般放疗后 6 个月 PSA 降至正常。前列腺癌根治性放疗可治愈约 20% 的 A、C 期患者,治愈者血清 PSA 长期处于低水平,平均值<0.5μg/L,其中 67%PSA 测不出;78% PSA<1μg/L,而 PSA>1μg/L 者预后不良。放疗失败者血清 PSA 常急剧升高,因为放疗期间已产生倍增时间更快的肿瘤细胞。如 PSA 的倍增时间增快(<4 个月),提示肿瘤恶性程度增高。

(4)PSA 在早期前列腺癌诊断中的应用:PSA 升高时仅表示存在前列腺疾病,不能肯定就是前列腺癌。前列腺增生与早期前列腺癌的血清 PSA 存在着很大的重叠区域,限制了 PSA 作为前列腺癌的筛选价值。为了改善 PSA 诊断早期前列腺癌的敏感性与特异性,临床上已研究出以下改进方法。

①游离 PSA(简称 fPSA):fPSA 和血清总 PSA(tPSA)作为常规同时检测。近期研究发现,血清游离 PSA 用于筛选前列腺癌时,比 tPSA 更为可靠。

当血清 tPSA 介于 4～10μg/L 时,fPSA 水平与前列腺癌的发生率呈负相关。研究表明如患者 tPSA 在上述范围,fPSA/tPSA<0.1,则该患者发生前列腺癌的可能性高达 56%;相反,如 fPSA/tPSA>0.25,发生前列腺癌的可能性只有 8%。国内推荐 fPSA/tPSA>0.16 为正常值;fPSA/tPSA 在 0.1～0.25 应行前列腺活检。

②PSA 密度(简称 PSAD):即血清总 PSA 值与前列腺体积的比值。前列腺体积是经直肠超声测定计算得出[前列腺体积＝π/6(前后径×左右径×上下径)]。PSAD 正常值<0.15,PSAD 可助于区分前列腺增生症和前列腺癌。当患者 PSA 在正常值高限或轻度增高时,用 PSAD 可指导医师决定是否进行活检或随访。PSAD 可作为临床参考指标之一。PSAD≥0.15时应行前列腺指诊、经直肠 B 超甚至活检,如同时 PSA 为 4～10μg/L,则前列腺癌的发现率为 14.9%。PSAD 与 PSA 相比,鉴别增生与早期癌的准确性明显提高。

③PSA 速率(简称 PSAV):即连续观察血清 PSA 水平的变化,前列腺癌的 PSAV 显著高于前列腺增生和正常人。正常值为每年增长<0.75μg/L。如果 PSA 每年增长>0.75μg/L,应怀疑前列腺癌的可能。PSAV 比较适用于 PSA 值较低的年轻患者。在两年内至少检测三次

PSA。PSAV 计算公式如下。

$$PSAV=[(PSA2-PSA1)+(PSA3-PSA2)]/2$$

3.前列腺的经直肠超声检查(TRUS)

前列腺超声检查可经直肠、经腹部、经尿道、经会阴进行,以经直肠检查最准确最常用。在 TRUS 引导下,在前列腺以及周围组织结构寻找可疑病灶,并能初步判断肿瘤的体积大小。前列腺癌的典型超声表现为外周带的低回声病灶,少数表现为高回声、等回声或混合回声病灶。尚可伴发一些间接征象,如腺体不对称、包膜中断或隆起、精囊消失或增大等。B 超可发现直径 5mm 以下的早期病灶,阳性预测值可达 68%;也可发现精囊和包膜的受累,敏感性分别达 100% 和 89%,因此 B 超已成为前列腺癌诊断与局部分期最重要的检查。但 TRUS 在前列腺癌诊断特异性方面较低,发现一个前列腺低回声病灶要与正常前列腺、良性前列腺增生症(BPH)、前列腺上皮内瘤(PIN)、急性或慢性前列腺炎、前列腺梗死和前列腺萎缩等鉴别。此外,值得重视的是 B 超检查表现为等回声的肿瘤约占 21%,恰恰分化较好、治愈希望较大的肿瘤(Gleason≤3 级)多为等回声或轻度低回声,对此类肿瘤必须参考 PSA 进行系统活检才不会漏诊。在 TRUS 引导下进行前列腺的系统性穿刺活检,是诊断前列腺癌的主要方法。

4.前列腺活检

前列腺系统性穿刺活检是诊断前列腺癌最可靠的检查。目前常用的方法为经直肠超声引导下活检枪前列腺穿刺活检,这一技术简便、快捷、准确、取材满意、不需麻醉、易于耐受、并发症少。但易发生感染,穿刺前需常规进行肠道准备(口服抗生素如甲硝唑 3 日,术前 1 小时灌肠),穿刺后继续服药 3 日。

(1)前列腺穿刺时机:因前列腺穿刺出血影响影像学临床分期。因此,前列腺穿刺活检应在 MRI 之后,在 B 超等引导下进行。

(2)前列腺穿刺指征:①直肠指检发现结节,任何 PSA 值。②PSA>10μg/L,任何 fPSA/tPSA 和 PSAD 值。③PSA 为 4~10μg/L,fPSA/tPSA 异常或 PSAD 值异常。④PSA 为 4~10μg/L,fPSA/tPSA 和 PSAD 值正常,B 超发现前列腺低回声结节和(或)MRI 发现异常信号。

注:PSA 为 4~10μg/L,如 fPSA/tPSA、PSAD 值、影像学正常,应严密随访。

(3)前列腺穿刺针数:系统穿刺活检得到多数医师认可。研究结果表明,10 针以上穿刺的诊断阳性率明显高于 10 针以下,并未明显增加并发症。

(4)重复穿刺:第 1 次前列腺穿刺阴性结果,在以下情况需重复穿刺。

①PSA>10μg/L,任何 fPSA/tPSA 或 PSAD。

②PSA 为 4~10μg/L,复查 fPSA/tPSA 或 PSAD 值异常或直肠指检和影像学异常。

③PSA 为 4~10μg/L,复查 fPSA/tPSA、PSAD、直肠指检、影像学均正常。严密随访,每 3 月复查 PSA。如 PSA 连续 2 次>10μg/L 或 PSAV 每年增长>0.75μg/L 应再穿刺。

④重复穿刺的时机:2 次穿刺间隔时间尚有争议,目前多为 1~3 个月。

⑤重复穿刺次数:对 2 次穿刺阴性结果,属上述①~③情况者,推荐进行 2 次以上穿刺。

⑥如果两次穿刺阴性,并存前列腺增生导致的严重排尿症状,可行经尿道前列腺切除术,将标本送病理切片检查。

5.前列腺癌的其他影像学检查

(1)计算机断层(CT)检查:由于前列腺的不同结构之间、正常腺体与多数肿瘤之间的 X 线密度近似或相同,所以 CT 不能显示正常前列腺的各个带,诊断早期癌的敏感性也明显低于超声和磁共振检查。对于肿瘤邻近组织和器官的侵犯及盆腔内转移性淋巴结肿大,CT 的诊断敏感性与 MRI 相似。但对于侵犯邻近器官和盆腔淋巴结转移的晚期癌,CT 有明显的优越性。前列腺癌患者进行 CT 检查的目的主要是协助临床医师进行肿瘤的临床分期。

前列腺癌的 CT 表现:局限于包膜内者,多数难以显示,少数密度稍低、外形隆起、边缘不整者可被发现;穿透包膜时,外形及包膜明显不完整,局部相邻脂肪消失,与相邻肌肉界限模糊;侵及精囊时,膀胱精囊角消失,精囊变形、增大;侵及膀胱时,膀胱底部不对称、不规则增厚或有软组织肿块,膀胱受压上移;侵及直肠前壁时,可直肠注气或注入造影剂帮助观察;淋巴结转移时,只能根据淋巴结大小及形态进行诊断,如单个淋巴结最大>1cm 或多个淋巴结融合成团块状,侵及精囊者多有盆腔淋巴结转移;骨转移时,以骨盆、腰骶椎、股骨、肋骨较多见,多为成骨性改变,也可出现溶骨性或混合性骨破坏。

(2)磁共振(MRI/MRS)扫描:MRI 检查可以显示前列腺包膜的完整性、是否侵犯前列腺周围组织及器官,MRI 还可以显示盆腔淋巴结受侵犯的情况及骨转移的病灶。在临床分期上有较重要的作用。磁共振光谱学检查(MRS)是根据前列腺癌组织中枸橼酸盐、胆碱和肌酐的代谢与前列腺增生和正常组织中的差异呈现出不同的光谱线,在前列腺癌诊断中有一定价值。

前列腺癌的 MRI 表现:主要观察 T_2 加权像,表现为在高信号的外周带内出现低信号的缺损区;侵及包膜时出现病变处包膜中断;侵及周围脂肪时,T_1 加权像可见高信号脂肪内出现低信号区,使该处脂肪消失而不对称,多见于后外侧的前列腺直肠角;侵及精囊或前列腺静脉丛时,可见该处高信号为低信号所取代,以致两侧不对称;侵及闭孔内肌、肛提肌时,两次肌肉不对称,出现异常高信号区;侵及膀胱时,膀胱颈部出现不对称的结节状或不规则软组织影与肿瘤信号相似;淋巴结转移时,可见>1cm 的淋巴结或融合成团块的淋巴结;骨转移时,T_1 加权像可见正常高信号的髓质骨内出现不规则的低信号影。

MRI 检查在鉴别前列腺癌与伴钙化的前列腺炎、较大的良性前列腺增生、前列腺瘢痕、前列腺结核等病变时常无法明确诊断。因此影像学检查 TRUS、CT、MRI 等在前列腺癌的诊断方面都存在局限性,最终明确诊断还需要前列腺穿刺活检取得病理学诊断。

(3)前列腺癌的核素检查(ECT):放射性核素显像为无创性检查,能发现原发癌、复发癌及转移癌,可作为筛选检查方法,效果优于 CT;但费用较高,组织分辨率低,有假阴性结果,限制了临床应用。ECT 可比常规 X 线片提前 3～6 个月发现骨转移灶,敏感性较高但特异性较差。前列腺癌的最常见远处转移部位是骨骼。

一旦前列腺癌诊断成立,建议进行全身骨显像检查(特别是在 PSA>20μg/L,GS 评分>7 分),有助于判断前列腺癌准确的临床分期。

前列腺癌骨转移发生部位常见于骨盆(98%)、脊柱(88%)、胸部(78%)、四肢(56%),颅骨较少(14%)。

6.前列腺癌的筛选检查方法

美国泌尿外科学会(AUA)和美国临床肿瘤学会(ASCO)建议 50 岁以上男性每年应接受

例行 DRE、PSA 检查。对于有前列腺癌家族史的男性人群,应该从 45 岁开始进行每年一次的检查。台湾地区专家共识,推行美国建议。

国内经专家讨论达成共识,对 50 岁以上有下尿路症状的男性进行常规 PSA 和 DRE 检查,对于有前列腺癌家族史的男性人群,应该从 45 岁开始定期检查、随访。对 DRE 异常、有临床征象(如骨痛、骨折等)或影像学异常等应进行 PSA 检查。

目前临床上广泛采用以 PSA 为基础的前列腺癌筛选检查方案:首先进行 DRE 和 PSA 检查。当 DRE 正常时,PSA≤4μg/L 则继续观察;PSA 为 4.1~10.0μg/L 则行 TRUS,此类患者仅有 5.5% 可查出前列腺癌,故不必常规穿刺活检;PSA>10.0μg/L 则立即行 TRUS 及活检。当 DRE 或 TURS 可疑和阳性、PSA 为 4.1~10.0μg/L 时,行前列腺活检。

7.前列腺癌淋巴结转移的诊断

(1)前列腺癌淋巴结转移与患者的预后:前列腺癌的临床分期决定着治疗方法的选择和患者的预后。淋巴结是前列腺癌最早、最多转移的部位,淋巴结转移的有无对姑息治疗者影响不大,但对根治性手术者则至关重要。一旦发现淋巴转移则预后不佳,不宜选择根治性手术。单纯盆腔淋巴结转移为 D1 期,盆腔外淋巴结及血行转移为 D2 期。前列腺癌的淋巴转移随肿瘤临床分期、病理分级的升高而增多,但因盆腔淋巴结位置隐蔽,转移早期很难发现,所以 D1 期前列腺癌的准确诊断一直是临床上的难题之一。

(2)前列腺癌淋巴转移的途径与方法:研究认为,腹主动脉旁淋巴结转移比盆腔淋巴结转移更为常见,前列腺癌的淋巴结转移分为两型:Ⅰ型为盆腔、腹主动脉旁淋巴结联合转移,常伴膀胱、直肠转移及肾积水;Ⅱ型为单纯腹主动脉旁淋巴结转移,常伴肺、肝转移。Ⅰ型可能是沿盆腔-腹主动脉旁的淋巴通道转移,Ⅱ型可能是"跳跃式"淋巴结转移或通过脊椎静脉旁血行转移。

(3)淋巴转移的诊断方法:淋巴造影现已少用;手术分期最为准确,但并发症高达 20%~30%,对其使用还有争议;超声、CT、MRI 检查,需依赖转移淋巴结增大、融合等形态改变进行诊断.故不能发现早期淋巴结转移;淋巴结经皮细针穿刺抽吸活检,具有无创、准确的优点,但操作复杂、费时,有一定的放射性损伤,影响其广泛应用;放射免疫显像,能发现原发癌、复发癌及转移癌,扫描阴性则预示盆腔淋巴结转移的可能性很小,但需特殊设备,且有假阴性出现;经内窥镜盆腔淋巴结活检术,是准确的 D1 期前列腺癌诊断方法,虽手术打击小、患者恢复快,但仍有 7% 的合并症,且器械昂贵、技术复杂限制了技术的推广;PSA 在 D1 期前列腺癌诊断中也有预测价值。

(4)D1 期前列腺癌的诊断步骤:根据血清 PSA 及肿瘤局部分期、病理分级初步判断淋巴结转移可能性的大小;对局部晚期肿瘤可行影像学检查确定有无盆腔及盆腔外淋巴结转移,对局部早期肿瘤有条件者可行经内窥镜盆腔淋巴结活检术或淋巴结经皮细针穿刺抽吸活检,无条件者可行影像学检查,检查阴性者在手术时常规行盆腔淋巴结活检(手术分期),并根据活检结果决定是否实行根治性手术。

(二)前列腺癌的病理诊断

1.前列腺癌的一般分类标准

前列腺癌依发现的方式不同,分为四类。

(1)前列腺潜伏癌:生前无前列腺疾病的症状或体征,在死后的尸检中由病理学家检查发现原发于前列腺的腺癌称为前列腺潜伏癌。以中心区和外周带多见,且常为分化好的腺癌。其病理分期多为 A(T_1)期,也有少数 B(T_2)期或 C(T_3)期。

(2)前列腺偶发癌:临床以良性前列腺增生为主要症状,在切除的增生前列腺组织中病理学检查发现的前列腺癌。其病理分期为 A(T_1)期,可再细分为 A1(T_{1a})、A2(T_{1b})期,主要是依据前列腺的体积来划分。偶发癌的治疗以临床和病理分期为依据。一般认为 A1 期预后好,不需任何治疗,主张定期随诊,如出现局部复发和转移,按相应临床期处理;主张对 A2 期偶发癌行前列腺根治性切除或睾丸切除或其他内分泌治疗。

(3)前列腺隐匿癌:患者无前列腺疾病的任何症状体征,但在淋巴结活检或骨穿等标本中病理学检查证实为前列腺癌,并可经过前列腺穿刺活检得到进一步的证实。这类患者血清前列腺酸性磷酸酶(PAP)和(或)前列腺特异抗原(PSA)水平增高。活检组织行 PSA 和(或)PAP 免疫组化染色阳性。其临床病理分期一定是 D(T_4)期。

(4)前列腺临床癌:临床检查(DRE、B 超、CT 或 MRI)诊断为前列腺癌,并经过穿刺活检和病理学检查证实,也可通过患者血清 PSA 和 PAP 增高来协助诊断。多数患者肛门指诊可摸到前列腺结节,超声检查可看到前列腺结节,且其外形不规则,回声不均匀等。其临床病理分期为 B(T_2)期至 D(T_4)期。

2.前列腺癌的病理分级

在前列腺癌的病理分级方面,目前最常使用 Gleason 评分系统。前列腺癌组织分为主要分级区和次要分级区,每区的 Gleason 分值为 1~5 分,Gleason 评分是把主要分级区和次要分级区的 Gleason 分值相加,形成癌组织分级常数。

分级标准如下。

(1)Gleason 1:癌肿极为罕见。其边界很清楚,膨胀型生长,几乎不侵犯基质,癌腺泡很简单,多为圆形,中度大小,紧密排列在一起,其胞浆和良性上皮细胞胞浆极为相近。

(2)Gleason 2:癌肿很少见,多发生在前列腺移行区,癌肿边界不很清楚,癌腺泡被基质分开,呈简单圆形,大小可不同,可不规则,疏松排列在一起。

(3)Gleason 3:癌肿最常见,多发生在前列腺外周区,最重要的特征是浸润性生长,癌腺泡大小不一,形状各异,核仁大而红,胞浆多呈碱性染色。

(4)Gleason 4:癌肿分化差,浸润性生长,癌腺泡不规则融合在一起,形成微小乳头状或筛状,核仁大而红,胞浆可为碱性或灰色反应。

(5)Gleason 5:癌肿分化极差,边界可为规则圆形或不规则状,伴有浸润性生长,生长形式为片状单一细胞型或者是粉刺状癌型,伴有坏死,癌细胞核大,核仁大而红,胞浆染色可有变化。

3.前列腺癌的临床病理分期

我国较多使用的是 Jewett-Whitmore-Prout(ABCD)系统,TNM 系统也有应用。

(1)ABCD 分期系统

①A 期(Ⅰ期):前列腺潜伏癌或偶发癌。

A1:组织学检查肿瘤小于或等于 3 个高倍视野。

A2:组织学检查肿瘤大于 3 个高倍视野。

②B 期(Ⅱ期):肿瘤结节局限于前列腺内。

B1:小的孤立结节局限于前列腺一叶之内(或肿瘤直径≤1.5cm)。

B2:多个肿瘤结节,侵犯前列腺的范围大于一叶(或肿瘤直径>1.5cm)。

③C 期(Ⅲ期):肿瘤侵犯邻近器官,如精囊。

C1:肿瘤突破前列腺包膜但未侵及精囊。

C2:肿瘤侵犯精囊或盆壁。

④D 期(Ⅳ期):肿瘤有区域淋巴结、远处淋巴结或远处脏器的转移。

D1:肿瘤侵犯主动脉分支以下的盆腔淋巴结。

D2:肿瘤侵犯主动脉分支以上的淋巴结和(或)有远处脏器的转移。

(2)前列腺癌 TNM 分期(2017)见表 5-1-1、表 5-1-2。

表 5-1-1　AJCC 前列腺癌 TNM 分期系统

Clinical T——原发肿瘤	
cT_X	原发肿瘤无法评价;
cT_0	无原发肿瘤证据;
cT_1	临床表现不明显不易发现的肿瘤;
cT_{1a}	组织学检查偶然发现的肿瘤,占切除前列腺组织的 5% 以内;
cT_{1b}	组织学检查偶然发现的肿瘤,占切除前列腺组织的 5% 以上;
cT_{1c}	组织学活检证实的不易发现的一侧或两侧的肿瘤;
cT_2	肿瘤可见,局限于前列腺;
cT_{2a}	肿瘤累及前列腺一叶的 1/2 以内;
cT_{2b}	肿瘤累及范围大于前列腺一叶的 1/2,但仅累及前列腺一叶;
cT_{2c}	肿瘤累及前列腺两叶;
cT_3	肿瘤侵犯前列腺外,但无黏连或者浸润邻近结构;
cT_{3a}	前列腺外侵犯(单侧或者双侧);
cT_{3b}	肿瘤侵及精囊腺;
cT_4	肿瘤侵犯精囊腺以外邻近组织(包括:膀胱、外括约肌、直肠、肛提肌、骨盆壁等)或与之紧密固定;
Pathological T——原发肿瘤	
pT_2	肿瘤局限于前列腺;
pT_3	肿瘤前列腺外侵犯;
pT_{3a}	前列腺外侵犯(单侧或者双侧),或者镜下见膀胱颈浸润;
pT_{3b}	肿瘤侵及精囊腺;
pT_4	肿瘤侵犯精囊腺以外的邻近组织(包括:膀胱、外括约肌、直肠、肛提肌、骨盆壁等)或与之紧密固定;
N——区域淋巴结	

N_X	区域淋巴结无法评估;
N_0	无区域淋巴结转移;
N_1	区域淋巴结转移;
M——	远处转移
M_0	无远处转移;
M_1	有远处转移;
M_{1a}	非区域淋巴结转移;
M_{1b}	骨转移;
M_{1c}	其他部位转移,伴或不伴骨转移;

表 5-1-2　前列腺癌 TNM 分期分组(AJCC)

分期	TNM 组合			
Ⅰ期	T_{1a}	N_0	M_0	G_1
Ⅱ期	T_{1a}	N_0	M_0	$G_{2,3\sim4}$
	T_{1b}	N_0	M_0	任何 G
	T_{1c}	N_0	M_0	任何 G
	T_1	N_0	M_0	任何 G
	T_2	N_0	M_0	任何 G
Ⅲ期	T_3	N_0	M_0	任何 G
Ⅳ期	T_4	N_0	M_0	任何 G
任何 T		N_1	M_0	任何 G
任何 T		任何 N	M_1	任何 G

(三)鉴别诊断

前列腺癌诊断应与 BPH、前列腺炎、前列腺结石、前列腺囊肿、膀胱肿瘤侵犯前列腺等疾病相鉴别。通过详细询问病史,仔细查体,并进行相关检查,鉴别并不困难。

七、前列腺癌手术治疗

随着人们健康意识的提升,越来越多的前列腺癌患者借助于直肠指检及血 PSA 测定得以早期发现。而对于局限性前列腺癌,根治性前列腺切除术无疑是这类疾病治疗中的金标准。

(一)手术的适应证与禁忌证

根治性前列腺切除术包括传统的开放性经会阴、开放性经耻骨后前列腺癌根治术与腹腔镜前列腺癌根治术和机器人辅助下的腹腔镜前列腺癌根治术,上述手术适应证相类似,主要适用于临床可能治愈的前列腺癌患者。具体包括:①临床分期 $T_1 \sim T_{2c}$ 的患者,对于 T_3 期前列腺癌的手术治疗尚存分歧;②预期寿命≥10年者;③一般情况良好,无严重心肺疾病。

在临床实践中,近来研究发现对于部分PSA>20或Gleason评分≥8分的高危患者,以及部分局限进展期前列腺癌患者,实施根治性前列腺切除术后患者往往也会获益。因此部分具备较高综合实力的医院已将根治性前列腺切除术的适应证拓展到部分条件良好的T_3期患者,通过术前的新辅助化疗减少肿瘤体积、降低肿瘤级别也使得T_3期患者具备了行根治术的手术时机。但需注意,由于术后病理分期往往要高于术前临床分期,所以适应证不应过度放宽。

患者的下述情况则往往被视为实施根治性前列腺切除术的禁忌证:①患有显著增加手术危险性的疾病,如严重的心肺系统疾病等。②患者有严重出血倾向或血液凝固性疾病。③已有骨转移。④预期寿命不足10年。对于淋巴结转移(术前通过影像学或淋巴活检诊断),先前的观点是手术禁忌证,但目前有文献认为对于有淋巴结转移的前列腺癌患者,可以考虑行常规或者扩大淋巴结清扫加前列腺根治性切除术,并非严格的手术禁忌证。

目前,腹腔镜根治性前列腺癌切除术由于其创伤小,视野和空间宽大的优势而越来越多被采用,对于拟行腹腔镜根治性前列腺癌切除术的患者,当出现下列情况时应慎重考虑,要做好开放手术的思想准备:①既往有腹腔手术、前列腺手术、盆腔放疗史;②过度肥胖;③术前辅助检查资料证实前列腺体积过小(<20g)或过大(>80g);④行新辅助内分泌治疗后。但是,对于操作熟练,经验丰富的泌尿外科医生而言,上述因素仅仅是增加手术难度,但并非中转或者选择开放手术的指征。

总之,泌尿外科医师必须清楚,手术的适应证与禁忌证是相对而言,并不是一成不变的。术者的操作技巧及经验也是能否进行手术治疗、能否进行微创治疗的重要参考因素。因此必须在术前对患者进行全面评估,将患者安全放在首位,制订科学合理的治疗方案。

(二)开放性经耻骨后前列腺癌根治术

1947年,外科医师Millin率先完成了经耻骨后入路前列腺癌根治术,手术的实施为广大前列腺癌患者带来了福音,并在接下来的几十年中成为泌尿外科治疗前列腺癌的经典术式。然而此术式却不可避免的带来了大出血、术后尿失禁、性功能障碍等诸多严重影响患者生活质量的并发症。

随着解剖学技术的进步与发展,人们对阴茎背深静脉丛的解剖特点得到了进一步的认识,从而大大地改善了手术的止血效果,使得手术可以在一个相对无血干净的视野中进行。同时对于盆腔神经丛及其阴茎海绵体分支的解剖熟悉,使得实施前列腺癌根治术时可以更好地保护神经,大大降低了术后尿失禁、勃起功能障碍等并发症发生的可能。

因此,有能力实施耻骨后前列腺癌根治术的泌尿外科医师,必须具备扎实的解剖学知识及良好的手术操作技巧。手术过程中,在尽量完整切除肿瘤的前提下,力争同时保留控尿及勃起功能。

1.手术时机的选择

拟行前列腺癌根治术的患者,往往在近期内接受了前列腺穿刺活检或经尿道前列腺电切术。对于行前列腺穿刺活检的患者,应在活检后6～8周进行手术治疗;而对于行经尿道前列腺电切术的患者,则应该推迟至12周后再行手术治疗。延迟手术时间的目的在于保证穿刺或电切造成的局部损伤、炎症或水肿等可以得到有效、确实的吸收，从而尽最大可能地恢复前列腺与周围组织的正常解剖关系，为手术医师创造较好的手术视野，可使在术中分离组织时避免损伤周围血管神经。

2.麻醉、体位与切口选择

首选气管插管下全麻，也可以采用腰麻或硬膜外麻醉。患者取头低足高位，使脐部置于手术床可活动处上方，以扩大脐与耻骨联合之间的距离。常规留置F16导尿管，气囊注入生理盐水15～20mL，术区常规消毒铺巾。

下腹正中腹膜外切口，自腹中线向左右两侧分开腹直肌，显露耻骨后间隙。用盐水棉垫将腹膜推向侧方，注意保护腹膜不受损伤，显露髂外血管，仔细分离髂外血管周围软组织直至髂总血管分叉处。

3.淋巴结清扫术

先前的观点认为在实施根治性前列腺癌切除术之前应先行盆腔淋巴结活检术，因为对于发现盆腔淋巴结转移的患者，则实施根治性切除术的意义不大，但是目前认为，如果术前发现有淋巴结转移的，可以考虑行盆腔淋巴结清扫术。淋巴结清扫术可分为局限性淋巴结清扫和扩大淋巴结清扫，前者包括闭孔、髂内和髂总淋巴结群的清扫；扩大淋巴结清扫的上界不低于髂总动脉分叉点，下界为股管，两侧抵达盆壁，后界为闭孔神经、血管及髂内静脉周围的淋巴脂肪组织。局限性淋巴结清扫范围的区别则在于两侧界为髂外静脉，后界止于闭孔神经。

淋巴结清扫术一般遵循先患侧后健侧的顺序进行，两侧的切除方法基本一致。先剥除髂外静脉的包膜，接着切除盆腔侧壁淋巴结，向下一直分离至股管，结扎该处淋巴管。然后向上沿骨盆侧壁分离至髂总动脉分叉处，切除该处的淋巴结。接着切除闭孔淋巴结，切除过程中需注意保护闭孔神经及闭孔动、静脉。淋巴结清扫结束后，髂内和闭孔血管旁组织应同时剥除干净。

目前手术中对于盆腔淋巴结的清扫范围一直存在争议，根据2011欧洲泌尿外科前列腺癌治疗指南建议，对于低危前列腺癌以及术前穿刺活检阳性针数少于50%的患者，淋巴结清扫的范围大小并无显著意义，无须为了排除阳性淋巴结遗漏而过度清扫；只有在中危及高危的前列腺癌患者中，才有必要进行扩大范围的盆腔淋巴结清扫。据相关文献报道，T_3分期患者发生局部淋巴结转移的概率约为27%～41%。

4.切开盆腔内筋膜

将导尿管气囊置于膀胱顶，用拉钩将膀胱拉向上方，以充分暴露前列腺前侧。锐钝性结合分离覆盖于前列腺表面的纤维脂肪组织，显露盆腔筋膜、耻骨前列腺韧带和阴茎背静脉的浅表分支。

选择既远离前列腺膀胱交界处又可显露出下方肛提肌的位置作为切口，切开盆腔内筋膜。切开盆腔内筋膜时，需注意前列腺膀胱交界部的前列腺侧方静脉丛及其下方的前列腺动脉、盆腔神经丛分支，处理不慎容易造成出血。向耻骨前列腺韧带方向延长切口，显露出前列腺侧面，结扎阴部血管分支，钝性分离肛提肌系统与前列腺侧面，直至前列腺尖部。

5.耻骨前列腺韧带的切除

去除覆盖阴茎背静脉浅表支和耻骨前列腺韧带的纤维脂肪组织，于韧带间仔细分离浅表支,然后用盐水纱垫将前列腺压向后方,于耻骨前列腺韧带中点处将其剪断,充分显露耻骨与前列腺间的腔隙。腔隙显露后,即给予了外科医师充分的操作空间,接下来游离并电凝膀胱颈中线处的背侧静脉丛浅表分支。

6.背侧静脉丛的切断

外科医师借助手指触及导尿管的位置,导尿管前方的组织结构为背侧静脉丛主干、尿道外括约肌和盆腔筋膜,尿道外括约肌呈管状结构包绕尿道并且与背侧静脉丛交汇,需注意妥善保护。打开盆腔侧筋膜,以直角钳穿过,操作时避免损伤前列腺尖部或穿入前列腺。将前列腺推向后方,张开直角钳然后斜向前下,紧贴前列腺切断尿道前方组织。切断背侧静脉丛可以有效地防止术中出血带来的模糊视野,为了止血确实,可以用 3-0 线连续缝合尿道外括约肌和背侧静脉丛的切缘,用 2-0 线连续缝合前列腺表面的静脉丛。

7.尿道切断

将前列腺推向后方即可显露出前列腺尿道交界处。剪断尿道壁的前方 2/3,避免损伤导尿管。用 3-0 线分别于尿道远侧断端的 12 点、2 点、5 点、7 点、10 点处各缝一针,缝针需穿过尿道外括约肌边缘、尿道黏膜和黏膜下组织,缝合过程中避免损伤尿道外括约肌和尿道平滑肌,以影响术后排尿功能的恢复。

抽尽尿管气囊内盐水,切断导尿管,在尿道 6 点位由外向内缝合一针,穿过尿道黏膜和黏膜下组织。完全离断尿道,显露后侧的尿道外括约肌。此部分是前列腺尖部、狄氏筋膜和会阴中心腱的连接部,精确切开有助于前列腺尖部病灶的充分切除,同时保护神经血管束及排尿控制功能。

以直角钳分离尿道后壁的后方,以便安全切断后侧的尿道外括约肌。首先自左侧沿前列腺尖部筋膜表面分离,然后切断尿道左侧后壁,同法处理右侧。必须从两侧分别切断尿道后壁,否则易伤及对侧的性神经血管束。两侧分离完毕后再切断尿道后壁的中央部分,以确保尿道远侧断端缝线位置准确,神经血管束免受损伤。

8.神经血管束的保护

性神经血管束一般位于两侧盆腔侧筋膜之间,分离一侧性神经血管束时,可通过导尿管将前列腺拉向对侧,于膀胱颈处用直角钳分开盆腔侧筋膜的浅层,直至前列腺尖部。沿前列腺后外侧浅沟追踪至尖部即可见沿尿道方向走行的性神经血管束,于两侧性神经血管束之间游离前列腺后侧,然后自前列腺尖部向基底部游离性神经血管束。

9.游离切断侧方韧带

向上轻轻牵拉导尿管,用手指沿直肠表面钝性游离前列腺,于前列腺后侧正中切断直肠与狄氏筋膜的黏附处。继续向上牵拉导尿管,显露前列腺基底部与精囊,于狄氏筋膜后层的后方分离,接下来结扎切断神经血管束发出的动脉分支,使性神经血管束完全脱离前列腺。于精囊侧方和盆腔侧筋膜间分离,切断侧方韧带。

10.离断膀胱颈、切除精囊

侧方韧带游离后,前列腺获得了极大的自由活动空间。前方切断前列腺膀胱颈连接部,切至黏膜时,排空导尿管气囊,止血钳钳夹导尿管对抗牵引,结扎切断膀胱下血管发出的分支,辨清精囊与膀胱后壁之间的界面。用剪刀分离精囊前方,确认双侧输尿管开口后离断膀胱颈后壁,用组织钳向头侧牵拉膀胱颈后壁,结扎切断后方的输精管并分离精囊,仔细辨认进入精囊的动脉分支,尽量靠近精囊将其结扎切断。最后切断残余的狄氏筋膜,取出标本送病理。检查术野有无活动性出血,电凝或钳夹止血。

11.膀胱颈尿道吻合重建

用 2-0 肠线全层缝合肌肉和黏膜,重建膀胱颈,自后侧正中开始,依次向前缩窄膀胱颈,直至仅容一示指,以 4-0 肠线缝合膀胱黏膜使其外翻,便于与尿道进行吻合。自尿道再次插入 F16 导尿管,将远端尿道的 6 根 3-0 线缝合于膀胱颈的相应位置,将导尿管插入膀胱。先将前方线打结,充盈导尿管气囊,随后将其他线打结。冲洗导尿管,确保尿液引流通畅。盐水冲洗术野、放置引流管、逐层关腹、结束手术。

(三)经会阴前列腺根治性切除术

经会阴根治性前列腺切除术对于处理局限性前列腺癌具有较高的应用价值,该术式能够很好地暴露并摘除前列腺,术中出血少、便于进行尿道膀胱吻合,还可直接暴露神经血管束,便于分离并保护神经血管束。另外,术后患者疼痛较轻,拔管时间早,术后平均住院日明显低于经耻骨后前列腺根治性切除术,但如果前列腺体积超过 100mL,会阴操作会有很大困难,而且该术式不能进行局部淋巴结的清扫,这对于需要进行淋巴结清扫的患者并不适用。但随着筛查技术的广泛应用,早期前列腺癌的发现率逐渐上升,并不是所有患者都需要进行淋巴结清扫,所以该术式仍有很广的应用空间。坐骨结节间距、前列腺体积是决定经会阴前列腺根治性切除术操作难易的客观条件。经尿道前列腺切除术、反复发作的前列腺炎以及多次前列腺穿刺活检都不是该术式的禁忌证。

经会阴前列腺根治性切除术有两种标准入路,一是 Young 的外括约肌入路,即经皮肤、皮下、肛门括约肌和直肠括约肌浅深两层的上方,并通过坐骨直肠陷凹进入会阴中心腱;二是 Belt 的括约肌下入路,即经肛门括约肌及直肠括约肌浅深两层的下方进入直肠黏膜,沿着直肠黏膜分离至会阴中心腱和附着的尿道直肠肌。两种入路都要结合保留神经的技术。

1.手术过程

(1)体位:需要将患者摆成头低、过度截石位,使会阴区平面与地平面相平行,这样有利于操作的进行,由于患者处于悬吊位置,需要保护重点部位的神经,在适当的位置置以棉垫,以免长时间受压后造成神经功能障碍,包括肩峰、骶骨下方、足部和膝关节外侧腓骨结节远端,必要时可将患者置于真空袋上。

(2)术者位置:术者站立在患者下方,第一助手站立于惯用右手术者的左侧,有利于术者右手操作,二助站立于右侧。耻骨上及会阴区常规消毒铺巾,铺巾时隔开阴茎和阴囊。向尿道内注入足量润滑油,插入一个长的"Young"或"Lowsley"前列腺牵引器进入膀胱,部分退出牵引器,使其角位于尿道球部,让助手牵拉住牵引器,以便于术中触及前列腺尖部。

(3)触摸双侧坐骨结节,从会阴中部两侧靠坐骨结节内侧行一倒 U 形皮肤切口,切口与肛门等距离,以使直肠更好地暴露,保护皮瓣上皮下脂肪。剪开一个 4cm×4cm 的用碘酊泡过的海绵置于直肠保护肛门,用 Allis 钳将皮瓣和海绵尖部夹在一起,延长切口线,用电刀切开浅表筋膜,触及位于尿道球部的牵引器的角,向上及两侧切开会阴浅筋膜约 3~4cm 到坐骨直肠窝,该处位于切口的两角。用示指分别在直肠两侧外括约肌下向前、向上分离直肠壁,使两侧相通,如果手指不能轻易伸入组织,可稍靠后分离,位于横肌和尿道球部后方,用手术刀或电刀切开会阴中心腱,直到直肠纵行肌,其表面为白色纵行薄纤维,易于鉴别。以此为标志,左手再加戴上一只手套,将示指伸入直肠,以避免不必要的损伤。用 4cm×4cm 湿纱垫垫于拇指下,绷紧直肠用刀柄将直肠外括约肌从直肠固有层分离,并用拉钩拉开。

(4)沿直肠纵轴将肛提肌向两侧拉开,顺直肠壁向上分离,中间不再有其他结构,直到遇到直肠尿道肌,将牵引器放入膀胱,由助手向耻骨联合上方牵拉,将前列腺拖入切口,确认前列腺尖部,用刀柄及指尖在两侧向直肠附近分离,稍将直肠后压,避免损伤盆腔神经丛与海绵体神经。用钳子提夹直肠尿道肌,继续分离肛提肌交叉的纤维,这些纤维在靠近前列腺尖部覆盖于两侧,呈白色。

(5)用刀柄钝性分离暴露出狄氏筋膜并将前后两层分开,沿两层筋膜指尖向上钝性分离,直至精囊底部。牵拉牵引器摸清尿道与前列腺连接部的位置,切开膜部尿道上面的盆筋膜,以显露尿道壁,用直角钳将尿道从含有海绵体神经的盆筋膜上分离,将直角钳紧靠前列腺尖部绕尿道穿过,切开前列腺尿道连接处。

(6)仔细分离前列腺前壁,紧贴前列腺本身,以避免损伤背部静脉系统和耻骨前列腺韧带,继续分离至膀胱颈。紧贴前列腺切开膀胱前壁,麻醉师静脉注射 5mL 靛胭脂,以帮助辨认输尿管口。

(7)完全离断膀胱颈,暴露精囊底部和射精管,注意排出蓝色造影剂的输尿管口。结扎两侧输精管及精囊,此时前列腺、输精管及精囊已完全分离,取出分离的组织。吻合膀胱颈和尿道。

2.术中并发症

(1)球部出血:如果术中遇到会阴横肌或尿道球部,证明切得太靠前,应后退一些,紧贴直肠处再开始分离,否则会造成严重的球部出血。

(2)输尿管损伤:若在膀胱三角区后方分离找到膀胱和精囊裂隙则可能发生输尿管损伤,静脉内注射靛胭脂可确认输尿管位置。

(3)直肠损伤:由于直肠尿道肌覆盖直肠,分离过程中应特别轻柔,以避免损伤直肠。

3.术后并发症

(1)尿道直肠瘘:由于分离前列腺后壁过程中会造成直肠轻微的损害,因此术后可能形成尿道直肠瘘。处理的方法是留置尿管,供给基础饮食,减少肠道运动,确定瘘管的位置,用细微的 SAS 在直视下进行关闭。如果失败,可以等待 3～4 个月,再进行更精细的修补,期间可用膀胱造瘘和结肠造瘘粪流转向等保守方法进行治疗。

(2)输尿管梗死:可造成术后无尿或两侧腰腹的疼痛。如果一侧或两侧输尿管由于结扎止血或在膀胱尿道吻合术中放置的缝线阻塞,待几天后缝线吸收便可恢复。

(3)过度截石位可导致神经损害,可能是由于腹股沟受压或腓神经受压,此种体位还会造成肌溶解以及肾衰竭,术后如患者尿中肌酸磷酸激酶超过 20000,提示已经发生了肌溶解,需纠正电解质紊乱,充分水化及碱化尿液。

(4)尿失禁和性功能障碍:如果尿道在尖部被仔细的切开,尿失禁是很少发生的,一旦发生也是暂时性的,可观察等待,也可注射填充剂或植入人工括约肌。由于神经血管束在分离过程中得到保护,性功能障碍也很少发生。

(四)腹腔镜下前列腺癌根治术

随着人们健康意识的增强以及对生活质量要求的提升,寻求一种既能完整切除肿瘤、降低病死率,又能将并发症降到最小、康复迅速、切口美观的手术成为所有外科医生共同努力的目标。而以腹腔镜技术为代表的微创外科显然为解决这一课题提供了很好的答案。

与传统的开放手术相比,微创手术以其术后痛苦小、出血少、创伤轻微、恢复快等优点得到了迅速的发展,并大有赶超甚至全面取代开放手术的趋势。腹腔镜作为微创技术的一种,已被广泛应用于多种泌尿系统疾病的治疗,并在临床效果及经济方面表现出诸多优越性。事实上,伴随着微创技术日新月异的发展步伐,前列腺外科学也早已进入了微创时代,1997 年 Schuessler 医生率先报道了世界首例腹腔镜下根治性前列腺癌切除术。此后越来越多的泌尿外科医生开始掌握该术式,并不断丰富与完善相关的理论及技能。

虽然目前众多的文献数据并未提示在手术切除范围、术后并发症、手术时间、医疗费用、患者恢复等各方面腹腔镜的显著优越性。但必须看到,腹腔镜下根治性前列腺癌切除术是一种新型手术,大部分的泌尿外科医生目前仍处于对该手术的学习曲线之中,因此该手术的许多潜在优势还有待进一步的挖掘。随着手术者手术技术的进一步提高,腹腔镜视野清晰、操作精细、创伤微小等独有优势将进一步显现,势必会给患者带来更多的福音。

1.经腹膜外途径的腹腔镜前列腺癌根治术

腹膜外途径的腹腔镜根治性前列腺切除术主要术式包括美国的 Cleveland 技术、法国的 Creteil 技术、Brussels 技术等。其主要步骤大体相似,Cleveland 技术可以经腹膜外,亦可经腹腔进行操作,也是学者目前经常采用的术式。

(1)体位:仰卧位,髋关节稍外展,膝关节略屈曲。头低脚高位 15°~30°。术者站于患者左侧(右利手),助手站于右侧。

(2)手术步骤

①建立腹膜外间隙,制备气腹放置套管:脐下弧形切口约 3cm 长。深入腹直肌前鞘,水平切开腹直肌前鞘,暴露腹直肌。腹直肌纤维钝性垂直分离,暴露腹直肌后鞘。腹直肌后方和后鞘之间的空间以手指分离。此后将球囊 Trocar 置入腹直肌后鞘之前,在直视下扩张球囊 300~400mL 后保留 3~5 分钟,拔出扩张器,置入 12mm 穿刺器并固定。充分扩张腹膜外间隙后放入腹腔镜,于直视下在左右腹直肌旁第一个套管下两指水平分别放置 12mm 和 5mm 穿刺器,两侧髂前上棘内侧放置 5mm 穿刺器,整体呈扇形,手术熟练后可不放置左侧髂前上棘穿刺器。

②清扫双侧盆腔淋巴结:一般进行局限或改良的盆腔淋巴结清扫术。局限性盆腔淋巴结清扫术范围包括前侧至髂外静脉后缘,后侧至闭孔神经,头侧至髂内髂外静脉汇合处,尾侧至耻骨韧带的髂耻分支,内侧至脐内侧襞,外侧至盆腔侧壁肌群。改良的盆腔淋巴结清扫术包括清扫髂内和闭孔淋巴结。盆腔淋巴结清扫主要对前列腺癌的病理分期有评估价值。闭孔淋巴结为最先转移的淋巴结。

a.盆腔淋巴结活检:观察髂外动脉搏动后,在其下方提起脂肪淋巴组织以超声刀切开,髂外静脉得以显露。在髂外静脉内下缘沿着耻骨支内侧壁向深处游离显露闭孔神经。从下向上整块清除髂外静脉和闭孔神经间的淋巴脂肪组织。取出淋巴脂肪组织,对侧亦如此清扫。

b.分离 Retzius 间隙,切开盆内筋膜:清除前列腺前表面、膀胱颈前、盆内筋膜表面的脂肪组织及结缔组织。将前列腺压向右侧,使左侧盆内筋膜保持一定张力,辨认盆内筋膜返折,打开盆内筋膜。从侧面显露肛提肌,向中线分离,至显露前列腺尖部。游离前列腺尖部和肛提肌肌束间的纤维组织,再向膀胱颈部分离。同法处理左侧。

c.切断耻骨前列腺韧带,缝扎背深静脉丛:背深静脉丛浅表支位于耻骨前列腺韧带之间前列腺包膜的深面。切断耻骨前列腺韧带要紧贴耻骨不能剪过深,以免损伤,引起出血。耻骨前列腺韧带离断后进一步向前列腺尖部分离盆内筋膜。缝扎背深静脉丛:2-0 可吸收缝线"8"字缝扎背深静脉丛。1/2 弧度针,线长不超过 15cm。弯针凸面向上,针背与持针器呈 100°角。进针方向与耻骨联合平行。DVC 缝扎后暂不切断。

d.离断膀胱颈:清除膀胱颈表面的脂肪,辨认膀胱颈前列腺连接部。膀胱颈前列腺连接部的判断方法:膀胱前表面脂肪终止的地方大致代表了前列腺膀胱连接部位,此外通过反复前后移动尿管,弯曲的尿管尖端可以帮助判断膀胱前列腺连接部。抓钳触碰质感的改变也有助于辨认膀胱前列腺连接部。在 12 点处横行切开前列腺周围筋膜。循前列腺与膀胱颈之间无血管平面进行锐性钝性相结合分离,向两侧延伸,切开膀胱颈后唇至完全离断。

e.分离输精管及精囊:从膀胱颈 5~7 点间进入正确层面后向两侧分离,游离出输精管离断,再游离出精囊。切除精囊后,助手拉开右侧输精管和右侧精囊向头侧侧方牵拉。此时一个"解剖窗"得到建立,可以暴露从前列腺背侧到前列腺血管束的区域。

f.切开 Denonvilliers 筋膜:抓钳提起两侧精囊向前上方牵引,保持 Denonvilliers 筋膜有一定张力。水平切开 Denonvilliers 筋膜,可见脂肪,表明进入直肠前间隙。沿直肠前间隙向深部分离至前列腺尖部。尽量在中间分离以免损伤两侧神经血管束。

Jan Roigas 另有区别于标准的保留神经的筋膜间技术。筋膜内保留神经方法不切开 Denonvilliers 筋膜,因此看不到直肠前脂肪组织。该方法完全采用钝性分离,将 Denonvilliers 筋膜从前列腺包膜上完全游离,贴近前列腺包膜后表面彻底游离 Denonvilliers 筋膜和所有粘连组织,从正中进入前列腺筋膜内到达前列腺侧血管神经束。

g.处理前列腺侧血管蒂,保留神经血管束:将输精管和精囊向前牵拉,暴露前列腺侧血蒂。此处建议使用超声刀,减少神经血管束的损伤。

h.离断前列腺尖部及尿道:用双极电凝或超声刀切断背深静脉丛,勿切破前列腺包膜。充分游离尿道。用超声刀或剪刀切断前列腺尖部尿道,避免损伤神经血管束。将前列腺尖部钳夹后向头端和上方牵拉,显露腺体后方的尿道直肠肌,从侧面剪断。完全游离前列腺。将前列腺和精囊放入标本袋中并取出。

i.吻合膀胱尿道:膀胱颈完整保留时直接用 2-0 可吸收线吻合膀胱和尿道全层。若膀胱颈有损伤,则可用 3-0 可吸收线重建膀胱颈后再行膀胱尿道吻合。笔者推荐采用张旭教授首创的单针连续吻合法,先缝合吻合口 3 点钟位置,再逆时针连续缝合吻合口后壁。将导尿管置入膀胱,气囊暂时不注水。连续缝合吻合口前壁。将气囊注水,自导尿管注水进入膀胱检查有无漏水。

j.置入引流管:降低气腹压力,检查术野有无活动性出血。留置耻骨后引流管。缝合皮肤切口,术毕。

(3)术后常规处理:术后根据患者具体情况需给予3～5天抗感染药物。鼓励患者早期下地活动,预防血栓形成。引流液较少时即可拔除引流管。若有吻合口漏则需待吻合口愈合后才可拔除引流管及尿管。

(4)手术相关并发症及处理方法

①术中出血:处理阴茎背深静脉丛时应紧贴耻骨离断耻骨前列腺韧带以避免损伤背深静脉丛,缝扎时需完整且牢固。

②直肠损伤:术中在处理前列腺尖部Denonvilliers筋膜时以及切开Denonvilliers筋膜时容易伤及直肠。若发生直肠损伤应使用抗生素溶液充分冲洗、严密缝合、保持引流通畅并应用抗厌氧菌及需氧菌的抗生素。

③吻合口尿瘘:术后耻骨后引流管持续6天以上有尿液引出可诊断为尿瘘。Mochtar系统回顾的吻合口尿瘘的发生率为9.7%。一般出现的原因为吻合不严密或术后吻合口破裂。大部分吻合口尿瘘在两周左右可自行愈合。此时应延长导尿管保留时间,保留尿液引流通畅,至引流液明显减少方可拔除。

④膀胱输尿管损伤:常因手术分离Retzius间隙,横断脐正中襞时过于接近膀胱顶部而导致膀胱损伤。输尿管损伤则多发生在分离膀胱三角区时。若发现损伤,应及时严密缝合修补。

⑤术后勃起障碍及尿失禁:术后性功能障碍发生在约1/4～1/2的患者中。主要发生原因为手术损伤了盆腔神经丛及其分支。近年来保留性神经的前列腺切除术可以明显降低勃起障碍的发生率。一项关于术后尿失禁的研究发现,在术后尿失禁的患者中65.1%的患者尿道括约肌被横断,46.2%的患者括约肌穿孔,37%的患者这两种损伤同时存在。87%括约肌损伤患者损伤部位在下环,13%在上环;45%的患者中可以观察到膀胱尿道连接部的狭窄。说明医源性损伤尿道括约肌是术后尿失禁的潜在原因,术中处理尖部不当和重建膀胱尿道不满意均增加了括约肌损伤的风险。

2.经腹膜入路途径

(1)麻醉、体位与孔道建立:全麻患者仰卧位,头低脚高约15°～30°,下肢屈曲外展。术区常规消毒铺巾后留置F16导尿管,气囊注入生理盐水15～20mL。建立气腹。按照标准的Montsouris"五孔七步法":沿脐部下缘皱襞做一1cm横行切口,将气腹针经此插入腹腔,注入CO_2至腹内压力为12～14mmHg(1mmHg=0.133kPa),拔出气腹针,经此孔安放第一个10mm的Trocar,置入0°腹腔镜头。在镜头的指引下依次于左右麦氏点、左右麦氏点与脐连线中点处各放置4枚10mm的Trocar。使上述5枚Trocar排列呈扇形。

(2)手术操作步骤:手术操作步骤与前述的开放性根治性前列腺癌切除术基本类似。

进入腹腔后,将肠管向上牵拉以暴露盆腔脏器,行腹腔探查,明确解剖标志:脐正中韧带、脐内侧韧带、膀胱内的尿管气囊、导管尖部位置、输精管等。行盆腔淋巴结活检。

①后入路游离前列腺:沿输精管切开膀胱后腹膜,分离输精管抵达精囊,以远睾端为牵引向外下方分离、游离精囊,切除精囊,电凝、离断输精管。紧贴精囊后侧切开狄氏筋膜,在正中线位置钝性分离前列腺与直肠前壁,并尽可能接近前列腺尖部。

②前入路游离前列腺:在两侧脐动脉之间离断脐尿管并切开前方的壁层腹膜、脐正中韧

带,进入膀胱前间隙直至耻骨后间隙。显露前列腺耻骨韧带和两侧盆底筋膜,在前列腺返折处切开盆腔内筋膜直至耻骨前列腺韧带,离断耻骨前列腺韧带,并于前列腺尖部以 2-0 线结扎、离断阴茎背静脉丛。部分医师习惯在第一步时直接进入 Retzius 间隙处理前列腺尖部血管并切断尖部尿道,进行从下而上游离前列腺,而在离断膀胱颈后再行处理精囊和输精管,这种模仿开放手术操作步骤的术式被称为"逆行式"操作(Heilbronn 式)。

③膀胱颈的离断:在膀胱颈与前列腺交界部以单极电凝钩垂直切开膀胱颈(切开膀胱颈时应尽可能多地保留颈部肌肉),显露前列腺尿道,切开尿道前壁,拉出导尿管并向上牵拉,剪开尿道后壁,充分暴露已游离的精囊及输精管残端。

④前列腺两侧壁的游离:将双侧输精管及精囊向上方提起,超声刀横断前列腺血管蒂,横断过程中尽量减少对神经血管束的热损伤,之后在前列腺基底外侧剪开覆盖神经血管束的筋膜,双极电凝切断前列腺包膜动脉,将神经血管束从前列腺基底部游离,从而进入尿道后外侧的盆底肌处。

⑤前列腺尖部的分离:阴茎背静脉丛离断后,完全暴露尿道前壁,切开尿道前壁,将导尿管从切口拉出并向上牵拉,显露尿道侧壁及后壁并切断,在前列腺后方离断附着在前列腺尖部的狄氏筋膜和直肠尿道肌,将前列腺完全游离,完全切除的前列腺标本暂时置于结肠旁沟。

⑥重建膀胱颈:由后方开始吻合膀胱与尿道,3-0 可吸收缝线先在 5 点和 7 点处缝合,然后分别在 3 点和 9 点处缝合,结打在腔外,最后两针缝在 11 点和 1 点,缝合后膀胱留置导尿管,确定位置正确后,打结固定。膀胱注水,检查吻合口是否有渗漏。

⑦耻骨后间隙放置引流管。

通过麦氏切口一并取出前列腺、精囊、残端输精管。引流管从戳孔中引出,逐层关闭切口。

3.机器人辅助的腹腔镜前列腺癌根治术

1992 年首次施行腹腔镜前列腺癌根治术,但是当时仅获得很少关注。直到在 1997 年 9 月由 Richard Gaston 施行欧洲第一例腹腔镜前列腺癌根治术后才引起泌尿学界的重视。在接下来的时间里,Guillonneau 和 Vallancien 标准化 Montsouris 技术使腹腔镜前列腺癌根治术传播到欧洲其他各国。

从开放手术到腔镜手术的转变给外科医生带来了全新的手术体验。外科医生们必须学习腹腔镜下的外科解剖和新的手术步骤以及新的手术工具的操作。而动作幅度的减小、二维视野、手眼协调性的破坏以及触感的大大降低是学习曲线上升缓慢的主要限制因素。对于没有腔镜学习经验的外科大夫,学习曲线将长达 80~100 例连续的病例数,时间上将持续数年。

机器人系统最近被引进以试图降低复杂泌尿腔镜步骤的难度,尤其针对缺乏腔镜经验的外科大夫。第一台机器人操作系统的雏形于 1991 年由美国国防部研发,经过斯坦福研究协会的 Phil Green 改进之后被称作斯坦福研究协会 Green 外科远程监控系统。最早的操作系统仅有 4df(4 个维度活动度),与传统的腹腔镜器械类似。此后又几经改进,发展成为了达芬奇外科系统,并于 2000 年获得了美国 FDA 认证。达芬奇机器人操作系统包括真实的三维成像系统,可以提供最大 12 倍的放大倍数。还包括了获得专利的 Endowrist 技术,它可以在手术部位复制外科大夫的前臂和手腕活动,因而可以提供 7df(7 个维度活动度)。

第一例机器人辅助下的前列腺癌根治术由 Binder 在 2000 年 5 月施行,术者是一名有丰富开放手术经验而毫无腔镜手术经验的法兰克福医生。在同年,其他一些有腔镜手术经验的欧洲外科医生也开始使用这一新技术。美国第一例机器人协助前列腺切除术在 2000 年 11 月由 Vattikuti 泌尿所的 Vallencien 施行。此后 Vattikuti 前列腺切除协会小组(VIP)的 Menon等人开创了一种新技术并且施行了数以千计的机器人协助下的前列腺癌根治术,该术式现已成为机器人辅助的前列腺切除术的常用技术——VIP 术式。

VIP 术式的创立旨在最大限度降低术后勃起功能减退的发生率,同时力争保持耻骨后前列腺根治术在病理学上的卓越效果。一篇关于 VIP 术式的文献报导中,此术式主要特点是早期切断膀胱颈,保留前列腺被膜,在切断前列腺尖部后控制背深静脉复合体。其中 1142 名患者完成随访,随访时间 12~66 个月,平均随访 36 个月。5 年统计上的生化复发率 8.4%,实际生化复发率 2.3%。中位尿失禁时间 4 周,0.8% 的患者在术后 12 个月完全性尿失禁。接受被膜保留神经手术者并且术前没有勃起障碍者中 93% 的患者性生活率,51% 恢复到术前水平。得出的结论是 VIP 术式保留被膜神经不仅可以提供肿瘤学上和尿控上的与传统保留神经前列腺根治术相似的效果,并且在性功能恢复方面效果优于传统术式。

随着人们对手术效果精益求精的追求,2005 年 Kaul 报道了保留神经的 VIP 技术。操作正确的话,该方法可完整的保留组织包膜,并作悬吊耻骨尿道韧带。Kaul 及其合作者称该种前列腺包膜的解剖方法为"阿芙罗狄蒂的面纱",该术式被认为更有利于患者术后性功能的恢复。

该方法是基于前列腺侧血管蒂存在解剖变异,而不一定只位于前列腺侧后表面。在一些患者中,并不是明确的神经血管束,而是阴茎海绵体神经呈网格或帘状从前列腺表面后侧方向前侧方延伸。因此,可以通过从前方切开前列腺筋膜而实现保留这些神经的目的,这种手术途径即被称作"阿芙罗狄蒂的面纱"(阿芙罗狄蒂:希腊爱神,无数英雄被她的美貌折服),用以形容本手术方式的魅力和吸引力。手术中通过顺行入路在精囊基底部获得前列腺包膜和前列腺筋膜之间的解剖层面。该层面位于 Santorini 静脉窦的深方,小心以冷刀钝性锐性相结合的方式分离神经血管术和邻近的前列腺筋膜,直至全部连于耻骨尿道韧带的前列腺筋膜均被游离。除了前列腺筋膜在前方与耻骨尿道韧带融合部分外,该层次属于乏血管区并且覆盖于背深静脉复合体。如果施行恰当,前列腺周组织可以帘状悬挂于耻骨尿道韧带,即呈现出"阿芙罗狄蒂的面纱"。

机器人辅助的腹腔镜前列腺癌根治术与耻骨后和腔镜下前列腺癌根治术可以获得相似的手术效果,同时在手术失血量、输血率、术后疼痛评分等均优于其他术式。目前主要的问题在于机器人辅助的腹腔镜前列腺癌根治术的手术费用昂贵。这也是限制其在我国发展的主要因素,目前国内仅有少数医院可以有实力施行此手术方式。有文献提出机器人辅助的前列腺癌根治术有更短的学习曲线和令人兴奋的术后结局,尤其在控尿功能恢复方面。在一个经验丰富的助手协助之下,20 例机器人手术后便可实现可以接受的手术时间和并发症发生率。同时,该术式的学习曲线与先前的手术经验密切相关,而对于术后勃起功能的恢复和肿瘤学的随访仍欠完善,这也是此术式研究领域的热点之一。

总之,机器人辅助下的前列腺癌根治性切除术通过先进的高科技器械,在三维视野、分离组织、术野暴露、神经保留、精细吻合等方面具有普通腔镜无法匹敌的优势。目前影响其在我国应用推广主要在于经济因素。

4.单孔腹腔镜前列腺癌根治术

随着腹腔镜技术的不断发展,目前单切口腹腔镜手术作为微创技术的发展和延伸,由于其较之于传统的腹腔镜技术在微创及美容的效果方面更好,已经逐渐应用于外科领域。脐是身体上唯一与生俱来的"瘢痕",在脐部做一小切口,术后瘢痕便可隐藏于肚脐皱褶内,从而实现"无疤化",因此经脐单孔腹腔镜手术作为其中的代表已经被应用于多种泌尿外科疾病的治疗。2008 年,Jihad 等人报道了世界首例经脐单孔腹腔镜前列腺癌根治术,手术安全可行,术后并发症与常规腹腔镜手术相比无显著差异,但受器材限制及手术难度等因素影响,目前该手术仅在我国少数泌尿外科中心开展。下文将对 Jihad 单孔腹腔镜前列腺癌根治术及国内依据自身特点进行改造后的单孔腹腔镜前列腺癌根治术进行简要介绍。

(1)Jihad 单孔前列腺癌根治术手术操作步骤

①全麻气管插管下,采取低截石位。采用开放 Hasson 技术建立入路,作一 1.8cm 经脐切口。锐性切开腹直肌筋膜,4 角缝合 4 针留待固定 Uni-X 单一入路多孔道器械。该固定装置有进气孔,可用于制备气腹压 15mmHg。5mm 的孔道置入尖端可活动的 0°镜(NY)。镜子的尖端可以进入术野中央而不移动直的部分,避免了与术者器械互相干扰。

②使用尖端可弯的腔镜剪刀(MA)将左侧结肠和乙状结肠从盆侧壁分离。将膀胱从前腹壁仔细分离,锐性切开盆内筋膜。置入 Foley 尿管协助判断膀胱颈前壁。仔细判断膀胱情况、前列腺中叶、输尿管开口、前列腺底部。

③完整切开膀胱颈和 Denonvilliers 筋膜,探查双侧输精管和精囊情况。传统腔镜经常横断输精管并游离精囊,但在此处暂不切断输精管,有助于牵拉暴露直肠。

④进行下一步骤:离断前列腺尖。使用 5mm LigaSure(CO)沉稳切断背深静脉复合体。作者认为并不必须使用 2-0 Vicryl 结扎,使用 LigaSure 足够切断并止血。剪刀完整剪开并离断前列腺尖部尿道,逆向切开。定时行直肠检查以引导识别前列腺直肠平面,避免直肠损伤。

⑤尿道膀胱连接部用 2-0 Vicryl 线间断缝合。第一针在正后壁缝合,插入 22F Foley 尿管进入膀胱。在 Foley 尿管导引下缝合侧壁及前壁。线结打在外侧。尿管球囊注入 20mL 水,膀胱注入 100mL 生理盐水以验证缝合情况。

⑥前列腺通过将脐切口扩大至 2～3cm 取出。放置盆腔引流。术毕。术后 2 周左右拔除尿管及引流管。

(2)采用普通腔镜器械的单孔前列腺癌根治术

①手术器械准备:单孔多通道设备:1 个进气通道、1 个排气通道、1 个 5mm、2 个 10mm 和 1 个 12mm 工作通道。腹腔镜:常规腹腔镜手术使用的 10mm 0°或 30°镜。手术器械:超声刀、PK 刀、Hem-o-lock、可吸收生物夹、腹腔镜缝合针线等腹腔镜常规操作器械。

②手术操作步骤:a.气管插管内全麻,患者取头低脚高仰卧位,常规留置 F14 导尿管。沿脐下缘做一 4～5cm 长的纵行切口,逐层切开直至腹腔。将操作内环经切口置入腹腔内,外环留在腹腔外,向外提拉袖套,使内环与外环分别贴紧腹膜切口和皮肤切口,从而建立单孔腹腔镜通道,气腹压力可设置为 12～14mmHg。b.气腹建立后,倒 U 形切开膀胱前壁的腹膜返折,分离膀胱前壁,切开两侧盆筋膜,判断前列腺与膀胱颈交界部,在此交界部两侧向膀胱后方充

分游离。切开膀胱颈前壁,由腹壁穿入带线直针至膀胱内,缝合尿管,再将直针由腹壁穿出,助手同时牵拉尿管及缝线,从而将前列腺组织向上充分牵拉以暴露膀胱颈后壁。c.切开膀胱颈后壁,分离输精管和精囊,分离结扎两侧前列腺血管束,保留支配阴茎海绵体神经血管束,PK刀与超声刀结合处理耻骨后血管复合体,游离前列腺尖部、切断后尿道,取出前列腺。d.单线连续吻合尿道与膀胱颈,同时插入 F20 双腔尿管,缝合完毕后收紧缝线,用可吸收生物夹锁住线尾。术毕,留置腹腔引流管一根,经手术切口引出。

比较上述两种方法,主要区别在于是否应用专业可弯的单孔器械。在缺乏条件的医院里采用普通腔镜器械也可进行单孔操作,主要的难点在于单孔器械之间的相互干扰。而采用可弯的专业单孔器械虽然可以一定程度上免于器械间"打架"情况出现,但操作成角度的腔镜器械本身就是另一技术难点。

单孔手术方式技术上的主要限制在于体外活动幅度的缺乏,主要的挑战在于如何操作成角度和可活动的腔镜器械。本术式缝合的难度相较于普通腔镜更为明显,Kaouk 认为在体外打结后再推入腹内可有效降低缝合的难度,并可避免因复杂的腔内操作造成周围组织损伤。初期吻合膀胱颈尿道耗时平均 1.1 小时。

本术式可以实现更小的损伤,但技术上以及器械上均有待进一步完善。目前国外已经发展出了机器人辅助下的单孔腹腔镜前列腺癌根治术,可以在进一步实现微创的同时提高手术的精细程度,在机器人操作系统的帮助下克服了很多技术难题或许是前列腺癌微创切除方法的发展方向之一。

第二节　良性前列腺增生症

一、良性前列腺增生的病因学

(一)年龄与发病的关系

年龄和有功能的睾丸是良性前列腺增生发病的基础。在 20 岁左右的青年人和成熟期前即切除睾丸的男性中不会发生前列腺增生。尸检的研究证明组织学前列腺增生的发病率是与年龄相关的,在 51~60 岁和大于 80 岁男性中,分别有 50％和 90％的组织学前列腺增生的发生率。男子随着年龄的逐渐增长,前列腺也随之增大,青春期后(21~31 岁)增长较快,为 1.6 克/年,30~70 岁生长缓慢,为 0.4 克/年,成人的前列腺重约 20g。从病理学上看,前列腺增生最早可于 25~30 岁时发生,而组织学上前列腺增生结节至少要到 30~40 岁才能出现。但出现前列腺增生结节到临床上出现前列腺增生需要一个比较长的阶段。从组织上看,随着年龄增长,前列腺的基质逐渐增多,上皮组织逐渐减少,而实际上前列腺增生发病主要与基质有关,这种随年龄变化的组织结构,可能是前列腺容易随年龄发生增生的物质基础。

Walsh 曾指出,前列腺增生是年龄超过 40 岁的男性出现的病理过程,在此年龄之前极少有前列腺结节性增生。在一组 700 例前列腺观察中,仅在一例 39 岁男子前列腺中发现有显微镜下增生结节。但现在认为组织学前列腺增生从 30 岁即已开始,Beny 等报道组织学前列腺增生在 35 岁时约为 10%,北京大学泌尿外科研究所统计,组织学前列腺增生在 31~40 岁仅为 4.8%。

随年龄增加,前列腺增生的发病率上升。北京大学泌尿外科研究所的一组尸检报告,组织学前列腺增生发病率 41~50 岁为 13.2%,51~60 岁为 20%,61~70 岁为 50%,71~80 岁为 57.1%,81~90 岁为 83.3%,与国外的统计资料较为接近。

(二)性激素与发病的关系

1.雄激素

尽管雄激素并不导致 BPH,在青春期和老年前列腺的生长过程中,BPH 的发展依赖于睾丸来源的雄激素。我国的老一辈科学家吴阶平对晚清太监的研究也表明,青春期睾丸切除的人,无一发生前列腺增生。证实了雄激素在前列腺病理发生和病情进展中的作用。

研究发现虽然外周睾酮水平随着年龄的增加而下降,但前列腺的双氢睾酮及雄激素受体始终处于一个高水平。动物实验,去除雄激素可以导致已经出现的 BPH 发生萎缩。

尽管流行病学的研究结果表明,BPH 患者的病情发生与其血清雄激素水平并无相关性和一致性,但临床上应用 5α-还原酶(在前列腺将睾酮转化为其活性形式双氢睾酮的主要酶)抑制剂的患者,确实可缩小前列腺体积和改善临床症状。北京大学泌尿外科研究所对 5α-还原酶抑制剂对前列腺增生的影响进行过系列的研究,先后从临床药理,Ⅱ期临床研究,分子作用机制,阐明 5α-还原酶抑制剂——爱普列特对前列腺增生确有治疗作用。

在大脑、骨骼肌和生精上皮中,睾酮直接刺激雄激素依赖的生长过程。但在前列腺内,必须在与 5α-还原酶作用下,将睾酮转化为双氢睾酮才能起作用。前列腺内的雄激素 90% 以双氢睾酮的形式存在,大部分是由睾丸来源的雄激素转化而来,前列腺内的雄激素还有 10% 来源于肾上腺,但这部分雄激素在 BPH 发生方面所起的作用基本可以忽略不计。在细胞内,无论是睾酮还是双氢睾酮均与高亲和力的雄激素受体结合,只是双氢睾酮比睾酮更为有效,亲和力更高。双氢睾酮受体复合物比睾酮受体复合物更加稳定。激素受体复合物结合到细胞核内特定的 DNA 结合位点进而导致雄激素依赖基因的转录,并最终影响蛋白质的合成。如果将雄激素从雄激素敏感组织内去除将会导致蛋白质合成减少及组织退化。雄激素去除不但可导致激素依赖性基因的失活,同时还可以激活与细胞凋亡相关的某些基因。除了在正常前列腺生长及分泌中所起的作用之外,无论是睾酮还是双氢睾酮对老年男性的前列腺增大都具有重要的作用。尽管尚未证实雄激素对培养的前列腺上皮细胞有丝分裂有直接的促进作用,但是,雄激素的确对许多生长因子及其受体进行调节,因此,前列腺内睾酮及双氢睾酮的作用应该是通过自分泌或旁分泌的间接途径来完成的。

不同于其他的雄激素依赖器官,前列腺可以终生保持对雄激素反应的能力。青春期结束以后,阴茎内的雄激素受体就几乎不表达了。因此,虽然外周循环的雄激素水平仍高,但成人阴茎失去了继续生长的能力。假如阴茎内雄激素受体终生保持反应能力,那么阴茎将持续增长直到个体死亡。与此相反,前列腺内的受体浓度则终生保持在一个较高的水平。事实上,有证据显示在增生的前列腺组织内雄激素受体水平高于正常对照。年龄相关雌激素水平的升高以及其他一些因素可以增加老龄前列腺组织中雄激素受体的表达,进而导致前列腺的进一步生长(或细胞死亡的减少),尽管此阶段外周循环的雄激素水平下降及前列腺内双氢睾酮水平"正常"。

雄激素受体变异、多态性及其他改变在 BPH 发病机制中的潜在作用尚不清楚。有研究发现雄激素受体基因中 CAG 重复序列的多态性改变与前列腺体积增大及手术危险性有关。但是,来自荷兰的同样研究显示两者间无相关性。研究维生素 D 受体多态性改变,短 CAG 重复序列与 BPH 相关性得出的结论也自相矛盾,这些作用即使有也可能非常微弱。

早期研究发现在前列腺增生组织中的双氢睾酮浓度高于正常对照组,但是早期研究运用的前列腺对照组组织多来源于交通事故受害者,死亡过程中发生的新陈代谢使尸体内的雄激素水平下降了。Walsh 和同事们在 1983 年进行的研究中,利用外科手术取得的非 BPH 患者的前列腺组织作为对照,显示双氢睾酮在增生腺体及正常腺体内水平相同。但是,老年男性前列腺增生组织内双氢睾酮及雄激素受体处于较高水平,使雄激素依赖细胞生长理论仍得到支持。因此,现在主要认为雄激素在 BPH 形成过程中起着允许作用。

在前列腺增生组织中的双氢睾酮由睾酮通过 5α-还原酶转化而来。5α-还原酶有两型,由不同的基因编码。Ⅰ型 5α-还原酶主要存在于前列腺外,如皮肤及肝脏。Ⅱ型 5α-还原酶虽然也可以存在于前列腺外的组织,但主要存在于前列腺内。因此,Ⅱ型 5α-还原酶对于前列腺正常生长或增生起着关键的作用。应用免疫组织化学研究可显示,Ⅱ型 5α-还原酶主要表达在间质。因此,间质细胞内的Ⅱ型 5α-还原酶在雄激素的放大效应过程中起关键作用。

2.雌激素

动物实验证据显示在 BPH 的发病机制中,雌激素具有一定作用,但其具体作用尚不清楚。在犬的 BPH 动物模型中,雌激素与雄激素合用可以诱导雄激素受体的产生。雌激素可使高龄犬的前列腺对雄激素更加敏感。犬类的前列腺富含雌激素受体,雌激素可以刺激犬的间质细胞增殖,胶原总量上升。目前知道至少存在两种雌激素受体:雌激素受体 α 在前列腺间质细胞内表达,雌激素受体 β 在前列腺上皮细胞内表达。前列腺对雌激素的反应取决于前列腺细胞内雌激素受体的类型。最近研究显示,雌激素受体 α 和雌激素受体 β 对前列腺细胞起不同的作用,雌激素受体 α 有促进增殖的作用,而雌激素受体 β 则有对抗增殖的作用。雌激素对前列腺的作用包括多种机制如凋亡、芳香化酶调控、前列腺素 E2 的旁分泌调控等。

随着男性年龄增加,血清雌激素水平相对于睾酮水平绝对或相对地升高。研究表明 BPH 男性前列腺内雌激素水平增加,具有较大前列腺体积的患者外周循环中雌二醇水平相对较高。在肥胖者中的研究显示血清睾酮、雌二醇与前列腺体积之间的关系是矛盾的。

虽然在人类 BPH 组织内高亲和力的雌激素受体相对较少,但可能已经具有足够的生物活性促进前列腺增生的病理发生。最新的研究表明,雌激素受体 β 的作用是雄激素非依赖的,而是由 TNF-α 所介导。

3.孕激素

在正常或增生的前列腺组织内均有大量孕酮受体,但其在正常前列腺内的生理作用及对 BPH 发生及病情进展的影响仍不明确。

(三)细胞凋亡与良性前列腺增生

细胞凋亡的相对或绝对数的减少,均可引起细胞相对或绝对数的增加。在对 BPH 的研究中发现,与正常前列腺组织比较,细胞周期相关的蛋白 CyclinD1、CDK2、CDK4 及细胞凋亡相关因子:Fas、Fas-L、P$_{53}$、Caspase3、Bcl-2、Bax、P16、P27、ICE、NOS 等的表达有明显改变。提示细胞凋亡与 BPH 的病理机制密切相关。

雄激素对前列腺上皮细胞凋亡具有明显的调控作用。前列腺上皮具有明显的雄激素依赖性。雄激素对细胞凋亡的影响主要来自对大鼠或犬去势后的研究 ,去势后给予雄激素可有效诱发前列腺组织的再生。雄激素主要是通过雄激素受体(AR)起作用。AR 在腺上皮和间质中均有表达,但在 BPH 的腺上皮组织中 AR 的表达明显高于间质,且我国学者夏术阶等研究表明 AR 亚型的表达有带性分布的特点。尽管没有直接证据表明雄激素受体与细胞凋亡的相关性,但雄激素确实可通过雄激素受体间接调控生长因子的表达,引起生长因子的分泌增加,导致前列腺增生,这些生长因子有:成纤维细胞生长因子(FGFs)及其亚型、转化生长因子(TGF)等。雄激素可通过与细胞内信号级联反应的相互作用,尤其是 MAP 激酶/ERK 和 PI3 激酶/Akt 通路激发的生长因子信号通路,发挥对细胞凋亡的影响和调控。

前列腺细胞凋亡还受到其他因素的制约和影响,例如 Bcl-2 是一种凋亡抑制因子,在 BPH 中表达显著高于正常前列腺组织,雄激素、环氨酶-2(COX-2)促进 bcl-2 的表达,而雌激素则抑制其表达。北京大学泌尿外科研究所金杰等研究发现,肾上腺素血管紧张素-Ⅱ,可通过其受体,对前列腺细胞的凋亡有重要影响,进一步研究发现 TGF-β 在介导这种凋亡效应中有极其重要的作用。在正常血浆睾酮浓度下,大鼠的前列腺内活跃的细胞死亡发生于前列腺小管系统基底部分。雄性激素(睾酮或双氢睾酮)在腺体内的作用是抑制程序性细胞凋亡。去势后,无论是小管的远端还是上皮细胞区域内的细胞死亡均增加。Tenniswood 提出雄激素作用与上皮细胞反应之间是通过局部的调控来完成的,雄激素通过调节分布于腺体小管不同部位的生长调节因子的产生来调节此过程。转化生长因子家族(TGF-β)中的许多生长因子可能调节此过程。

去势后,在大鼠前列腺内至少有 25 种不同基因表达上调。正常腺体内环境的稳定需要抑制凋亡的因素和促进凋亡的因素间保持平衡,也就是在抑制或促进细胞增殖的同时有调控细胞的死亡的机制参与。在异常的增生状态下,例如,BPH 可能引发了局部生长因子或生长因子受体的异常,从而导致细胞增殖增加或程序性细胞凋亡的减少。

(四)生长因子与良性前列腺增生

生长因子是一些小分子多肽,它们可以刺激或抑制细胞的分裂或分化过程。细胞表面均有与不同生长因子相对应的特殊受体,同时还具有一套跨膜及细胞内的信号传导系统。生长因子与类固醇激素之间的相互作用可能导致细胞增殖致细胞死亡的平衡的改变从而诱导 BPH。

在前列腺增生研究中,已经发现的与细胞增殖有关的细胞因子主要有:①表皮生长因子(EGF):促进上皮细胞增殖,抑制细胞凋亡,受雄激素调控。②胰岛素样生长因子-I(IGF):有极高的生长促进活性。③神经生长因子(NGF):促进神经再生。④血管内皮生长因子(VEGF),与新生血管形成有关。⑤碱性成纤维生长因子(bFGF),促进上皮和间质细胞增生,其中 FGF-7 主要促进上皮的增生,而 FGF-2 则促进间质的增生,均受雄激素受体,雌激素受体和 IL-8 表达的影响。⑥血小板衍生生长因子(PDGF):刺激细胞生长和损伤修复。⑦转化生长因子(TGF):抑制细胞增殖,促进细胞凋亡,但也有相反的结论认为其刺激间质(基质)细胞增殖和迁移,抑制上皮细胞生长和迁移,诱导纤维母细胞转化为纤维细胞及诱导细胞外基质成分如胶原、纤维连接蛋白、糖蛋白、骨桥蛋白、骨连接素、弹性蛋白等的形成。最近的研究还认为与细胞内上皮-基质转化有关。

BPH是唯一随年龄增加出现的器官增殖性疾病,组织病理学显示局部旁分泌或自分泌的生长因子和炎症因子在其病理发生中起重要作用。这些小的蛋白分子及其下游的效应分子,以及多种不同的白细胞因子,可能形成一网络结构,共同导致间质和上皮生长和基质的分化,促进疾病的进展。加上BPH常见的炎性细胞浸润,可直接启动局部生长因子的产生和血管生成,形成类似于"伤口"愈合的反应。对这些生长因子和炎症因子机制的精确作用的揭示,有赖于利用疾病分子网络研究的方法,以全局和动态的观点,明确各炎症信号传递通路的关联和交叉及对BPH病理发生的影响作用的大小。

(五)炎症与良性前列腺增生

尽管早在1937年就发现前列腺增生组织内存在免疫炎症现象,但并未引起明显的重视。随着对疾病机制的进一步认识和大规模临床研究的总结,如今认为炎症免疫现象是继年龄和激素之后,影响前列腺增生病情发展最重要的原因,主要证据有:①前列腺组织存在免疫系统,最新研究甚至表明,前列腺基质细胞也具有抗原递呈功能。②组织学上前列腺增生炎性结节常常伴有炎性细胞浸润,43%的BPH患者的前列腺穿刺标本中合并炎症改变,而在因BPH而行手术治疗的患者中,前列腺组织中合并炎症改变的比例高达95%～100%。③前列腺增生造成的下尿路症状与慢性前列腺炎的症状有重叠。④年轻早发的慢性前列腺炎患者常常容易发生BPH或下尿路症状。⑤非甾体抗炎药物的连续应用可有效防止前列腺增生患者的症状恶化。⑥MTOPS流行病学调查的资料显示,有炎性浸润的BPH患者通常前列腺体积更大,临床症状更严重,出现急性尿潴留风险更高。⑦REDUCE流行病学调查的资料显示,炎症浸润与BPH症状严重程度有关。

因此目前对前列腺增生免疫学机制的基础研究目前主要集中在以下几方面:①对前列腺增生的炎症反应细胞学基础的研究:Ⅰ.CD8⁺细胞毒性T细胞,参与BPH组织的腺体破坏。Ⅱ.CD8⁺调控性T细胞,维持腺体周围的免疫耐受。Ⅲ.CD4⁺Th1辅助性T细胞,刺激上皮,基质增生,通过基质细胞增加IL-15的浓度,募集更多T细胞到增生组织。Ⅳ.CD4⁺Th2辅助性T细胞,通过IL-4和IL-13增加前列腺合成雄激素。Ⅴ.CD4⁺Th17辅助性T细胞,分泌IL-17,通过增加细胞因子的分泌来刺激基质和上皮细胞生长,刺激上皮细胞和成纤维细胞分泌前炎症因子。Ⅵ.CD4⁺调控性T细胞,抑制腺体周围的免疫反应。Ⅶ.B淋巴细胞,具体功能未知,可能与抗原递呈和体液免疫有关。Ⅷ.巨噬细胞,通过降低MIC-1的表达来增加其在前列腺组织中的聚集,递呈抗原,调节前列腺上皮细胞COX-2的表达。Ⅸ.树突状细胞,抗原递呈。Ⅹ.NK细胞,具体作用未知。Ⅺ.NK-T细胞,抑制慢性非细菌性前列腺炎性反应。Ⅻ.肥大细胞,具体作用未知。②对炎症反应类型和炎症介质,炎症因子的作用的研究:Ⅰ.不少学者认为,非特异性免疫在前列腺内免疫反应中占主导地位,上皮细胞和基质细胞可表达多种类型的Toll样受体(TLRs),LPS可诱导IL-1、IL-15的基因表达。TLR-4、TLR-5、TLR-7、TLR-9的高表达在BPH上皮细胞,诱导MHC-Ⅱ分子产生,诱导免疫介导的炎症过程和细胞因子分泌。TLR激动剂可诱导BPH间质细胞促炎症因子如细胞因子和趋化因子的产生,吸引细胞浸润和促进前列腺细胞的生长。Ⅱ.IL-6,化学性、微生物或细胞因子可刺激基质细胞产生和分泌IL-6,在IL-17依赖的BPH相关的炎症过程是主要效应分子。同时IL-6也可由免疫活化的T细胞、B细胞、巨噬细胞、单核细胞或非免疫细胞成纤维细胞、内皮细胞、基质细胞产生。Ⅲ.IL-8,也由多种细胞分泌,在BPH标本中表达显著增加,与前列腺增生的病理发生密切相关。IL-8可直接促进老化的上皮细胞增殖,刺激基质细胞和上皮细胞过度生长,基质细胞可获得反应性肌成纤维细胞的表型,诱导FGF-2的分泌。在BPH患者精浆中IL-8水平也明显增高,且与症状评分和血清PSA水平直接相关,成为前列腺炎症性疾病的可靠指标。IL-8还可促进CXCR1、CXCR2的表达,募集淋巴细胞到病变部位。IL-8可能是基质诱导的免疫反应、慢性炎症的维持和BPH组织的过度生长之间的直接联系信号。Ⅳ.IL-17,在正常前列腺表达很低,而在BPH样本中高表达。主要来源于活化的T淋巴细胞,上皮细胞和平滑肌细胞。IL-17在免疫病理发生和维持中起主要作用,诱导上皮细胞、内皮细胞和基质细胞表达IL-6、IL-8、IL-1,触动T细胞分泌IFN-γ、TNF-α、IL-10和IL-15,增加巨噬细胞,上皮细胞表达COX-2,IL-17是BPH组织内免疫反应的局部精细调节子,可维持炎症性微环境和扩大氧压力引起的前列腺损害。北京大学泌尿外科研究所的研究发现,前炎症因子巨噬细胞移动抑制因子(MIF)是炎症反应的重要调控因子,MIF在BPH组织中主要表达在前列腺的腺上皮细胞,而其受体CD74在前列腺上皮细胞及间质细胞中都存在表达,这提示,MIF对前列腺细胞可以通过自分泌和旁分泌起作用;在进一步的体外实验中发现,MIF能够促进体外培养的良性前列腺上皮细胞的增殖,并且还能够促进上皮细胞表达与炎症相关的因子(如COX-2)的表达增加,这提示,MIF对前列腺细胞直接刺激增殖之外,还能促进炎症相关因子的表达,进而有可能促进炎症反应。通过动物模型、体外实验还发现,MIF的表达和功能活性受雌激素水平的调控。③炎症因子网络调控影响BPH病理发展:以IL-17A为例,IL-17A本身可受到Egr-1、CUTL1、GA-TA-1、GATA-2、GATA-3、STAT1-beta、STAT1-alpha、STAT5A、STAT1、AP-1等转录因子的调节,而IL-17A又可影响CEBPA、IL17RA、IL-6、IL-8、JUN、MAPK1、MAPK3、NFKB1、TNF等的功能发挥,其中IL-6又和CRP、IL10、ILIB、IL6R、IL6 ST、INS、NFKB1、STAT3、TNF直接相关,IL-8又和CCL11、IL17A、ILIB、IL8 RA、IL8 RB、JUN、MAPK1、NFKB1、TNF直接相关,因此IL-17A、IL-6、IL-8形成相互作用的网络,对BPH疾病进展进行调控。④老化和激素水平影响免疫系统:随着年龄的增长,细胞内或细胞外的改变可诱导细胞老化,限制细胞增殖。老化的细胞可聚集于前列腺或其他组织。这些老化的细胞还可以造成细胞功能的改变如分泌炎症细胞因子和生长因子,进而改变邻近细胞的功能,以自分泌和旁分泌方式引起上皮和间质增生。那么老化积累的基因突变形成新的变异蛋白是否可诱发机体自身的免疫反应呢?实际上BPH相关的免疫反应确实可由自身抗原发动。Zisman等在BPH患者的血清中测到抗PSA的抗体增加。Hamngton等认为BPH患者中Th1和Th17亚型的增加就是自身免疫性疾病的反应。激素对免疫的调控研究由来已久,Robinette等1998年就观察到短期应用怀孕水平的雌激素就可诱发去势大鼠的炎症性反应,Harris等进一步观察到IL-lb、IL-6和MIP-2的转录水平增加。相反,若同时应用雄激素却减轻这种雌激素诱发的炎症反应。目前大多数学者认为,随年龄的增加,雄激素水平下降,雌激素水平相对增加,引起了免疫系统的弱化,使维持机体免疫耐受的抑制性免疫细胞减少,诱发机体对前列腺自身抗原的免疫反应。

(六)遗传因素与良性前列腺增生

有明确的证据表明 BPH 具有遗传性。在 Johns Hopkins、Sanda 和同事们的研究认为,BPH 患者直系亲属的前列腺增生发展为手术的风险是对照组的 4.2 倍,具有很强的遗传关系。染色体分离分析研究显示这种差别是常染色体显性遗传导致的。运用该模型进行研究发现在年龄小于 60 岁即接受 BPH 手术的患者中,接近 50% 可追溯到遗传因素的影响。相反在年龄大于 60 岁后才接受 BPH 手术患者中,遗传因素只占 9%。另外,同卵双生比异卵双生的孪生兄弟在 BPH 发病方面更有相关性。

Roberts 和同事们研究了 2000 例 BPH 病例,与无 BPH 家族史人群相比,有 BPH 家族史的人群出现中到重度泌尿系症状的危险概率上升。回顾性分析发现家族性 BPH 的特点是:前列腺体积较大,平均达到 82.7mL,而散发性 BPH 其前列腺平均体积是 55.5mL。家族性 BPH 和散发性 BPH 的血清雄激素水平和对 5α-还原酶抑制剂的反应敏感性是相同的。一个最近的有关非那雄胺治疗效应的家族聚集性研究显示与症状的严重性和其他因素相比,遗传因素在那些早期出现症状和体积较大的 BPH 家族史患者中具有更加重要的作用。

这些研究清楚地表明 BPH 的家族性表现,同时提示遗传基因在该病的发病机制中起着一定作用。MieKle 和同事们的研究亦支持 BPH 具有基因基础的观点。初步的研究显示,DNA 基因突变、DNA 低甲基化、核基质蛋白表达异常、遗传基因多态性改变、维尔姆斯瘤基因(WT-1)的异常表达均与 BPH 有关。但是,目前尚未找到对 BPH 发病或病情进展有明确影响的基因或基因群。

(七)其他因素

其他因素如饮食、胚胎再唤醒、干细胞、前列腺细胞老化、基质-上皮相互作用、上皮-基质转化在前列腺增生的发生发展中均具有一定的作用,未来的研究方向主要从细胞和分子水平明确前列腺增生发生发展的确切机制,并明确各种病因机制在 BPH 发生发展中的作用大小。由于 BPH 的异源性质,各种比较研究具有一定的困难,利用激光显微切割及高通量基因芯片筛选,将大大加速 BPH 病因研究进程。对前列腺新的病因机制的明确,有可能带来治疗上的更新和早期诊断及有效干预。

二、临床表现

(一)症状

前列腺增生的症状以下尿路症状为主,下尿路症状包括储尿症状和排尿症状两方面。排尿症状以前称为梗阻症状,包括尿等待、尿线细、尿滴沥、排尿中断、需加腹压排尿等;储尿症状以前称为刺激症状,包括尿频、尿急、尿痛、夜尿增多等。

1.储尿症状

(1)尿频:尿频指排尿次数增多,每次尿量减少,排尿间隔时间缩短(<2 小时)。正常人排尿白天 4～5 次,夜间 0～1 次,每次尿量约 300mL,尿频可由总尿量增多、膀胱有效容量减少

及膀胱逼尿肌反射亢进等引起。前列腺增生时既有逼尿肌不稳定,也有残尿量增多导致的有效容量减少。尿频在发病早期即出现,常先出现夜间尿频,加重后白天也出现尿频,合并感染或结石时症状更明显。尿频严重程度与前列腺增大的体积可不一致。

(2)尿急:尿急指患者突然有强烈尿意,不能控制而立刻排尿。有50%～80%的前列腺增生患者出现尿急,如合并感染时尿急加重,有急迫性尿失禁。要注意鉴别急迫性尿失禁和充溢性尿失禁,治疗时各有侧重。

2.排尿症状

(1)排尿困难:排尿困难指患者排尿不畅,并非前列腺增生特有,还常见于尿道狭窄、膀胱三角区及颈部肿瘤、中枢或周围神经系统损害等。前列腺增生时增生的结节压迫尿道,前列腺体积增大使后尿道延长、变窄,中叶增生形成活瓣,均使排尿阻力增加。排尿困难程度取决于前列腺的大小和增生的部位两方面。排尿困难程度轻重不同,开始时排尿时间延长、射程变短、尿线无力,重者尿线变细甚至需要增加腹压排尿,腹压降低的间歇导致尿流中断。合并膀胱结石可有排尿突然中断伴疼痛,变动体位后又可排尿。

(2)尿潴留:排尿困难最终可发生尿潴留,尿液不能排出而膀胱胀满,尿潴留分急性和慢性。急性尿潴留时突然不能排尿,患者憋胀难忍,下腹部可触及膨大的膀胱,拒按;慢性尿潴留见于病史较长患者,常有前列腺增生史数年,患者可不觉痛苦,但膀胱长期过度膨胀患者下腹部可见明显膨胀的膀胱,甚至可扪及膀胱顶部高过脐部。慢性尿潴留患者可有充溢性尿失禁,长期尿潴留可引起肾积水及肾功能不全。

3.血尿

前列腺增生致血尿是老年男性血尿常见原因之一。正常人离心尿镜检每高倍视野可见0～2个红细胞,超过2个即为血尿。如肉眼可见血色称为肉眼血尿,仅显微镜检查见红细胞增多称为显微镜下血尿。前列腺增生时前列腺部尿道和膀胱颈部黏膜充血、小静脉淤血,受牵拉或挤压后破裂出血。前列腺增生血尿以镜下血尿最为常见,易被忽视,但少数表现为肉眼血尿伴血块形成,甚至可有大出血。个别患者以血块堵塞膀胱导致急性尿潴留就诊,必须紧急处理。前列腺增生患者行膀胱镜检查、急性尿潴留导尿过快膀胱内压骤减易出现大量出血,注意尽量避免。

(二)并发症

1.泌尿系统感染

前列腺增生易并发泌尿系统感染。前列腺增生患者残尿量常增多,尿常规检查常可见白细胞增多,尿培养有细菌生长。劳累、感冒、饮水量少时,均可诱发急性膀胱炎,原有的尿频、尿急加重伴尿痛,黏膜肿胀排尿困难加重甚至导致急性尿潴留。如发生肾盂肾炎,可有腰痛、发热及全身中毒症状。老年人机体耐受力差,肾脏代偿能力差,泌尿系统感染控制不利可损害肾功能,甚至毒素或细菌入血导致毒血症、败血症等,应及时治疗以免造成严重后果。

2.泌尿系统结石

泌尿系统结石形成原因多种多样,成分复杂,但是前列腺增生患者尤其合并泌尿系统感染时容易发生,以膀胱结石多见。尿液中小的肾结石、输尿管结石及尿盐过饱和形成的沉淀,无泌尿系统梗阻时一般可随尿液顺利排出,当前列腺增生时在膀胱中停留时间较长,积聚沉淀形成结石。尿液感染时,尿 pH 值可升高,使磷酸钙、胺和镁沉淀形成结石。诊治前列腺增生症时要除外有无膀胱结石,治疗老年人膀胱结石时要注意同时处理前列腺增生。

3.肾积水和肾功能不全

前列腺增生早期膀胱出口梗阻可不严重,随着疾病进展膀胱代偿增加收缩力,膀胱内肌肉增殖形成小梁,如继续加重则出现膀胱输尿管反流或输尿管膀胱壁内段梗阻,进而影响肾功能。如前列腺增生患者长期未采取规范治疗,其中少数人认为老年人排尿困难是常有现象而不予重视,最终可出现双侧肾脏重度积水伴有肾功能不全,表现为厌食、腹胀等症状,重者可出现意识障碍。

4.其他并发症

前列腺增生患者长期排尿困难使膀胱壁局部变薄向外膨出,形成膀胱憩室,此时要警惕憩室内癌的发生,必要时进行膀胱镜、膀胱造影等检查。长期利用腹压增高排尿可出现腹股沟疝、脱肛、内痔等,治疗时需同时解决排尿困难,否则复发率增高。

三、诊断与鉴别诊断

(一)诊断

以下尿路症状为主诉就诊的 50 岁以上男性患者,首先应考虑 BPH 的可能。要明确诊断,应该排除以下情况:①年龄小于 50 岁;②前列腺癌;③有良性前列腺梗阻(BPO)侵袭性治疗失败病史;④难以控制的糖尿病和糖尿病性神经病变;⑤病史或体检提示有神经系统疾病;⑥有盆腔外科手术或外伤史;⑦有性传播性疾病史;⑧服用影响膀胱功能的药物。

诊断良性前列腺增生,首先通过病史询问、体格检查和血、尿实验室检查等基本检查后,再根据病情做进一步检查以确诊 BPH。

1.基本检查

(1)病史:病史询问是首项基本检查手段,在询问过程中可详细了解本病的发病过程、出现的并发症、曾接受的治疗情况、有无老年合并症(如高血压、冠心病、神经系统疾病、糖尿病等)以及患者目前或近期是否服用了影响膀胱功能的药物。同时要了解患者的一般情况。

BPH 的 LUTS 可以因前列腺增生的大小和梗阻情况而不同,患者和医师对症状程度的主观评估因人而异。1994 年第 2 届国际 BPH 咨询委员会建议把国际前列腺症状评分(IPSS)和生活质量评估(QOL)问卷表列为正式的全世界应用于前列腺增生症状量化评分表,并强调不但要在患者初诊时使用,而且在治疗中和治疗后评估治疗效果时也要使用该问卷表。

①IPSS 评分:IPSS 问卷表是目前国际公认的判断 BPH 患者症状严重程度的手段。IPSS 评分是 BPH 患者下尿路症状严重程度的主观反映,它与最大尿流率、残余尿量以及前列腺体积无明显相关性。IPSS 采用问卷表方式从患者的角度,客观记录 7 类症状发生的频率,每个问题从无症状到症状严重分为 0~5 级,患者根据症状的程度可从中选择。症状总评分 0~7 分者为轻度;8~19 分为中度;20~35 分为重度。

②前列腺症状烦恼程度评估:除直接的症状评分外,症状对患者身心造成的影响或患者感到的烦恼不适程度亦可评分,两者分别侧重于症状本身严重程度和患者的主观感觉。

③QOL 评分:该问卷用于衡量与症状和不适程度相关的总体的生活质量,只有 1 个问题,即"假如按照目前的排尿情况,你觉得今后生活质量如何",答案范围从非常好至很痛苦为 0～6 分。是了解患者对其目前下尿路症状水平伴随其一生的主观感受,其主要关心的是 BPH 患者受下尿路症状困扰的程度及是否能够忍受。尽管这一问题不能单独反映提示有膀胱出口梗阻的下尿路症状对生活质量的影响,但对医师判断病情、选择治疗方案很有意义。

(2)体格检查:医师除对患者进行全身检查及泌尿生殖系统检查外,还应对每位患者做直肠指诊和神经系统检查。

①全身检查:全身检查应注意心、肺功能情况,血压情况及是否有直立性低血压病史,作为使用 α-受体阻滞剂的依据;下肢活动情况及是否能耐受截石位,以备进行膀胱镜检查及经尿道前列腺电切;结膜、口唇、甲床等部位有无贫血表现;神经系统检查,主要是一些反射的检查,可初步判定排尿异常是否有神经因素参与。泌尿生殖系统和腹部检查为重点。如膀胱胀满尿液,常可见或触及耻骨联合上方膨隆,叩诊根据膀胱浊音界的位置可大致判断充盈程度。外生殖器的检查应注意有无尿道口狭窄、异常分泌物,阴茎部尿道是否有纤维变或呈较硬的条索状,腹股沟及阴囊部是否有疝存在等。

②直肠指诊(DRE):有下尿路症状患者行直肠指诊非常重要,应在膀胱排空后进行,患者取站立弯腰位、截石位或面对检查者的侧卧位,年老体弱者不宜采取肘膝位。DRE 时应注意前列腺的大小、形态、质地硬度、有无结节或压痛、中央沟是否变浅或消失、是否有粘连,精囊可否触及,直肠内有无异常肿块。还要注意肛门括约肌张力,以排除引起相似症状的神经系统疾病。

③局部神经系统检查:跖反射、踝反射、提睾反射、球海绵体反射、肛反射、腹壁反射、鞍区及下肢感觉、下肢运动等具有特别重要的意义,借以排除与前列腺增生相似症状的神经系统疾病引起的神经源性膀胱功能障碍。如有可疑发现,应请神经科医师协助做全面的神经系统检查。

(3)实验室检查

①尿常规:尿常规简便易行,是尿液的筛选性检查,通过尿常规检查并不能直接判断病情,但可初步了解患者是否有糖尿病、尿路感染、血尿等情况,医师可在此基础上进行进一步的诊疗活动。尿常规检查可能发现以下异常:a.血尿,应进一步检查明确出血部位,可进行超声、静脉尿路造影等检查了解上尿路情况,膀胱镜等检查了解膀胱及尿道情况,排除肿瘤、结石等疾病。b.提示感染存在,则应进一步进行尿细菌培养和药敏试验检查,以明确尿路感染的存在,并给予相应的抗生素治疗;治疗后应复查尿常规、尿培养等检查。c.尿蛋白、沉渣等异常,应进一步检查是否有肾功能异常或肾脏疾病存在。

②肾功能检查:包括血清肌酐、尿素氮等项目,有助于了解肾功能状态。如发现肾功能异常,可初步利用 B 超进行检查,了解肾功能受损是否为梗阻积水所致或还有其他原因存在,并根据检查结果进一步进行静脉尿路造影、CT 及放射性核素扫描等检查。

③血清前列腺特异抗原(PSA):多数学者认为,血清 PSA 值随着年龄增长而增加,其主要原因与前列腺体积和重量有关。BPH 梗阻性症状与前列腺癌的下尿路症状相似,血清 PSA 测定加直肠指诊的前列腺癌检出率明显高于单独行直肠指诊,预期寿命超过 10 年及一旦发现

前列腺癌会改变治疗方法的初诊患者必须行血清 PSA 检查。另外,泌尿系统感染、前列腺穿刺、急性尿潴留、留置导尿、直肠指诊及前列腺按摩也可以影响血清 PSA 值。

一般临床将 PSA≥4μg/L 作为分界点。血清 PSA 与前列腺体积相关,但血清 PSA 与 BPH 的相关性为 0.30μg/L,与前列腺癌为 3.5μg/L。血清 PSA 可以作为前列腺癌穿刺活检的指征。血清 PSA 作为一项危险因素可以预测 BPH 的临床进展,从而指导治疗方法的选择。

(4)超声检查:超声检查可以了解前列腺的形态、大小、有无异常回声、腺体突入膀胱的程度,测定其体积和重量,早期发现前列腺癌、上尿路并发梗阻以及测定排尿后残余尿量。常用的方法有经腹超声和经直肠超声(TRUS)。一般认为,经直肠超声估计前列腺体积大于 20mL 时才能诊断为 BPH。北京大学泌尿外科研究所的研究资料表明,前列腺体积大于 30mL 者,前列腺的大小与膀胱出口梗阻的严重程度呈正相关,而小于此者则无相关性。经直肠超声可以精确测定前列腺体积(前列腺体积=0.52×前后径×左右径×上下径),如按前列腺比重 1.05 计算,则可得出前列腺的重量(前列腺重量=0.546×前后径×左右径×上下径)。另外,经腹部超声检查可以了解泌尿系统(肾、输尿管)有无积水、扩张、结石或占位性病变。

(5)尿流率的测定:建议在初诊时和治疗中、治疗后了解疗效时测定尿流率,基于该检查的无创性和临床价值,在任何积极性治疗前均应测定。最大尿流率(Q_{max})是最佳测定指标。50 岁以上男性,Q_{max}≥15mL/s 即属正常,10～15mL/s 者可能有梗阻,<10mL/s 者则肯定有梗阻。Q_{max} 受多因素的影响,如年龄、尿量、逼尿肌功能、尿道阻力、精神因素、个体差异等,其中尿量因素干扰最大。尿量大于 150mL 时检查具有诊断意义,必要是可重复检查。但 Q_{max} 不能区分膀胱出口梗阻和逼尿肌收缩功能障碍,必要时行尿动力学检查。

(6)残余尿量:建议在初诊评估及治疗后判断疗效时测定排尿后残余尿量。该检查最好通过经腹超声进行,方法简便而无创,但重复性差。正常人的残余尿量为 5～12mL,一般认为排尿后残余尿量为 50～60mL 者即提示膀胱逼尿肌失代偿。但有残余尿并不是观察等待和药物治疗的禁忌证。

2.选择性检查

(1)排尿日记(频率-容量表):以夜尿增多为主诉时,排尿日记有其特殊价值。一般记录数个 24 小时的排尿情况,有助于确定患者是夜尿增多或饮水过量。让患者自己记录排尿次数(频率)、实际排尿时间、每次尿量、伴随排尿症状、饮水量等,一般连续记录 5～7 日。

(2)静脉尿路造影(IVU):BPH 患者伴有反复泌尿系统感染、镜下或肉眼血尿、泌尿系统结石史、疑有肾积水或输尿管反流扩张者应行此检查。

(3)尿动力学检查:在侵袭性治疗前或要求准确诊断 BPH 时,该检查是有价值的。只有压力-流量测定能鉴别低尿流率是由于膀胱出口梗阻引起还是由逼尿肌无力所致。该检查可分析逼尿肌压力与尿流率的相关性。压力-流量测定最重要的参数是最大尿流率时逼尿肌压力。

欧洲 BPH 指南认为,在下列患者进行外科治疗前应行压力-流量测定:①小于 50 岁的年轻人;②大于 80 岁的老年患者;③排尿后残余尿量大于 300mL;④最大尿流率超过 15mL/s;⑤疑有神经源性膀胱功能障碍;⑥根治性盆腔手术后;⑦曾行不成功的侵入性治疗。

(4)尿道膀胱镜检查:可以观察到前列腺增大所致的尿道或膀胱颈梗阻的特点,膀胱颈后唇抬高所致的梗阻,有无膀胱小梁及憩室、膀胱结石或膀胱肿瘤,以及尿道狭窄的部位和程度。初步评估符合 BPH,其他状况良好的患者,建议不进行内腔镜检查。如拟行尿道内切开术、经尿道前列腺电切术(TURP)或开放手术等治疗者,则应在治疗前行此检查。

3.不推荐检查

CT 和 MRI 对前列腺增生的诊断无特殊价值,亦不能鉴别早期前列腺癌。一般情况下不建议行此项检查。

(二)鉴别诊断

1.前列腺癌

患者发病年龄较大,发生于前列腺外周带,临床表现与前列腺增生相似,直肠指诊前列腺坚硬呈结节状或可触及硬结,血清 PSA 明显高于正常,前列腺穿刺活检可进一步明确诊断。

2.膀胱颈挛缩

发病年龄较轻,40～50 岁多见,一般认为膀胱颈挛缩继发于炎性病变。膀胱颈部平滑肌为结缔组织所替代,可伴有炎症。患者有 LUTS 症状,直肠指诊或 B 超未发现前列腺明显增大,膀胱镜检查可见膀胱颈后唇抬高,后尿道与膀胱三角区收缩变短。

3.膀胱癌

泌尿系统最常见的肿瘤,主要表现为无痛性血尿,如肿瘤较大且位于膀胱颈或大量血尿的血块阻塞尿道内口可引起排尿困难或尿潴留。

4.膀胱结石

90%的膀胱结石发生于 5 岁以下的儿童,主要症状为尿痛、排尿障碍和血尿。结石嵌于膀胱颈口,出现明显排尿困难,排尿时常呈滴沥状,亦可出现尿流中断或发生急性尿潴留。出现排尿困难时,患者必须改变体位或摇晃身体,才能继续排尿,此时突然发生剧痛,可放射至阴茎、阴茎头和会阴部。主要通过 B 超、X 线检查,必要时做膀胱镜检查明确诊断。

5.神经源性膀胱功能障碍

临床表现与前列腺增生相似,可有尿潴留、尿石症、肾积水或肾功能不全。多有明显的神经损害病史和体征,同时存在下肢感觉和(或)运动障碍并伴有肛门括约肌松弛和反射消失。

(1)不稳定膀胱:又称逼尿肌不稳定,是指在膀胱充盈过程中自发或被诱发不能被主动抑制的逼尿肌不自主收缩。

(2)逼尿肌/尿道括约肌协同失调:主要见于脊髓病变或损伤患者。

6.异位前列腺

多主诉血尿,也可有血精。异位前列腺多位于精阜或膀胱内,也可位于膀胱三角区和直肠之间,膀胱镜检可确诊。

7.苗勒管囊肿

为胚胎发育异常所致。可有下尿路梗阻症状,严重时囊肿使膀胱底部及尿道移位可导致急性尿潴留。直肠指诊在前列腺底部正中可扪及囊肿。B 超、CT 及磁共振成像检查可确诊。

四、经尿道前列腺切除术

TURP 的疗效和安全性已得到充分证实。Wasson 等将中等程度症状的 BPH 患者随机分为 TURP(n=280)或观察等待(n=276)两组,TURP 切除前列腺组织重量中位数为 14g。经 3 年随访发现,两组患者的症状评分分别下降了约 2/3 和 1/3(P<0.001);最大尿流率分别提高了 6.3mL/s 和 0.4mL/s(P<0.001);残余尿量分别减少了 60mL 和 41mL(P=0.015;患者受到排尿症状中等或严重困扰的比例分别从 22% 和 18% 下降到 5.7% 和 12%(P=0.002)。

德国巴伐利亚州进行的多中心前瞻性研究观察了 10654 名接受 TURP 的患者,平均切除前列腺 28.4g,最大尿流率从基线的 6.8mL/s 提高到术后的 21.6mL/s(P<0.0001),残余尿量从基线的 180mL 减少到术后的 31.1mL(P<0.0001)。手术死亡率为 0.1%,并发症发生率 11.1%,最常见的并发症为:排尿困难(5.8%)、二次手术(5.6%)、显著的泌尿系感染(3.6%)、输血(2.9%)和 TUR 综合征(1.4%)。切除前列腺组织 60g 以上时,手术死亡率和并发症的风险提高。

(一)器械与设备

1.手术台

任何一种附有架腿装置的手术台或泌尿系统检查台均可,能使患者处于截石体位。若直接观察窥镜行手术操作,要求手术台除能高低升降外,还可以使臀部向上或向下倾斜,如系电动油压式则更为方便,便于电切时术者体位改变的需要。若配置内腔镜监视摄像系统,术中手术台高低不需升降。此外,应配备一个可收集前列腺组织标本并带有纱篦的接水槽。

2.内腔镜监视摄像系统

近年来由于设备的不断改善,TURP 手术已逐渐使用摄像监视系统和录像系统。在监视摄像系统下进行 TURP 有以下两大优点:一是术者采取坐位或站立位,在腔镜摄像系统观察监视屏幕下进行手术操作,不需长久弯腰工作,大大减轻了术者的劳累程度;二是便于教学,学习人员可从监视屏幕上观察学习术者操作的全过程,为教学提供了便利。该系统包括:14~21 英寸彩色监视器、摄像机控制器、可安装在电切镜接目镜上的摄像头及可作 360°旋转的接头等。

3.电切镜

电切镜是经尿道电切手术的主要器械,不同厂家生产的电切镜在结构上大同小异,主要由带有冷光光导纤维的窥镜、切除镜鞘、闭孔器、电切环以及可安装电切环的操作把手构成。

(1)窥镜:经尿道电切手术一般采用 12°~30°的前斜窥镜,0°及 5°窥镜更适合尿道内检查与手术,70°及 120°窥镜主要用于膀胱内检查。

(2)切除镜鞘:型号有 22~28F,国内以 24F 最常用。切除镜鞘太粗,不适合国人尿道口径,除经尿道置入膀胱困难外,长时间压迫可造成尿道损伤甚至狭窄形成。切除镜鞘细,电切环较小,每次切除组织块小,切除中度以上增生腺体时显得力不从心。切除镜鞘一般用圆筒形金属管制成,前端带有绝缘部分,现在多为陶瓷制成,耐高温,不会烧损。切除镜鞘有冲洗液入口与出口以及连接操作把手的接槽,取出带有窥镜的操作把手,膀胱内的冲洗液可经镜鞘排出。还有一种连续冲洗式切除镜鞘(1972 年由 Iglesias 等发明),设有冲洗液的内流道与外流道,整个手术操作过程中,冲洗液可不停地经内流道流入膀胱,然后经外流道排出。由于手术中血块及组织碎块堵塞部分外流孔道,实际上进水速度常比出水速度快,易使膀胱处于高压状态,因此,术中必须注意冲洗液流入、流出平衡。

(3)闭孔器:插入切除镜鞘内,可使镜鞘远端变得平滑,便于将镜鞘放入膀胱内。有直型、远端可动弯曲型及可用于观察用的安全型三种。

（4）电切环：用直径 0.25～0.35mm 的细钨丝制成，形如半环状，用于切割组织与电凝止血。切割前列腺组织一般选用稍粗的较好，使用中电切环中间部分会在高频电流中逐渐氧化磨损变细断裂。切割膀胱肿瘤用较细的为佳，切割肿瘤组织较锐利。根据不同的需要，还可选用不同形状的电极，如刀形电极可用于膀胱颈环状纤维切开；球形电极可用于较大面积出血的凝固。气化电极是近几年的新产品，多为带槽滚轮式，可将组织气化，去除增生组织。气化切割电极，既能切割组织，在切割过程中又有气化凝固效应，对小的出血能有凝血作用。

（5）操作把手：常用的一般有以下三种方式。

①被动式：在非工作状态时，靠弹簧力量将电切环缩回在镜鞘内。切割时要用手挤压弹簧，使电切环伸出镜鞘外，然后松开弹簧，切割环自行缩回即可切割组织。

②主动式：在非工作状态时，靠弹簧力量保持电切环伸出镜鞘外。切割时用手挤压弹簧使电切环缩回镜鞘内进行切割。上述两种操作把手目前最为常用。对技术熟练者，此两种操作把手均可选用。对初学者选用被动式电切镜较为安全，因主动式电切镜电切环位于镜鞘外，放入时易造成尿道或膀胱意外损伤。

③齿条和齿轮式：依靠操作把手上齿条与齿轮来回移动，调节电切环伸出与回缩，完成切割操作。国内很少用。

4.高频电流发生器

高频电流发生器主要产生两种不同波形的高频电流，分别用于切割组织及电凝出血。术前或术中应将切割和电凝电流功率调整合适，一般切割电流功率 120～150W 即可，电切环切割组织锐利或微有阻力感，切面光滑平坦；若输出电流功率太小会使切割困难，组织易黏附在电切环上；若输出电流功率过大，电切环在切割途径中产生火花较大，易致过多组织破坏并使电切环氧化过快损坏断裂。电凝电流功率调整至容易凝固住出血点即可，一般电凝电流功率 50～70W，太小不易止住出血点，太大组织烧损较重，术后 1～4 周内结痂脱落易继发出血。开启混合电流开关，还可产生所谓的混合电流，因其功率比单独使用电切或电凝电流要小，故一般只在切割表浅的膀胱肿瘤时使用。电切前列腺组织一般不用这种电流。

高频电流发生器的附属装置包括：可选择电切或电凝的脚踏开关，连接电切镜的电缆线及与患者身体相接触的负极（板）。

在每次开启高频电流发生器之前，应仔细检查有无接线错误或接触不良，与患者身体相接触的负极（板）是否连接全面、牢靠等，以免术中灼伤患者与术者。

5.冷光源

各厂家多生产与自己电切镜相配套的冷光源与纤维导光束。光源亮度强弱直接关系到手术视野清晰度与器械操作的准确性，必须调到合适的亮度。术中若使用监视摄像系统，应选择专用的高性能的氙灯光源。卤素灯光源亮度相对较弱，如无氙灯光源时，也可以使用。

6.排空器

切割下来的前列腺组织碎块被冲洗液冲入膀胱，待切割完毕后，用排空器反复将冲入膀胱内的组织碎块及血凝块排净，避免术后堵塞导尿管。排空器一般有两种：一种为玻璃球（Ellik）式排空器，每次使用时必须将玻璃球与其相接的胶皮球注满生理盐水。另一种为 100～150mL

玻璃筒抽吸式排空器。近几年市场出现一种瓶式可塑挤压的排空器,瓶内有防吸出组织块反流的多侧孔管状装置,经临床应用效果甚佳。

7.膀胱造瘘套管穿刺针

TURP 手术冲洗液注入有高压冲洗与低压冲洗两种方式。低压冲洗如无 Iglesias 连续冲洗式切除镜时,术中常需作耻骨上膀胱穿刺造瘘持续引流。Reuter 膀胱造瘘套管穿刺针一般用不锈钢制成,由穿刺针套管、穿刺针芯及内引流管构成。术毕如需要放置 Foley 导尿管,在穿刺针套管外可加上半环套管,经半环套管即可插入 Foley 导尿管。膀胱造瘘时,将针芯放入带有半环套管的套管内,当穿刺成功后,拔出针芯,经套管插入内引流管。内引流管前端超出套管约 2cm 上,有许多直径近 1mm 的引流冲洗液的小孔。术中这些小孔若被血凝块与组织小碎块堵塞会导致引流不畅,需及时拔出加以清除,再经套管插入膀胱腔内持续引流冲洗液。

8.Foley 导尿管

Foley 导尿管有两腔与三腔两种,作为经尿道前列腺切除术后压迫止血及冲洗引流用。选用导尿管粗细 20～22F,球囊容量 30～80mL 为宜。如果术中高压冲洗,术后可放置三腔 FoleV 导尿管冲洗与引流。若术中作耻骨上膀胱穿刺造瘘低压冲洗,术后经尿道放置两腔 Foley 导尿管,另经膀胱穿刺针半环套管向膀胱放置合适口径的两腔 Foley 导尿管作为冲洗或引流。

(二)冲洗液

TURP 手术,常需用大量冲洗液。冲洗液的速度必须保持在每分钟 600mL 以上,才能使手术野清晰,有利于切割与止血。根据增生腺体大小及手术时间长短,每例手术需用 20～50L 冲洗液不等。冲洗液的种类有甘露醇、山梨醇、葡萄糖、蒸馏水、甘氨酸等。

1.无菌蒸馏水

蒸馏水是低渗,一般适用于需要冲洗液较少的、经尿道膀胱肿瘤切除手术。低渗的蒸馏水可使脱落的肿瘤细胞水肿、胀裂、溶解坏死。TURP 手术一般不宜使用,因被身体大量吸收后,蒸馏水可引起血渗透压降低,水进入红细胞后导致细胞肿胀破裂,引起血管内溶血;严重者出现血红蛋白尿,造成肾脏损害,甚至有引起急性肾衰竭的危险。

2.葡萄糖溶液

常用 4%～5%的浓度。其主要优点是,不会出现蒸馏水那样溶血现象,不导电,价格也相对便宜。缺点是,透明度较差,手术野不如蒸馏水、甘露醇溶液那样清楚;葡萄糖溶液有一定黏性,使用时手套、器械有发黏感,影响电切镜操作的灵活性;此外,葡萄糖溶液被机体吸收后可影响血糖的变化。临床发现,凡使用葡萄糖溶液作为冲洗液的患者,术后均出现血糖浓度升高。由于 TURP 患者一般都是老年患者,使用后易诱发糖代谢紊乱;对糖尿病患者更不宜使用,术后易引起血糖升高。

3.甘露醇溶液

其等渗浓度为 5%。口服不吸收,79%～89%经肾小球滤过而排泄。研究证实,3%浓度以下的甘露醇溶液可引起溶血,故临床上多采用 3%～5%浓度的溶液作为冲洗液。目前市场上已出现每袋 3000mL 软包装 5%甘露醇冲洗液,虽然价格稍贵,但使用起来颇感方便顺手,不易污染,大大减轻了护士的劳动强度。甘露醇溶液有以下优点:手术野清晰度好,不会产生溶血现象,无葡萄糖溶液那样的黏性,对糖尿病患者也可以使用,大量配制比较方便。此外,甘露醇溶液尚具有一定的利尿作用,能促进自身排泄,但由于其半衰期长(平均约 2 小时),对体液平衡和心肺功能恢复不利。主要经肾脏排泄,故当患者并发肾病、有肾功能不全时不宜使用,可选用其他类型的冲洗液。

4.山梨醇溶液

等渗浓度为 5%,TURP 术中常用 3%～5% 的浓度。其优点与甘露醇溶液相似,也具有利尿作用,能促进自身排泄。山梨醇主要经肝脏代谢,故慢性肝病患者,肝功能不全时,可能使其半衰期延长,使用时应予以注意。

5.甘氨酸溶液

TURP 术中常用 1.5% 的浓度。甘氨酸是一种非必需氨基酸,易通过血脑屏障。其主要优点是低导电性。缺点是大量甘氨酸被吸收后,通过肝、肾组织脱氨作用引起高氨血症,导致脑合成异常神经介质,阻碍去甲肾上腺素和多巴胺的合成,导致患者定向力消失、视力障碍、出现氨中毒、昏迷等中枢神经功能紊乱,即所谓"TURP 性脑病"。此外,甘氨酸大量被吸收后,可引起高草酸尿,有引起患者发生尿路结石之虑。国内甘氨酸价格较贵。肝病患者应避免使用甘氨酸作为冲洗液。

6.Cytal 溶液

这是一种山梨醇与甘露醇的复合液,具有利尿作用,无溶血现象发生,能软化血凝块,使血块不易黏附在电切环上等优点。其配方如下:

山梨醇	27.00g
甘露醇	5.40g
对羧基苯甲酸甲酯	0.005g
对羧基苯甲酸丙酯	0.001g
对羧基苯甲酸丁酯	0.001g
蒸馏水	加至 1000mL

7.生理盐水

因含电解质有导电性,仅能作为等离子体切割时的冲洗液,不适合电切时用。

(三)适应证与禁忌证

1.适应证

经尿道前列腺切除术的适应证和开放性手术相同。

(1)有明显的 LUTS 症状,即前列腺增生引起的膀胱刺激症状及膀胱出口梗阻症状,例如尿频、排尿困难、膀胱残余尿量增多及尿潴留等。

(2)尿流率检查异常,尿量在 150mL 以上,最大尿流率<10mL/s。

(3)梗阻引起上尿路积水和肾功能损害。

(4)梗阻致反复尿路感染、血尿、继发膀胱结石、腹股沟疝等。

(5)高压冲洗方式下行电切术,宜在 60～90 分钟内完成切除的中等度(<60g)腺瘤。

2.禁忌证

TURP 属择期手术,禁忌证多数是相对的,经过充分准备后,在合适的条件下同样可以作

TURP手术。一般有下列情况不宜作 TURP 手术。

（1）全身性疾病：①心脑血管疾患：严重高血压、急性心肌梗死、未能控制的心力衰竭、严重心律失常、近期因脑血管意外发生偏瘫者。②呼吸系统疾患：严重支气管哮喘、肺气肿合并肺部感染、肺功能显著减退者。③严重肝、肾功能异常。④全身出血性疾病。⑤严重糖尿病。⑥精神障碍，不能配合治疗者。⑦装有心脏起搏器的患者如果作 TURP 手术，术前最好与心脏科医生配合，了解起搏器的类型，术中应运用心电监护，并应有体外起搏器准备，以免出现意外。

（2）局部性病变：①急性泌尿生殖系感染。②严重尿道狭窄，经尿道扩张后电切镜鞘不能通过狭窄。③腺瘤较大，估计切除组织超过 60g 者，对初学者来说不太适宜。④合并巨大膀胱憩室或继发多数较大膀胱结石者需开放手术一并处理者。⑤合并体积较大，多发或呈浸润性生长的膀胱癌，不宜与 TURP 同时进行处理，应先治疗膀胱肿瘤。⑥髋关节强直，不能采取截石位或巨大不可复性疝，影响手术操作者。

（四）术前准备

TURP 患者术前准备，与经腹开放性前列腺切除术基本相同。前列腺增生的患者多半是上了年纪的老年人，据我们临床统计，约 1/3 患者的年龄在 70 岁以上，其中相当一部分患者术前往往伴有不同程度的高血压、心脑血管疾患、肺部阻塞性疾病、糖尿病及慢性肾功能不全等。术前如不充分了解病情，不进行充分准备，术中术后很容易出现并发症，手术风险较大，甚至发生意外。为充分估计患者对麻醉与手术的耐受性，预测可能出现的并发症及术后能否顺利康复等，术前必须对患者一般活动能力有所了解，对患者的心脑血管、呼吸、内分泌及神经系统情况进行全面而仔细的检查。

1.常规检查

包括尿路系统 B 型超声波、放射性核素肾图、尿流率、心电图、胸透；实验室各项检查，如血、尿常规、尿培养、凝血功能、肝肾功能、电解质、血糖以及前列腺特异性抗原（PSA）等。术前还应对患者前列腺症状评分（IPSS）做出评估。

B 超通常经腹壁检查，如前列腺质地不均或有硬结，最好经直肠进行超声，了解前列腺增生大小、形态、质地、包膜情况及有无突入到膀胱内；有无并发膀胱结石、憩室、肿瘤等；同时测量残余尿量；还应了解前列腺增生造成的梗阻是否引起上尿路改变如肾积水等。

肾图可以了解肾脏功能及上尿路引流情况，还能提示解除前列腺增生梗阻后肾功能恢复状态。

尿流率测定可以了解前列腺增生致排尿困难程度，如膀胱尿量在 150mL 左右，最大尿流率（Qmax）在 10mL/s 以下，则提示膀胱出口梗阻比较严重。尿流率也是 TURP 术后疗效好坏的客观检查指标。

心电图如发现异常（冠状动脉供血不足、频发室性期前收缩、房室传导阻滞等），术前应请有经验的内科医师会诊，协助治疗并确定患者耐受手术的可能性。急性心肌梗死及脑血管意外的患者，一般宜延期到发病 6 个月后，待病情稳定后再进行手术。

肺部阻塞性疾病患者，如老年性慢性支气管炎、哮喘和肺气肿等，应拍摄胸片并作肺功能测定，术前作血气分析，全面了解呼吸功能。如果肺通气功能明显减退，肺部感染未得到彻底控制或哮喘发作期间,应暂缓手术。

对肝功能明显异常的患者,术前应行保肝治疗,必要时请肝病专家会诊,力求待肝功能恢复正常后再行手术。

糖尿病患者,术前如空腹血糖显著高于正常,应控制饮食并应用降糖药物,患者围术期空腹血糖水平降至 8mmol/L 以下较为理想。

2.特殊检查

前列腺增生继发膀胱结石、憩室、肿瘤或血尿,为了查明病情及血尿原因,应作尿脱落细胞学检查、腹部平片(KUB)、静脉尿路造影(IVU)及膀胱镜等检查。

直肠指诊、B超发现前列腺有硬结或前列腺特异性抗原(PSA)水平升高者,术前应常规作经直肠前列腺硬结针吸细胞学检查或在 B 超引导下经直肠系统前列腺穿刺活检,以排除前列腺癌。

某些患者直肠指诊或 B 超检查,前列腺增生不明显,但尿频、排尿困难症状却很严重,且残余尿量较多;为了排除神经源性膀胱功能障碍,除询问病史及详细神经系统检查外,还应作尿动力学检查及膀胱镜检查,明确膀胱逼尿肌功能情况及膀胱出口有无梗阻存在。

3.尿液引流

前列腺增生长期梗阻膀胱出口,可使膀胱顺应性明显下降或膀胱逼尿肌失代偿、膀胱高度扩张,最终引起肾积水及肾功能损害。严重者出现食欲下降、恶心、贫血、血尿素氮及肌酐明显升高。有慢性尿潴留、肾积水及肾功能不全的患者,术前应及时经尿道留置导尿管或行耻骨上膀胱穿刺造瘘引流膀胱尿液,这对肾功能的改善与恢复是非常重要的。待患者肾功能恢复至正常或接近正常,病情平稳,全身状况明显改善后再择期手术较为安全。

4.术前处理

(1)有尿路感染者,术前应给予抗生素治疗。

(2)长期经尿道留置导尿管引流尿液,如发生尿道炎或附睾炎,应在术前一周拔出导尿管,改作耻骨上膀胱穿刺造瘘引流尿液,同时抗感染治疗,以减少术后因感染引起高热等并发症。

(3)术前一天行下腹部耻骨上及会阴部备皮;口服缓泻剂或手术前晚灌肠。

(4)术前配血 200～400mL。

(5)大致向患者及家属讲明手术过程及术后情况,让患者解除顾虑,配合手术治疗,有利于患者术后康复。

(五)麻醉与体位

1.麻醉

一般多采用腰麻或联合硬膜外麻醉。如果患者无脊髓麻醉禁忌证,最好选用腰麻。腰麻的优点是麻醉作用快,麻醉剂用量少,效果满意确切,手术区域肌肉松弛良好,有利于切除镜通过尿道外括约肌进入膀胱。此外,膀胱张力小,高压冲洗时有利于冲洗液进入膀胱。临床常用重比重腰麻。连续硬膜外麻醉优点是,对老年高血压患者可通过导管分次小剂量给药,易于对血压调整控制,术后头痛比腰麻发生率低。缺点是手术区域肌松差,作用较慢。如患者腰椎有病变不能行上述两种麻醉,必要时也可采用全麻。

2.体位

患者取截石位,臀部应超过床沿 5cm 左右,以利术者手术操作。臀部安置好用生理盐水浸湿纱布包裹好的金属负极板或在大腿粘贴一次性有导电能力粘合剂的负极片。

(六)术中补液注意事项

TURP 患者术前一日准备,常服用缓泻剂,手术当日早晨禁食,至手术开始时,患者已有不同程度脱水;上述因素加上麻醉药起作用;电切开始阶段,由于腺体表面血管丰富,较易出血;此时,如果输液速度跟不上,老年人心脏功能代偿能力较差,极易造成患者血压下降。因此,术者在手术开始时,即应叮嘱麻醉医师适当加快输液速度,补足血容量。为防止稀释性低钠血症,宜输入 5% 葡萄糖盐水或平衡液 1000～1500mL,不应单纯输葡萄糖液。术中根据失血量及血压情况调整输液速度,必要时补充适量血浆代用品,如琥珀酰明胶注射液等。如果前列腺腺体较大,血运丰富,术中出血较多,手术时间较长,经连续补液后,患者血压仍持续下降,出血量一般可能已超过 400mL,应及时输血。随着术者 TURP 手技不断提高及高频电流发生器止血功能的完善,TURP 术中需要输血者应不到 10%。如系接台手术患者,最好在病房等待过程中开放静脉,将患者脱水的液体量补足。

(七)冲洗方法

对前列腺窝和膀胱的良好冲洗,是 TURP 非常重要的一个步骤。冲洗压力过低和冲洗液流量过小,则冲洗效果不佳,切除的组织块不易被冲入膀胱腔内,影响操作;手术视野模糊,不易看清被电切的目标及出血点,易误切不该切除的组织,如膀胱三角区,甚至可能误伤尿道外括约肌,造成永久性尿失禁等严重并发症。冲洗液压力太高,流速过快,易造成机体对冲洗液吸收过多,导致水、电解质紊乱,循环负荷过重,发生危险的 TUR 综合征。冲洗液使用时的温度一般与体温相同或相近即可。

冲洗方法有高压冲洗与低压冲洗两种。

1.高压冲洗

冲洗容器放在高于膀胱 80cm 处。TURP 手术要求冲洗液速度至少每分钟 600mL,才可使手术野保持清晰,利于电凝止血;切下的前列腺组织才能被冲入膀胱,利于操作。临床研究表明,高压冲洗 90 秒钟后,膀胱容量可达 700mL,膀胱内压力达到 7.85kPa($80cmH_2O$)。随着膀胱内压的升高,冲洗液流速减慢,导致手术野不清楚,应及时排空膀胱,每次手术操作时间,只有 90～120 秒钟时间。整个手术过程由于需反复排空膀胱,所以手术是断续进行的。高压冲洗时,因膀胱与前列腺窝频繁的过度充盈,膀胱内压总是超过生理静脉压(0.98～1.47kPa,即 10～15cmH_2O),冲洗液经前列腺窝手术创面、切开的静脉或静脉窦进入体循环;若手术时间超过 90 分钟,术中又不及时排空膀胱,极易发生 TUR 综合征。

2.低压冲洗

冲洗容器放在高于膀胱 30～40cm 处。冲洗液通过 Iglesias 连续冲洗式切除镜鞘上排水道排出或经耻骨上膀胱穿刺针套管引流排出,持续引流膀胱,不需中断手术操作。低压冲洗时因持续引流,膀胱总处于几乎空虚状态,膀胱内压仅高至 0.88kPa($9cmH_2O$)左右,故有效地防止了所有高压冲洗时出现的并发症,手术时间即使延长至 120 分钟或更长也较安全。由于低压不间断地冲洗,手术野清楚,便于切割与止血连续进行,为初学者能较快地掌握 TURP 手术创造了良好条件。需要注意的是,术中要经常检查连续冲洗式切除镜鞘上的排水道或膀胱穿刺内引流管是否通畅,膀胱有无过度充盈,避免排水小孔被血凝块或组织块堵塞导致膀胱过度胀满,造成在高压冲洗下切割或冲洗液经膀胱穿刺部外溢至膀胱腹膜间隙,被机体大量吸收。遇有上面情况时,应立即拔出镜鞘或内引流管,清除堵塞物使其引流通畅。

(八)手术方法

1.对术者的要求

TURP 手术,要求术者应该做到以下三点:①对前列腺及精阜解剖形态的识别;腺体、被膜与脂肪组织等识别以及每次切割时电切环所处的位置与方向,都必须十分熟悉。②术中止血技术要求快速、及时、准确。③TURP 是眼、手及脚的联合动作,必须配合协调默契,才能得心应手、自如地操作电切刀。

2.消毒铺单及清洁尿道

一般用 2.5% 的碘伏液消毒脐以下腹部,两侧大腿近侧 1/3,阴茎、阴囊及会阴部;铺无菌单。为减少术后感染发热,放置电切镜前,可用 0.1%~0.2% 的碘伏液 40~60mL 清洁尿道。

3.检查器械

术前应仔细检查高频电流发生器、光源及监视摄像系统等,性能是否良好,是否安全可靠。手术医师应常规洗手,穿灭菌手术衣,戴手套并逐一检查器械台上电切器械是否齐备。在操作把手上安装好窥镜和电切环,放入切除镜鞘内,检查电切环伸出与回缩是否自如;回缩时,电切环应能完全回缩到切除镜鞘前端绝缘体内。绝缘部远端使用过久常被电切环高温烧损短缺,导致电切环不能回缩到其内,组织块不易切断,此时应及时修理或更换切除镜鞘。取出操作把手,将闭孔器放入切除镜鞘内。将耻骨上膀胱套管穿刺针、Ellik 排空器及 Foley 导尿管等所有器械整齐地排列在器械台上。

4.置入电切镜

将带有闭孔器的切除镜鞘蘸上润滑剂,插入尿道后缓缓推进。如尿道外口狭窄,可用剪刀将腹侧剪开少许以求扩大尿道外口。放置至膜部尿道,可能会遇到阻力,如不能通过,将切除镜鞘拔出,用 20~26F 金属尿道探条扩张尿道后,再放置镜鞘一般多较容易;或直视下将切除镜鞘置入膀胱。总之,勿使用暴力,以免造成尿道假道、穿孔甚至穿破直肠等损伤。如中叶增生显著或膀胱颈后唇抬高明显,应将接目镜端下压,使接物镜端上抬或在直视下,使电切镜越过增生的中叶或抬高的膀胱颈后唇进入膀胱。

置入电切镜后,连接冲洗液导管、纤维导光束与高频电流发生器相连的电缆线。如使用监视摄像系统,将摄像头安装在接目镜上,开启光源、监视器及摄像机控制器上的开关,调整摄像头上焦距旋钮,至使监视器屏幕上图像清晰为止。

5.检查膀胱与后尿道

术者操作电切镜,从监视器屏幕上或接目镜有顺序地观察、检查膀胱各壁及后尿道情况。注意膀胱有无小梁、憩室、输尿管间嵴增生、炎症、结石、肿瘤或其他病变。观察膀胱出口形态,后唇有无抬高,前列腺有无突入膀胱,并注意三角区、双侧输尿管口的位置与增生腺体的关系。将切除镜缓慢后撤,观察前列腺增生情况,如中叶及侧叶形态及增生程度等。此时,如膀胱内冲洗液较多，应先放尽膀胱内液体，以便检查前列腺尿道时，冲洗液易于流入使观察视野清晰。继续后撤观察精阜及其与侧叶远侧缘的关系，并注意精阜与膀胱颈的距离。若从精阜能看到完整的膀胱出口或电切环完全伸出(长度约为 2～2.5cm)可达到膀胱颈，常为纤维化的小前列腺，切除组织多不超过 10g。通过直肠指诊、B 超检查与电切镜观察三者结合，有经验的术者，对前列腺增生程度与切除组织重量，一般可做出初步估计。如果前列腺左右径与上下径值在 4.5cm 左右，相当于前列腺Ⅰ度增生，切除组织一般在 10g 左右。若前列腺左右径与上下径值在 5.0～5.5cm 左右，相当于前列腺Ⅱ度增生，切除组织一般在 20～40g。若前列腺左右径与上下径值超过 6.0cm，相当于前列腺Ⅲ度增生，切除组织一般可达 50g 以上。

6.耻骨上膀胱穿刺置入引流套管

在观察膀胱与后尿道过程中，膀胱逐渐充盈到 500mL 以上，如低压冲洗下切割，而又未使用连续冲洗式电切镜，此时可在耻骨联合上一横指处，用小刀切开长约 0.6～0.8cm 的皮肤切口，将膀胱穿刺套管针刺入膀胱内，拔出针芯，可见膀胱内冲洗液经套管喷出，随即将内引流管经套管插入膀胱内，调整好套管与内引流管的位置，持续引流冲洗液。连接内引流管的导管最好用富有弹性透明的硅塑管，术中不易折成锐角致使引流不畅；术者又可通过观察引流导管内冲洗液的颜色的深浅，可以大致判断出血情况。

7.切割前列腺组织

经尿道前列腺切除方法因术者操作习惯不同而异，例如，第一刀从何处开始切割？有学者主张 6 点处，有学者主张 12 点处，也有学者主张 1 点或 9 点处，各家不一，并无特殊要求或规定，但有经验的电切施术者都有自己固有的切除步骤与方法。

手术一般可分以下三个步骤进行：

(1)切除中叶及切出标志沟：如果前列腺三叶增生，中叶增生明显者，一般主张先切除中叶。因为增生的中叶往往妨碍冲洗液进入膀胱及电切镜活动，影响手术操作。切除时宜采用先定起点切割法，将电切环伸出，放到中叶顶端后缘，避开三角区与输尿管口。低压冲洗若膀胱空虚，膀胱后壁易贴近中叶，此时可将耻骨上膀胱穿刺内引流导管稍加阻断，使膀胱轻度充盈，避免电切环损伤后壁。电切开始时作由下斜向上的切割动作，逐渐放平，直到中叶腺体组织完全切除，创面与三角区基本上处在同一平面。避免切得过深，损伤三角区和膀胱颈环状纤维(内括约肌)组织。

如果仅两侧叶腺体增生，一般开始在膀胱颈 5～7 点部位下刀切割，切至精阜近侧缘，并向左、右切割腺体，切出标志沟(冲水道)。对从精阜能看到完整膀胱颈的小前列腺(Ⅰ度)，可采用先定终点切割法，使切除镜鞘绝缘端刚刚超过并压住精阜(视野中看不见精阜)，将电切环伸到膀胱颈后缘，脚踏电切电流挡，同时将电切环回缩，当电切环进入镜鞘内，即可将腺体组织切割下来。对于小的前列腺增生往往这一刀就可使膀胱颈白色的环状纤维显露，切割终点正好达精阜近侧缘，不易损伤精阜及外括约肌。

初学电切者经常遇到并要注意的几个问题：

①切割的腺体组织不易离断或粘刀，原因可能有：a.初学者由于手、脚配合不协调，未等电切环回缩到镜鞘，就抬起了脚踏，切断了电流，致使组织不能被切断。b.未调整好电切环钨丝与连接杠的角度或镜鞘绝缘远端被烧损，电切环不能严丝合缝地回缩到镜鞘内，起不到剪切作

用,致使组织不易被切断。c.电切电凝功率偏小,有时可致切下的组织粘在电切环上不易脱落。d.切割动作不规范,应注意每一次切割动作是否正确,即每一次电切环进入镜鞘时,微微将电切镜上抬即可将组织切断;如果被切割组织仍然不离断,此时手握操作把手不松开,作一个连同电切镜鞘向前推的微小动作,即可使夹在电切环与镜鞘绝缘部的腺体组织离断。

②切割过程腺体组织不易显现在视野中,因而切割组织小又薄,原因是切割动作直来直往,尤其切割侧叶腺体动作必须有一定弧度并适当用力,才能将腺体切除;此外还要经常将电切镜向外退至精阜处甚至更远,这样被镜鞘阻挡的腺体组织才能下垂显现在视野中便于切除。

③初学者有时完成一次切割动作后踩着脚踏,将带有电流的电切环伸出,这样极易造成前方组织损伤,甚至有穿孔的危险。故要特别注意,每当电切环回缩到镜鞘内组织被切断后,应立即抬起脚踏,断开电流后再将电切环伸出,这对初学者来说十分重要。

对于增生较大的腺体,一般宜采用先定起点切割法。电切组织的深度及组织块的大小,完全由电切环切入组织的深浅和滑动长短来掌握。大的腺体开始可深切,即将电切环全部切入组织内,切割较厚的组织块。接近被膜腺体组织较少时,为避免被膜穿孔或损伤直肠,应改为中(深)度切割或浅切,切出标志沟。切割前列腺尖部接近精阜时,为避免损伤外括约肌与精阜,则采用先定终点切割法及浅切的方法。对Ⅲ度以上增生的大前列腺,为了加快切割速度,缩短手术时间,有经验的术者可采用延伸切割法,即将电切环伸出,从膀胱颈后缘切入前列腺组织后不回缩,而将电切环与切除镜同时向外拉,这样可以切割长条而且较厚的组织。但要注意,切割接近前列腺尖部及精阜时不能用这种切割法,以免损伤外括约肌。标志沟切割范围与深度:近侧显露膀胱颈5～7点部白色环状纤维,远侧达精阜近侧缘,向侧方扩大,前列腺窝的下1/3几乎切到被膜,形成一类似三角形的冲洗道,只在精阜两侧与前列腺尖部还剩下一些增生的腺体。

(2)切除两侧叶及腹侧组织:对较小前列腺增生的两侧叶,可沿着标志沟两侧切缘开始切割。顺时针或逆时针方向向侧上方,即向8～11点或4～1点方向切除右侧叶或左侧叶腺体。切除方法与上述相似。先从膀胱颈后缘下刀,显露膀胱颈白色的环状纤维,继而从其远侧开始,平行于标志沟作弧形切割,逐段显露被膜,向远侧推移切割,直至尖部及精阜近侧缘水平。切除Ⅲ度以上大的前列腺两侧叶,也可采用切除中、小前列腺相同的方法与顺序。但往往在5～7点部位切出标志沟后,增生显著的两侧叶因失去支撑,向中间靠拢并下坠,致使初学者常弄不清解剖关系,无从下刀。这时,要求术者一定要弄清楚,坠下的侧叶腺体组织与标志沟的关系;只要在其下方找到标志沟,就可以在标志沟上方,沿着坠下的侧叶腺体的切缘,从膀胱颈开始顺时针或逆时针方向,顺序逐层向远端作弧形大块切割,直至深达被膜,并在被膜的水平上向两侧进行切割,逐段向远侧推移,直至精阜近侧水平,将两侧叶腺体全部切除。亦有人主张从侧叶的1～2点或10～11点部位开始切割,切出一条深达被膜的标志沟,近侧缘达膀胱颈环状纤维,远侧缘终止在前列腺尖部。然后采用延伸切割法,有顺序的一层一层的行两侧叶腺体切除。不管采用上述哪一种切割方法,在大前列腺腺体切割过程中,注意要经常变更切割部位,因增生的腺体随时有移位的可能,一般宜将突入视野较大的腺体切除,以免影响观察与操作。避免在一处切割过深,形成一条深沟,造成解剖结构上紊乱,甚至发生被膜穿孔或损伤不该伤及的部位。

当两侧叶腺体组织切除完毕后,将切除镜旋转 180°,切除腹侧组织。腹侧组织通常不太厚,11～1 点部位深层有丰富的静脉窦(丛),切破易发生难以电凝的出血,电切时应特别小心,宜作中等深度切割或浅层切割,避免切破静脉窦(丛)。

(3)切除前列腺尖部:前列腺尖部残留腺体的切除是 TURP 手术效果好坏的关键,通常放在切割完前列腺其他部分后进行,对初学者掌握起来难度较大。切割过度,易损伤外括约肌造成尿失禁;切割过少,残留腺体多,造成术后排尿不畅会直接影响手术效果,也可能成为将来复发梗阻或血尿的原因。为避免伤及尿道外括约肌,应强调保持精阜的完整。切割两侧叶尖部组织时,自始至终采用先定终点切割法,保护精阜及外括约肌免遭切割损伤,并采用中深度切割或浅切的方法。左手把握镜鞘掌握方向,右手切割。为避免尖部腺体残留,切割尖部时,经常需将切除镜前后移动,撤到精阜远侧的球尿道处,观察尖部是否有突入到尿道腔内的残存腺体,如有即要切除干净,使膜尿道呈圆形张开。大的前列腺,腺体的尖部常常超过精阜较多,切割尖部时需要特别小心;修整切割突入尿道内的尖部腺体组织,每次均应作浅层切割,直至膜部尿道呈圆形或椭圆形张开,通常即可获得满意的排尿效果。切勿追求尖部膜尿道完全呈圆形张开,致使两侧切割过深,伤及外括约肌。特别要指出的是,在精阜远侧切割尖部时,应避免作水平方向过深切割,有报道如切割长 2cm,向下深切 0.6cm,即有可能伤及外括约肌,引起尿失禁。切割前列腺尖部时,一般应将电切镜操作把手端挪至与切割部位的相反方向,作弧形切割。例如,切割精阜的两侧时,每次应作由下斜向上坡度的浅切割;切割尖部左侧时,将电切镜操作把手端向右移动,并调整电切镜位置,使残留腺体恰好暴露在窥镜视野中,伸出电切环,小心切除显露的腺体,反之亦然。亦有术者喜用示指伸入直肠内,托起尖部组织协助切割。当尖部腺体切割完毕,将电切镜退至精阜远侧,一面充盈膀胱,一面观察,精阜两侧及其近侧的膜部尿道呈圆形张开,无残存腺体突入尿道腔内。膀胱充盈后,拔出电切镜,可见冲洗液呈线状喷射而出,表明尖部腺体切除彻底。

TURP 手术完成后应达到下列标准:①将电切镜退至球部尿道向内窥视时,膜尿道处为完好的外括约肌,尖部腺体切除彻底,圆形张开而不是呈长条裂隙状,无残留腺体突入尿道;②整个前列腺窝各壁应见到白色或粉白色的、光滑的、纤维状的外科被膜,几乎无残留粗糙的腺体组织;③膀胱颈背侧 3～9 点部位应见到白色的环形纤维,膀胱三角区、颈部及前列腺窝的背侧基本处在同一平面上;④切除组织排尽后,检查各创面应无活动性出血,特别是动脉出血必须止血彻底。

8.术中切面组织的辨认

TURP 手术,既要求将增生的腺体切除干净,又不可电切过深,损伤被膜,以免造成穿孔,液体外渗。术者在电切过程中,必须学会对术中切面各种组织解剖形态的辨认。窥镜下前列腺组织切面为黄白色或灰白色,呈细小颗粒状,如豆腐渣样。增生腺体组织内有时可见到大小不等的结节。切开潴留的导管,有时可见黏稠灰黄色分泌物,如同挤牙膏样溢出。膀胱颈背侧 3～9 点处,见到明显的白色环状纤维表示切面已到内括约肌,在腹侧常不易见到,此时不应继续切割膀胱颈,以免术后造成膀胱颈挛缩排尿困难。切割接近被膜时,尤其在尖部,相当部分患者中可见到棕色或棕黄色,小米粒至高粱米粒大小前列腺结石被冲出,有时在切开的组织囊腔内可见到多发大小不等之结石,表明切割深度已接近被膜。前列腺被膜切面色白或粉白色、光滑、较致密,出血的血管断面一般清晰可见,容易止血。如再深切被膜即将破时,纤维呈白色网状。被膜切破穿孔后,可见到较粗、稀疏的纤维束和黄色的脂肪组织。镜下脂肪组织呈细小颗粒泡沫海绵状,如果此处有静脉窦(丛)出血存在,常不易电凝止血。

9.对小前列腺增生的处理

无论是开放手术还是经尿道前列腺切除术,对于切除重量不到 15g 的小前列腺增生引起的膀胱出口梗阻,术后下尿路梗阻症状的解除常常令人失望,且术后发生膀胱颈挛缩的概率较高,故对纤维化的小前列腺,单纯采用 TURP 治疗常不能获得满意的手术效果。对这类病例在完成 TURP 的同时,用刀状电极边充水边切割,充分切开膀胱颈环状纤维的 5(4)点及 7(8)点处,深至隐约见到脂肪组织即可,使膀胱出口充分扩大,从根本上消除了术后膀胱出口的机械性梗阻因素。操作简单,几乎不出血,仅需数分钟。术后梗阻症状明显改善,排尿通畅。临床从最大尿流率(Qmax)与前列腺症状评分(IPSS)参数统计学对比研究表明,远期效果切开组与未切开组存在显著性差异。本方法是治疗小前列腺增生及膀胱颈纤维化引起膀胱出口梗阻的较为理想的术式。

10.TURP 止血

对 TURP 初学者来说,止血是一项基本操作,可能比掌握切割技术更为困难,但必须逐渐熟练掌握。切割过程中,出血程度因患者不同差异很大。切割小的纤维化的增生腺体,出血一般较少,但增生很大的前列腺腺体,往往血运丰富,术中出血也较多,出血严重者常需输血。TURP 手术既要求切割速度,但又不能让患者失血过多,故操作过程中快速、准确止血是关键,必须对每个出血点进行认真的止血,尤其对动脉出血,应及时凝固止血。

下面谈一谈如何减少电切过程中出血以及止血技术:

(1)保证冲洗液有足够的速度,使手术野保持清晰,便于及时发现出血点并凝固止血。

(2)切割创面应光滑平整,有利于看清楚喷血的血管。对不易看到隐蔽在组织后或组织间的出血点,盲目电凝止血往往效果不好,应将隆起组织切除,显露清楚出血点再止血容易成功。

(3)顺序切割,每切割完一个部位,待止血完善后,再切割下一部位,避免切割创面太大,出血过多;多处出血,易造成手术野模糊,影响操作。

(4)较大动脉出血或直接喷向接物镜的出血,往往使手术野一片红,此时应将电切镜稍后撤,避开出血的动脉,同时仔细观察,待看清出血点后及时伸出电切环,准确压住出血点电凝止血。一时看不清出血点,可用切除镜鞘或电切环压迫创面出血点,在出血点的远、近、中三点电凝止血;或将电切镜后撤,有利于发现出血点。有时动脉出血压力很大,喷向前列腺窝对侧壁再反弹回来,使真正出血点不易被发现,需将电切镜旋转 180°,在对侧可寻找到出血点。有时出血点恰好在残块的后面,此时应将隆起的残块切除,方可显露出血点。

(5)对于膀胱颈腹侧缘出血,有时电切环不易够到,可用手压迫耻骨联合上膀胱处协助止血。

(6)血凝块下方出血时,需用电切环刮掉组织表面的血凝块后才能显露出血点。

(7)静脉窦(丛)被切开引起出血,电凝止血常较困难;如止血失败,应尽快结束手术。放置 Foley 导尿管,充盈球囊压迫止血,多能奏效。

11.TURP 结尾

(1)排空膀胱内组织块：全部增生腺体切除干净,创面止血后,用 Ellik 排空器反复冲洗、排空积存在膀胱腔内的前列腺组织块及血凝块。

(2)检查膀胱与前列腺窝：排净膀胱组织块后,应再一次检查膀胱与前列腺窝。注意膀胱三角区及输尿管口有无损伤;膀胱内有无组织块及血凝块残留,如有可用电切环取净,避免术后堵塞引流管。注意前列腺窝及尖部腺体是否完全切除,如有明显突出及悬垂的腺体,应切除修理平整。用 Ellik 排空组织块后,因反复负压吸引,常可使原来某些凝固止血点再度出血,此时应重新止血。原则上,所有的动脉出血必须一一止住。注意被膜有无穿孔,若穿孔较大,冲洗液外渗明显,应尽快结束手术并经腹壁切开一小切口,手指钝性分离腹肌至膀胱腹膜间隙,留置引流管1~2天后拔除。

(3)放置导尿管与膀胱造瘘管：有耻骨上膀胱穿刺造瘘者,经尿道放置 20～22F 两腔Foley 导尿管,球囊应放入膀胱内,注入生理盐水 30～50mL 使其充盈并轻轻牵引。球囊将前列腺窝与膀胱隔离开,切割创面静脉渗血很快因前列腺窝内压力升高而停止。经耻骨上膀胱穿刺针套管,向膀胱内放入合适口径的普通造瘘管或经半环套管放入合适口径的 Foley 导尿管。导尿管与膀胱造瘘管分别连接冲洗瓶与无菌尿袋。术中如果系高压冲洗,无耻骨上膀胱造瘘,则经尿道放置 20～22F 三腔 Foley 导尿管。

(九)术后处理

1.持续冲洗

患者双下肢放平后,用胶布将稍加牵引的导尿管固定于一侧大腿上,阴茎阴囊间垫一纱布。患者在持续生理盐水冲洗下返回病房。固定胶布于术后 6 小时或术后第一天早晨取下。持续冲洗的目的是防止手术创面渗血形成血块,堵塞引流管;因此,保持引流管的通畅十分重要,如有血块堵塞应及时清除,否则引起膀胱过度充盈,大量冲洗液经膀胱穿刺造瘘部位外溢至膀胱腹膜间隙,并刺激腹膜,引起患者腹痛、腹胀、呼吸困难等。冲洗液的速度,应根据冲洗液颜色的深浅而定。一般手术当日冲洗速度不应太慢,以免血块形成堵塞引流管。冲洗时间则取决于出血情况,绝大多数患者在术后第一日(不足 24 小时)即可停止冲洗,同时嘱患者多饮水。

2.术后监护

TURP 手术患者多系高龄,常合并有心、脑血管、肺部及内分泌系统等疾患;经麻醉与手术打击后,有可能出现心、脑血管及肺部等并发症。有条件的地方,术后应常规使用心电监护仪,严密观察患者的血压、脉搏、呼吸及神志等变化,病情严重者应送往外科监护室监护。对术中采用高压冲洗、手术时间较长,术中被膜穿孔或静脉窦(丛)被切破,冲洗液外渗显著者,术后应急查血清电解质,注意 TUR 综合征的发生。

3.抗感染治疗

术后容易并发尿路及前列腺窝感染,并发急性附睾炎及肺部感染等,因此,术后应常规使用广谱抗生素预防和控制感染。术后一般静脉点滴抗生素 3 天左右,待体温恢复正常后,改口服尿路抗感染药物。

4.术后体位

TURP 手术多在脊髓麻醉下进行,手术当日通常应平卧,次日改为半坐位;待停止膀胱冲洗后,可下地适当活动,最好有人陪护,以防患者摔倒发生意外,并逐渐增加活动量。

5.补液与饮食

手术当日一般不进食,常规补液,适量多给含电解质的 5％的葡萄糖生理盐水,有利于机体内电解质的调节。次日可进半流食,随后进宜消化的普食。避免不洁生冷饮食,过分油腻不易消化以及刺激性饮食,以免引起肠道感染,排便次数增多,致前列腺窝创面出血。

6.膀胱痉挛的处理

TURP 患者发生膀胱痉挛的概率,较前列腺开放手术要少得多,但仍有少数患者可出现。发生膀胱痉挛,不仅患者非常痛苦,亦是导致术后出血及尿管引流不畅的重要原因。术前检查有严重不稳定性膀胱及低顺应性膀胱者,术后易发生膀胱痉挛且症状常常较重。对这类患者术后可保留硬膜外麻醉导管 2～4 天,如出现膀胱痉挛,可经导管注入小剂量吗啡(3mg 加生理盐水 10mL),能获得持久的(平均 16 小时左右)解痉止痛效果。注射吗啡是通过节段性、选择性阻断伤害性刺激反应而强化镇痛解痉作用,不良反应较少。对膀胱痉挛症状较轻的患者,可口服黄酮哌酯类药物或经直肠给予吲哚美辛,也可获得暂时缓解症状的效果。

7.膀胱造瘘管及导尿管的处理

无耻骨上膀胱造瘘,术后一般 3～4 天即可拔除导尿管。如有膀胱穿刺造瘘管,术后第一日停止膀胱冲洗,观察 2～3 个小时;如引流尿袋内尿的血色极浅,即可拔除耻骨上膀胱造瘘管。术后每天应常规作尿道口护理,用 0.1％～0.2％的碘伏液棉球清洁尿道口及近尿道口的导尿管,以减少尿道感染的机会。待膀胱造瘘口愈合后,术后第 4～5 天拔除导尿管排尿。拔导尿管前,应该向患者讲明,开始排尿时,可以出现尿痛、尿频、尿急及终末血尿等症状,尤其大便后,血尿可能加重,因此必须多喝水。饮水量每日不应少于 3 升。膀胱刺激症状多在 1 个月内逐渐减轻乃至消失。术后 1～4 周内由于电凝止血脱痂,有可能继发出血。除多饮水外,还应保持大便通畅,大便时勿过分用力,必要时口服缓泻剂;避免饮酒及辛辣饮食;避免骑自行车;注意休息,还应避免性生活等。

第三节　前列腺炎

一、前列腺炎的病因与发病机制

细菌感染是Ⅰ、Ⅱ型前列腺炎的病因。90％～95％为革兰阴性菌,其中 80％为大肠杆菌,10％～15％为变形杆菌、克雷白杆菌、铜绿假单胞菌、沙雷菌属等,5％～10％为革兰阳性菌,主要为肠球菌,其他如链球菌、表皮葡萄球菌、类白喉菌等,但在细菌性前列腺炎中的致病性还未得出统一结论。绝大多数为单一细菌感染,很少出现两种或以上的混合感染。近年来随着淋菌性尿道炎患者的增多,淋菌性前列腺炎也受到重视。

一般认为感染的途径如下。

（一）上行性尿道感染

细菌经尿道上行造成细菌性前列腺炎，如包皮过长、包皮炎、不洁性交、医疗中插管导尿等。淋菌性尿道炎时，细菌经前列腺管进入前列腺体内引起炎症。尿道器械应用时带入细菌上行，致前列腺感染。

（二）排尿后尿道的感染

尿液逆流到前列腺管。由于前列腺、后尿道 α-肾上腺能兴奋性增高，引起前列腺、后尿道、外括约肌、盆底肌肉痉挛，使得酸性尿液经前列腺在尿道开口逆流入前列腺管及腺组织。

（三）直接扩散

直肠细菌直接扩散或通过淋巴管蔓延侵入前列腺。

（四）血源性感染

常继发于皮肤、扁桃体、龋齿、肠道或呼吸道急性感染，细菌通过血液到达前列腺引起感染。

前列腺内尿液反流（IPUR）在前列腺炎发病机制中占有重要地位。由于尿液反流至前列腺的腺管内可引起"化学性前列腺炎"，它不仅是Ⅲ型前列腺炎的重要致病因素，而且尿液反流时将病原体带入前列腺内，亦是Ⅰ、Ⅱ型前列腺炎的重要感染途径。通过对前列腺结石进行结晶分析，发现结石是尿液成分而非前列腺分泌物，进而推测存在 IPUR。Kirby 等用含碳粒的溶液直接给前列腺炎患者做膀胱灌注，3 日后发现患者的前列腺内均可见大量含有碳粒的巨噬细胞，亦提示存在 IPUR。利用核素显像和尿流动力学研究，发现前列腺炎患者的 IPUR 明显高于正常人，且与尿道高压呈正相关。

后尿道神经肌肉功能障碍是前列腺炎的重要诱发因素。膀胱颈部功能紊乱和（或）骨盆肌群痉挛，使排尿时前列腺部尿道压力增大，易使尿道内的尿液逆流入前列腺，产生 IPUR，从而引起"化学性"前列腺炎和前列腺结石，并使患者易感性增强，感染后也难以治愈。后尿道神经肌肉功能障碍常伴膀胱功能异常，与自主神经功能失调导致 α-受体兴奋性增高有关，而前列腺局部炎症又可刺激病情加重。在对前列腺炎患者进行心理学调查时发现，患者存在明显的精神心理因素，主要表现为抑郁、恐惧、紧张等。由于精神心理因素的影响，引起全身自主神经功能紊乱，导致或加重后尿道神经肌肉功能失调。

前列腺炎患者前列腺液中常可以出现某些细胞因子水平的变化，例如白细胞介素 1β（11-1β）、肿瘤坏死因子 α（TNF-α）、白细胞介素-6（IL-6）、白细胞介素-8（IL-8）、白细胞介素-10（11-10）等，且其表达与症状及治疗反应均有一定的相关性，表明免疫反应参与了慢性前列腺炎的发病机制，并为免疫治疗前列腺炎奠定了基础。

微量元素锌在前列腺炎的发病机制中可能发挥一定作用。20 世纪 60 年代 Stamey 首先发现前列腺液中有一种低分子的抗菌活性物质，将之称为强力抗菌因子（PAF）。后来证实这种强力抗菌因子是一种含锌的化合物，具有直接杀菌和活化提高组织抗菌能力的作用，是局部免疫防御机制的重要因子。Drach 在 20 世纪 70 年代用实验证明正常前列腺液能够杀灭从慢性前列腺炎患者前列腺液中分离出来的细菌。因此，普遍认为锌在慢性前列腺炎的发生和发展中起重要作用。目前许多文献已证实慢性前列腺炎患者的锌含量明显降低。一些临床实践也证实,口服锌剂(锌硒宝)辅助治疗慢性细菌性前列腺炎,不但可缓解其临床症状(包括疼痛或不适症状、排尿症状),改善其生活质量,而且对尿道高压也有一定的缓解作用。

热休克蛋白70(HSP70)、氧自由基等,可能均在前列腺炎发病过程中发挥一定作用,但具体作用尚未明确。

慢性前列腺炎的发生可能也与遗传易感性有关,并确实存在一些慢性前列腺炎患者与健康男性遗传差异的证据。深入研究慢性前列腺炎的某些遗传特性改变可能发现慢性前列腺炎的易感原因,揭示前列腺炎的某些发病机制,预测前列腺炎的预后,为个体化治疗前列腺炎提供依据,并为寻找某个(些)特异基因表达改变或异常,进行前列腺炎的基因预防与治疗奠定基础。

前列腺的炎性改变,必然伴随着局部解剖结构和功能的改变或者慢性前列腺炎本身就是局部解剖结构和功能变化的结果。盆底肌肉功能异常以及局部物理损伤、长期充血、尿道狭窄、精阜肥大、前列腺肿瘤、良性前列腺增生、射精管口阻塞、膀胱颈肥大等后尿道解剖结构异常,可以诱发局部细菌感染、盆底神经肌肉紧张、前列腺内尿液反流等不利因素,而这些均是造成局部疼痛和炎性反应的重要因素。

慢性前列腺炎的病因学十分复杂,尽管对其众多的发病机制有了相当程度的认识,但均无突破性进展。目前认为慢性前列腺炎可能是由于前列腺及其周围组织器官、肌肉和神经的原发性或继发性疾病,甚至于在这些疾病已经治愈或彻底根除后,其所造成的损害与病理改变仍然在独立地持续起作用.其病因的中心可能是感染、炎症和异常的盆底神经肌肉活动的共同作用。因此不能片面地强调某一因素的作用,任何单一器官或单一的发病机制都不可能合理解释前列腺炎众多复杂的临床表现,而往往是多种因素通过不同机制共同作用的结果,其中可能有一种或几种起关键作用。

二、前列腺炎的诊断与鉴别诊断

(一)急慢性前列腺炎的临床症状和体征

1.急性前列腺炎

急性前列腺炎在临床上较为少见,疲劳、大量饮酒、性活动频繁、会阴部受伤等均可诱发。急性前列腺炎的诊断一般不困难,临床表现较为典型。主要是根据病史、临床症状和体征、直肠指诊及血尿常规、尿培养、超声检查来诊断。急性前列腺炎病理表现主要分为三个阶段:①充血期:前列腺腺管以及间质充血水肿、炎性细胞浸润,腺上皮细胞有脱落;②小泡期:充血、水肿更为明显,前列腺腺管和腺泡肿胀,形成多量小脓肿;③实质期:小脓肿逐渐增大,浸润范围扩大。病史要详细了解发病前是否患过全身其他组织器官的感染,如有无皮肤化脓性感染、上呼吸道感染、急性尿道炎等病史,以及是否有尿道器械操作病史。

急性前列腺炎起病急、症状重,可出现全身中毒症状,如高热、寒战、厌食、乏力、肌肉关节疼痛及全身不适等临床表现。局部症状主要表现为排尿不适与下腹部、盆腔、会阴及尿道疼痛以及严重的尿路刺激症状,患者有明显的尿频、尿急、尿痛,甚至伴有终末期血尿、排尿困难及尿潴留等临床症状。

直肠指诊可发现前列腺肿胀、压痛明显、局部温度升高;外形不规则,表现为前列腺可正常或稍大,有张力,一叶或二叶局部不规则;也可表现为部分或全部质地变硬或局部有散在的柔软区域;但急性前列腺炎患者存在菌血症的危险,一般禁忌行前列腺按摩。实验室检查血白细胞明显升高,尿镜检可见大量白细胞及脓细胞,有碎屑及上皮细胞;尿道分泌物检查及细菌培养可以发现致病菌,前列腺液检查涂片染色常可找到大量白细胞和细菌。

2.慢性前列腺炎

慢性前列腺炎在成年人群中发病较高,约占泌尿外科门诊患者的1/3,可分为慢性细菌性前列腺炎和慢性非细菌性前列腺炎。慢性前列腺炎的症状多样,不同患者的临床表现相差很大,具体表现可分为以下几组症状。下尿路感染症状:与排尿有关的症状,如反复的、不同程度的尿频、尿急、尿痛等排尿刺激症状,以及夜尿增多、排尿踌躇、尿线变细、尿不尽感和尿终滴白等;盆腔肌肉紧张综合征亦称盆腔疼痛综合征:以疼痛症状为主,后尿道可有烧灼感、蚁行感,会阴部、肛门部疼痛可放射至腰骶部、腹股沟、耻骨上区、阴茎、睾丸等,偶可向腹部放射;精神症状:以神经衰弱症状为主,由于患者对本病缺乏正确理解或久治不愈,可有心情忧郁、乏力、失眠等;性功能障碍症状:可有性欲减退、阳痿、早泄、射精痛、遗精次数增多等,个别患者有血精或输精管道炎;自身免疫症状:如关节疼痛、酸胀、皮疹等。识别慢性前列腺炎的临床表现特点,对于临床诊断、鉴别诊断和治疗具有十分重要的意义。

实验室检查结果与患者自觉症状可不完全一致,一些患者症状显著,但前列腺触诊、前列腺液检查可无特殊发现或改变轻微,而另一些患者前列腺液有大量脓细胞,前列腺质地变硬,却可全无症状。

慢性前列腺炎体征:直肠指诊触及前列腺较饱满、质软,仅有轻度压痛或无压痛或因前列腺纤维化而变小、质韧或硬度不匀。

(二)急慢性前列腺炎的病原微生物学特点

慢性前列腺炎病因复杂,准确的病原学及其耐药性检测是提高慢性前列腺炎治愈率的基础。因此,慢性前列腺炎病原微生物检测及其药敏结果,可指导临床选择合适的治疗方法与药物。

1.革兰阴性致病菌

细菌性前列腺炎常见病原菌为革兰阴性肠杆菌,最常见为大肠埃希菌,约占65%~80%。绿脓假单胞菌属、粘质沙雷菌、克雷白杆菌以及产气肠杆菌等占10%~15%。急性前列腺炎是一种常见的前列腺感染,与下尿路感染和败血症有关。慢性细菌性前列腺炎与继发于残留在前列腺的尿路致病菌引起的复发性下尿路感染有关。

2.革兰阳性细菌

肠球菌在文献记载的感染中占5%~10%,其他在前尿道共生的革兰阳性细菌却存在争议,如腐生性葡萄球菌、溶血性链球菌、金黄色葡萄球菌以及其他凝固酶阴性的革兰阳性细菌也被认为是致病菌。有报道在前列腺炎患者的前列腺液及前列腺穿刺活检的标本中能够检测到凝固酶阴性的葡萄球菌,但不能明确这些细菌是否能够导致炎症和症状的复杂化或者仅仅是寄生在前列腺组织当中。但清除新发生的前列腺炎患者的革兰阳性细菌能带来与清除革兰阴性致病细菌相似的临床治疗效果。

3.棒状杆菌

棒状杆菌通常认为不是前列腺炎的致病菌,但可能是前列腺炎的致病因素之一。在前列腺液的培养中,这种难以培养的棒状杆菌很可能被遗漏,可通过吖啶橙染色来确定。证实有棒状杆菌感染的患者中约有一半以上对抗生素治疗有效,而未检测到这种细菌标志的患者对抗生素治疗则无效。

4.支原体

支原体是一种常见的微生物,可以从无症状的男性以及非淋菌性尿道炎患者的尿道中分离出来,慢性非细菌性前列腺炎患者中支原体的检出率较高。在8%～13%的慢性非细菌性前列腺炎患者的前列腺液中可培养出支原体。

5.衣原体

衣原体是否是慢性非细菌性前列腺炎的致病菌尚存在争议,约30%的慢性非细菌性前列腺炎患者的前列腺液中能检测到衣原体。但采用细菌培养和血清学方法进行的随访研究并不能说明衣原体是慢性非细菌性前列腺炎的致病菌之一。所以,衣原体在前列腺感染中的作用尚需要进一步探讨。

6.其他微生物

前列腺标本中还有少部分能检测到厌氧菌,但其临床意义尚需要进一步探讨。念珠菌以及其他真菌感染如曲霉菌病和球孢子菌病被认为与前列腺疾病有关,但在大多数情况下认为真菌感染是免疫抑制或者系统性真菌感染的独立表现。病毒被认为与前列腺炎症有关,但没有系统性的文献评估这些因素在前列腺炎中的作用。

有报道对1244份前列腺炎患者的前列腺液标本进行病原菌培养,结果有702份检出可疑病原微生物786株,其中细菌356株(包括葡萄球菌、大肠埃希菌、克雷白菌、肠球菌等),支原体306株(解脲支原体254株,人型支原体52株)。有45份标本细菌和支原体培养为阳性;16份支原体和衣原体为阳性;11份细菌和衣原体培养为阳性;4份细菌、支原体和衣原体均为阳性。

一项1840例慢性前列腺炎患者前列腺液的培养结果为金黄色葡萄球菌检出率高达66.76%,解脲支原体22.70%,衣原体36.38%,淋球菌1.90%,并存在一定程度的混合感染。对未检出其他肯定致炎因素或久治不愈的慢性前列腺炎患者,应对检出的葡萄球菌属等正常泌尿道寄生菌群的条件致病性予以考虑,抗生素的使用亦要参照药敏结果慎重选择。

(三)前列腺炎的超声波检查特点

经直肠超声检查已成为评价前列腺疾病的最佳影像学手段,超声检查在鉴别良性和恶性前列腺疾病方面的价值目前尚存争议,在鉴别不同的前列腺良性病变的诊断价值也有局限性。有学者描述前列腺炎超声表现为回声结构不均匀、前列腺静脉丛扩张、精囊狭长以及前列腺内部隔膜变薄等。与正常前列腺进行对照,有报道描述有慢性前列腺炎症状患者的前列腺的七项超声表现,但这些表现的特异性还不足以用来鉴别临床病例。超声发现前列腺回声不均匀和前列腺结石常提示前列腺炎症样改变,但不一定能诊断为慢性前列腺炎。

前列腺腺体动脉的彩色多普勒超声显像可以较好地显示腺体的动脉血流特点,能够较客观地显示前列腺炎症的状态,对于此病的诊断和鉴别诊断有一定的临床意义。经直肠彩色多普勒超声技术观察正常前列腺的动脉血流特点,显示尿道动脉主要供应前列腺腺体深部,包膜动脉则负责腺体周围部分的血液供应。前列腺包膜动脉走行于腺体的外侧,其位置变异较大,受前列腺腺体体积、形状以及周围组织的影响,不易被准确观察。尿道动脉主要集中在尿道周围,位于腺体的中心区,较易检测到,因此常作为观察的对象。前列腺炎患者的腺体尿道动脉收缩期最大血流速度明显加快,但炎症反应与前列腺肿瘤的血管、血流变化有本质上的不同。前者只是血流的加快,后者则不仅有血流速度的加快,还有血流数量的增加。前列腺炎症的腺体血管舒张期最小血流速度与正常前列腺组织比较无明显变化,而阻力指数却明显增加。除上述血流的改变之外,前列腺炎患者尚发现有高密度与低密度回声区、多处光点回声、无回声区及包膜增厚等;还可以发现前列腺移行区和射精管有钙化物堆积,精囊肌纤维明显增生和扩张等。

超声波检查在慢性前列腺炎的部分患者中因局部渗出、纤维化、粘连而表现为包膜反射不光滑,严重时包膜界限不清;腺体形态欠规则,左右不对称,内部可见局限性反射减少等。也有超声表现为前列腺结石样改变,这是一种原因尚不明了的腺泡及腺管腔内结石,是含有核蛋白、少量脂肪和晶体嘌呤的前列腺分泌物与脱落上皮细胞一起构成淀粉样钙化而成。前列腺结石多发生于中老年人,一般检查难以发现,可能与前列腺炎性疾病有关。前列腺结石的声像图表现为单个或多个小的圆形、类圆形强光点或强光团、光斑,其后多伴有声影(亦有不伴声影者)。强光团及光点多呈弧形或条形排列或多个细小强光点相互融合成团。结石多分布在前列腺中部或两个侧叶,在尿道旁也常有结石回声。

(四)前列腺炎的尿动力学变化特点

前列腺炎患者常伴有尿路刺激症状和梗阻症状,原因可能有膀胱颈部逼尿肌或者外括约肌协同失调,近端或远端尿道梗阻以及膀胱颈纤维化或增生,这些症状可以通过尿动力学检查来甄别。

尿动力学检查提示前列腺炎患者中大多数有复发性排尿症状、外生殖器疼痛或两者都有。曾被诊断为前列腺炎的病例有膀胱失反射、会阴底失弛缓等表现,有的患者也可出现膀胱反射亢进而括约肌松弛的改变。有学者提出,慢性前列腺炎患者在排尿期最大尿流率和平均尿流率下降,最大尿道关闭压显著升高,膀胱颈漏斗形成不全,同时伴有外括约肌水平的尿道狭窄。也有学者观察到慢性前列腺炎患者的尿道压力增高,尿道外括约肌反射亢进以及前列腺内反流等。

有下尿路症状的患者并不一定就是前列腺炎,也有可能是其他未能诊断的慢性排尿功能障碍。有研究表明,137例被诊断为慢性前列腺炎患者行尿动力学检查:54%的患者有原发性膀胱颈梗阻,17%的患者膀胱收缩功能受损,以及5%的患者膀胱无收缩功能。有学者在典型的前列腺炎患者中很少发现尿动力学的异常,因此质疑尿动力学检查在前列腺炎诊断中的价值。

有报道指出尿动力学检查可以发现前列腺炎患者均有不同程度的下尿路功能障碍,按比例高低排列依次是:膀胱出口梗阻、不稳定膀胱、逼尿肌尿道外括约肌协同失调及低顺应性膀胱。众所周知,前列腺包膜、前列腺实质、膀胱颈部平滑肌内均有丰富的α-受体,而前列腺炎患者的局部血流特征又表现为进出前列腺包膜和实质内的血流量增多。这种局部充血可兴奋α-

受体,引发前列腺包膜,膀胱颈和前列腺内平滑肌收缩,造成膀胱颈压和前列腺压增高,引起功能性膀胱出口梗阻,患者表现为排尿不畅、费力、会阴部酸胀等。为克服功能性膀胱出口梗阻则会引起继发性的低顺应性膀胱和不稳定性膀胱,此时患者表现为尿频、尿急、尿道灼热等。而前列腺炎患者的会阴部酸胀症状会抑制膀胱逼尿肌收缩,导致排尿不畅和尿流率下降,加上间断或持续性的盆腔、肛周肌肉痉挛,则是造成逼尿肌尿道外括约肌协同失调的重要原因之一。

总之,尿动力学检查对前列腺炎患者的下尿路功能障碍有深层次的了解,依据这些功能障碍进行了针对性治疗,取得了较好的疗效。由于治疗后多数患者拒绝再次尿动力学检查,故根据自觉症状改善的程度来制定疗效仍缺乏一定客观性。同时,尿动力学检查中应尽量避免人为因素、仪器因素造成的结果误差。

(五)前列腺炎的鉴别诊断要点

前列腺炎是一种发病率高且让人十分困扰的疾病,接近50%的男子在其一生中的某个时刻将会遭遇到前列腺炎症状的影响。由于其病因、病理改变、临床症状复杂多样,在临床上容易造成误诊,所以,在诊断慢性前列腺炎时还应该与以下疾病进行鉴别。

1.泌尿生殖系统其他部位的感染

慢性尿道炎或膀胱炎其临床表现与慢性前列腺炎有类似之处,但做前列腺检查可无异常发现。急性肾盂肾炎:也表现为急性的畏寒、发热,伴尿频、尿急和尿痛。通常还表现为患侧腰酸、腰痛;而非耻骨上、会阴部疼痛,且无排尿困难。直肠指检无前列腺压痛,前列腺液检查正常。脓肾也表现为急性的畏寒、发热,伴尿频、尿急和尿痛。还表现为明显的患侧腰痛,而无耻骨上、会阴部疼痛,无排尿困难,直肠指检无前列腺压痛,前列腺液检查正常。其他辅助检查如尿培养、腹部X线检查、造影、腔镜等可帮助鉴别诊断。

2.间质性膀胱炎

间质性膀胱炎的病因不清楚,可能与自身免疫反应异常有关。患者表现为持续性反复发作的排尿异常和下腹部疼痛不适,例如尿频、尿急、排尿困难、排尿疼痛并在排尿终末加重、脓尿、终末或全程血尿、下腹会阴部疼痛等症状,与慢性前列腺炎的临床症状相似。但膀胱活检显示黏膜和逼尿肌内的肥大细胞增加,可以诊断为间质性膀胱炎。

3.前列腺增生

前列腺增生多发生在50岁以上的男性,可表现为尿频、尿急、尿痛等尿路刺激症状及排尿不畅等梗阻症状,直肠指检发现前列腺明显增大,超声可明确前列腺的体积和残余尿量,而前列腺液常规一般无异常改变。但在前列腺增生与前列腺炎同时存在的情况下,前列腺液检查可有异常表现。

4.前列腺肿瘤

前列腺肿瘤早期可没有明显的临床表现,也可表现为尿频、尿痛、排尿困难等前列腺增生症状,但患者常有消瘦、乏力、贫血、食欲缺乏等明显全身症状,直肠指诊前列腺有坚硬如石的肿块,表面高低不平,血清前列腺特异抗原及前列腺酸性磷酸酶增高。前列腺穿刺活检可发现癌细胞,超声波检查可见腺体增大,外周带有低回声区。MRI检查可见前列腺形态不对称,若肿瘤向包膜外浸润,可见精囊和膀胱后壁的组织间隙消失。MRI 可确定前列腺癌的浸润程度。

5.尿路结石

有些前列腺炎患者表现为下腹部疼痛或腰痛,与输尿管结石的临床表现相似。膀胱结石亦可出现明显的尿路刺激症状,X 线检查或腔镜检查可明确有无结石的存在。

6.前列腺结核

前列腺结核的症状与前列腺炎相似,也表现为尿频、尿急、尿痛伴尿道滴白,有下腹及会阴部疼痛症状,但有结核病史。直肠指检前列腺呈不规则结节状,附睾肿大变硬,输精管有串珠状硬结。前列腺液结核杆菌直接涂片或结核杆菌培养可以找到结核杆菌,前列腺活体组织检查可见结核结节或干酪样坏死。

7.膀胱过度活动

膀胱过度活动是一种以尿急症状为特征的综合征,常伴有尿频和夜尿症状,可伴或不伴有急迫性尿失禁。尿动力学上可表现为逼尿肌过度活动,也可表现为其他形式的尿道.膀胱功能障碍。膀胱过度活动无明确的病因,不包括由急性尿路感染或其他形式的膀胱尿道局部病变所致的症状。目前认为与膀胱逼尿肌不稳定、膀胱感觉过敏、尿道一盆底肌功能异常及精神行为异常等有关。

(六)前列腺炎的治疗

1.治疗概述

治疗慢性前列腺炎的传统生物医学模式主要集中在"3A"疗法,即抗生素、α-受体阻滞药和抗炎药,以及其他的治疗药物,例如激素、植物药、镇痛药、抗焦虑药、抗抑郁药、肌松剂、微创治疗及手术。以往,许多学者体会到选择敏感的抗生素可能是治疗前列腺炎必要手段,尤其是药物的局部治疗。但是单纯使用抗生素常不能获得满意效果,尤其是对反复多次复发的慢性前列腺炎患者效果更差,即使是对肯定存在感染因素的细菌性前列腺炎也是如此。尽管慢性前列腺炎的治疗方法众多,但基本上是经验性的,与循证医学的要求相距甚远,治疗结果并不令人满意。目前尚无统一、规范的治疗方案,人们正在努力探索合理的治疗策略,包括安全、经济、可以自我掌握的治疗方法,特别是生活习惯、饮食习惯和精神状态的调整策略。

应用解除肌肉痉挛的药物或方法,例如 α-肾上腺素能受体(α-AR)阻滞剂、抗炎药物、生物反馈方法、植物药疗法、热疗等常可较好地短期内缓解局部疼痛和排尿异常症状,尤其适用于难治的前列腺炎,但仍然无足够的证据来支持对它们的推广使用。因此,还应该重视综合治疗措施,强调精神心理治疗、矫治神经衰弱和对前列腺疾病相关知识的普及。

以往多数患者对治疗效果不满意,许多医师在医治前列腺炎过程中感到很棘手,甚至认为很多患者将不得不终身忍受疾病带来的痛苦。有研究分析表明,造成慢性前列腺炎难治的主要原因包括患者存在包皮过长和包茎、治疗前和治疗过程中仍然有不洁性接触史、性伴侣未给予同时治疗、合并前列腺结石、滥用抗生素、多种病原体混合感染、耐药菌株增加、前列腺分泌液淤积等。尽管如此,如果能够详细询问病史、详加检查、准确分型,对不同类型的前列腺炎患者采用个体化的治疗策略,仍有可能使绝大多数患者取得满意的效果。

对前列腺炎,尤其是慢性前列腺炎(CP)的治疗仍然有许多问题未澄清。相关的临床治疗研究文章较少、方法学不严谨、多为小样本结果,均限制了对该领域的系统回顾和总结,循证医学的资料极其缺乏。验证慢性前列腺炎的治疗效果需要遵循十分严格的标准,主要包括:①使用 NIH 的分类和 CP/CPPS 定义系统;②研究设计遵循随机、安慰剂对照原则;③使用有效的评估参数(NIH-CPSI 等);④经过同行评议(研究结果发表在经同行评议的杂志)。

(1)综合治疗是趋势:Nickel 等(2004)完成的为期 1 年的临床观察结果表明,经过系统的评估和效果确切的单疗法序贯治疗,仅有大约 1/3 的难治性 CP/CPPS 患者的临床症状获得一定程度的改善,证明序列应用单一的治疗方法策略治疗长期严重的 CP/CPPS 患者的疗效不理想,因此对 CP/CPPS 患者,尤其是初期治疗失败的患者,最好选择多种模式联合的治疗策略。由于 CP 可能存在多种病因和发病机制,在选择治疗方法的时候往往采用综合治疗,任何单一的治疗方法或药物都难以获得满意的效果,往往造成治疗周期延长、多数治疗失败、患者的自信心和对医师的信任度下降,因此临床上多倾向于根据病情及个体化原则,同时选择多种疗法的综合治疗措施,从不同的角度,根据不同的发病环节进行针对性治疗。经常采用的治疗药物包括 α-受体阻滞剂、肌肉松弛药、抗生素等。其他的治疗选择也广泛应用于临床,但还需要循证医学的有效性验证,主要包括非甾体类抗炎药(NSAIDs)、植物药、免疫治疗、抗胆碱能类药物、抗抑郁药、镇痛药、介入与微创治疗等。

在治疗过程中还要不断地复查和定期随访,根据患者的病情变化采取相应的措施。预先告知患者本病的预后,使其能够对自身疾病及其转归有一个清醒的认识。如何保护前列腺是前列腺炎患者在治疗过程中和疾病治愈后始终要注意的重要问题,尽量避免一切对前列腺有害的因素可以帮助前列腺炎患者康复并防止复发或再感染。

在面对这个难以治愈的疾病时,医师必须超越传统的治疗模式,接受并应用新的治疗方法;患者也必须清醒地认识到这是一个慢性疾病,医师的作用不一定会是完全治愈疾病,而更可能是缓解症状并改善生活质量。近年来,前列腺炎患者的生活质量问题越来越引起重视,使得对前列腺炎的治疗侧重点有所改变,其治疗目的主要在于全面改善患者的生活质量,包括改善症状、改善躯体及精神状态、降低治疗费用、增加治疗满意度等,达到全方位的彻底治疗。

(2)针对病因与临床症状的治疗原则:由于还缺乏普遍接受的治疗方法,Zermann 等建议对慢性骨盆疼痛综合征的治疗方法划分为病因治疗和临床症状治疗两类。对多数患者的病因治疗涉及去除或改变产生并维持临床疼痛症状的基础机制,而临床症状治疗要求立即缓解疼痛症状。在多种病因治疗方法尝试失败后,建议采用不良反应较低的临床症状治疗方法并监控其变化。但是实践证明,对于具体的患者产生慢性骨盆疼痛状态的病因十分难以确定,多数情况下对患者临床症状产生的病因与病理生理解释或是推测性的或不清楚,临床上往往采用经验性或多种药物同时应用的治疗策略,使得几乎所有的病因治疗方法只在少部分患者中有一定效果。为了评价这些治疗方法的真正价值,还需要进行双盲、随机、对照的多中心广泛研究。由于慢性骨盆疼痛状态涉及许多医学专业,包括泌尿外科、神经科、精神科、心理治疗、胃肠病学、矫形外科等,每一个专业医师考虑问题的侧重点都不同,往往需要多学科共同为患者提供合理的全面治疗。

①病因治疗:通过影响外周与中枢水平的疼痛病因进行治疗。α-肾上腺素能受体阻滞药用于降低膀胱出口梗阻。肌肉松弛药降低盆底骨骼肌张力。生物反馈治疗可以单独或与其他

方法联合应用来缓解患者的疼痛症状,这种行为治疗策略是让患者认识并改变错误的骨盆底行为或姿势,学会区别随意收缩与松弛,生物反馈治疗对于异常的骨盆底行为、尿失禁以及直肠疼痛与功能失调均有良好的效果。缓解盆底痉挛性高张力的另一个方法是注射神经毒素,为肉毒杆菌毒素 A 亚型,对于慢性骨盆疼痛和下尿路功能异常有积极作用。对于中枢水平的治疗方法可以应用多种电神经调节方法来调整疾病的异常过程,主要包括经皮神经刺激(TFNS)、经直肠电极电刺激、骶骨神经刺激,每一种方法都可以不同程度地缓解患者的慢性骨盆疼痛状态。

②临床症状治疗:目前对多数治疗慢性骨盆疼痛综合征常见药物的短期和长期治疗效果及其不良反应还缺乏科学研究和依据,但一些不同种类的药物确实可以对患者的慢性疼痛状态起到有效的治疗作用。常见的药物包括非甾体类抗炎药(NSAIDs);类固醇;安定类药物;抗抑郁药[曲唑酮、氯米帕明(氯丙米嗪)、阿米替林];抗惊厥药;局部麻醉药(利多卡因);α_2-肾上腺素能受体阻滞药(可乐亭)表面辣椒辣素乳膏;易熔性局部麻醉药混合物(EMLA);γ-氨基丁酸(GABA)受体兴奋药;NMDA 受体阻滞药(氯胺酮);阿片样物质(哌替啶、美沙酮、盐酸吗啡、曲马朵)。

2.急性细菌性前列腺炎

(1)一般治疗:急性细菌性前列腺炎患者常会有明显的会阴部疼痛、排尿困难或发热等较为严重的局部与全身症状。对于多数以往身体健康状况良好的患者可以在门诊接受治疗,但是对于感染中毒症状严重、免疫抑制、出现尿潴留以及具有潜在疾病的患者常需要住院治疗,急性前列腺炎住院治疗患者居入院患者主要诊断的第 1～3 位。

患者应该卧床休息、保持大便通畅、适当补充液体,必要时可以给予退热药、止痛药。α-受体阻滞药及抗炎药物可以缓解临床症状。由于可能诱发附睾炎、延长病程并给患者带来不适,一般不常规推荐使用导尿处理,但对于发生急性尿潴留的患者,应该进行耻骨上穿刺针抽吸和导尿等对症治疗。急性尿潴留伴有前列腺增生者,宜采取膀胱穿刺造口引流尿液,而不宜行经尿道留置尿管,因为后者能引起患者严重的不适,并加重前列腺感染。患者在治疗期间应当适当增加饮水量并加强食物营养,除酒类、辣椒等可造成尿道炎或前列腺炎局部症状加重的辛辣食品以及某些可影响抗菌药物吸收或活性的食品之外,通常不必选择或拒绝食物的类别。对急性细菌性前列腺炎患者禁止进行前列腺按摩,以避免导致炎症扩散。

尽管前列腺脓肿是比较少见的情况,但却是急性前列腺炎中论述较多的问题。前列腺脓肿通常发生在免疫功能低下或受到抑制的患者,以及糖尿病患者和长期留置导尿管者。一旦怀疑发生前列腺脓肿时,可以通过超声检查或 MRI 确定。当患者的病情稳定后,可以进行经直肠、会阴或尿道切开引流脓肿,可以快速缓解患者的急性症状。

绝大多数急性前列腺炎的预后良好,部分可转化为慢性前列腺炎,个别患者发生败血症、肾盂肾炎或附睾炎。

(2)抗生素的合理应用:急性细菌性前列腺炎患者通常对抗菌药物反应良好。这些药物正常情况下从血浆弥散到前列腺较差。但正像急性脑膜炎一样,弥散性炎性反应可提高从血浆进入前列腺管和腺泡的药物浓度。急性细菌性前列腺炎应采用快速有效的抗菌药物,迅速控制炎症。当体温正常、炎症消失后,应持续用药一段时间,以防迁延成慢性和反复发作。在用药之前应先做中段尿细菌培养和药敏。由于治疗初期细菌培养未及时回报或无条件时,应及时选用足量、高效的广谱抗菌药物,以控制病情发展。复方新诺明(甲氧苄氨嘧啶-磺胺甲基异噁唑,TMP-SMZ)进入前列腺组织和分泌物中浓度高,常作为首选药物。但若体温较高、血中白细胞增高,应以静脉给药为佳。可静脉滴注青霉素 80 万～100 万 U,6～8 小时 1 次;或庆大霉素 8 万 U12 小时 1 次(50 岁以下)或 4 万 U12 小时 1 次(50 岁以上)。亦可就静脉滴注氨苄西林 1.5～2g,6 小时 1 次或先锋霉素等细菌培养敏感的药物。随后更改为肌内注射 1 周。若用药效果不好,即改用氟哌酸、环丙氟哌酸等,效果都较好,每种 7～10 天,交替应用。

(3)其他治疗:应给予全身支持疗法,补液利尿,退热止痛。若有急性尿潴留,最好做耻骨上膀胱穿刺吸尿或穿刺后细管造瘘,定时开放引流。尽量避免器械导尿或经尿道留置导尿,因患者耐受性差,易发生其他并发症,如尿道炎、急性附睾炎等。

3.慢性前列腺炎

慢性前列腺炎的治疗方法众多,包括中医和西医、全身和局部、内服和外用等,但任何一种方法都不是万能的,都有一定的适应证。由于慢性前列腺炎可能存在多种病因,在选择治疗方法的时候往往采用综合治疗,任何单一的治疗方法或药物都难以获得满意的效果。尽管许多国内外学者推荐各种综合治疗方法的优选方案,但对于具体的患者来说,应该详细地分析患者的病史特点、临床症状、体格检查、化验分析、以往治疗经过等,采取个体化的治疗,是避免滥用药物并提高治疗有效率的保障。

(1)慢性前列腺炎的预防:尽管前列腺炎的发病率很高,但并不是所有的男性都患有前列腺炎,仅在一些特殊人群如酗酒者、过度纵欲者、性淫乱者、汽车司机、免疫力低下者中存在高发现象,说明日常生活中的诸多不良习惯以及其他一些方面的不利条件是诱发前列腺炎的高危因素。由于目前还没有十分满意的治疗慢性前列腺炎的方法,所以疾病的预防显得十分必要与重要,在日常生活中学会合理、科学地自我调节是预防前列腺炎发生的关键措施。

(2)精神心理状态的调整:慢性前列腺炎患者约有半数以上合并不同程度的精神症状,其中有 1％～5％的患者出现自杀倾向,尤其是多方求医、久治不愈者,精神痛苦有时大大超过疾病本身的影响,并为此四处求医,往往难以达到有效治疗的目的,则又会加重病情和思想负担,两者互为因果,形成恶性循环。因此,医患之间的深入交流十分重要,并往往需要适当配合抗抑郁、抗焦虑治疗和心理调整,尤其是对于合并严重精神心理症状的患者。

(3)药物治疗

①抗生素的应用

a.抗生素的选择:细菌和衣原体、支原体等各种病原体曾被认为是慢性前列腺炎发病的主要原因,近年来这种提法已较少。值得提出的是 Krieger 的实验,即通过 PCR 技术在 77％细菌培养阴性的 CP/CPPS 患者的前列腺组织中检测出了原核生物特有的 16SrRNA。这个实验曾引起普遍关注,其结果提示前列腺组织内可能存在着目前我们无法培养出的病原体。但这个推论还需要针对一些问题做进一步研究,有病原体并不一定就是致病菌,即使能够确定这些病原体是致病菌,也不能判断这些病原体究竟是炎症的始动因素,还是在局部已经有病变后乘虚而入。目前抗生素治疗仍是临床上治疗前列腺炎的常用方法。在美国 38％的泌尿外科医师和 49％的非泌尿科医师在治疗前列腺炎过程中使用抗生素,而在欧洲和加拿大,绝大多数医师使用抗生素。在我国的临床治疗中,几乎全部前列腺炎患者均接受抗生素治疗。频繁使用还可引起细菌的耐药性,故抗生素的使用有待进一步探讨。应选择脂溶性、容易通过前列腺屏障并在前列腺内达到治疗浓度、弱碱性、与血浆蛋白结合率低的抗生素。

在美国最常用的抗生素是喹诺酮类药物(60%),其次是磺胺类药物(24%)和四环素(16%);而在欧洲、加拿大,一线药为磺胺类药物,其次是喹诺酮类和四环素。如怀疑存在支原体、衣原体感染,选用四环素或红霉素。对有培养结果并进行药敏试验者,应选用敏感的抗生素治疗。用药时间 1～4 个月,甚至长达 6 个月,治愈率为 30%～50%。停用抗生素很容易复发,复发后一般仍主张再使用一个疗程抗生素。选用二线药物或通过连续的低剂量抑菌疗法,如复方新诺明 0.5g,每日 1 次,仍然有效。

b.疗程:临床上治疗慢性前列腺炎的疗程问题存在广泛的分歧,从几日到几个月,甚至有学者主张对少数反复发作的患者可以长年应用。但近年来多数学者主张可以经验性应用 4～6 周,如果效果不理想者应该重新考虑诊断,如果效果良好则建议至少继续应用 2～4 周,而过长时间的应用效果并不十分理想。所有这些抗生素都应按疗程持续服用,过早地停用药物或间断性服药很可能导致本病复发。这是由于细菌性前列腺炎的细菌往往是在前列腺腺泡或腺管内孤立的、局灶性的微环境内生长,抗生素很难清除这种由于感染而导致的局部微环境改变后的局部病原体,此外还可能有存在于细胞内的病原体。对于复发患者一般仍然主张再使用一个疗程的抗生素,并可以选用二线药物。

如果患者通过上述方法未得到治愈,也可以通过连续低剂量抑菌疗法达到满意效果。所用药物要求能够口服,患者能够长期耐受,不出现严重的不良反应以及在尿中能够达到有效的抗菌浓度。目前应用广泛的药物是磺胺类药物,如复方磺胺甲基异噁唑(SMZco)不易产生耐药性,可以长期低剂量使用仍然有效,每次 0.5g,每日 1 次。睡前给药可能提高疗效,因为夜间排尿次数少,使药物能够在膀胱尿液中保留时间较长。

根据我们对慢性前列腺炎治疗情况的观察与研究表明,在采用抗菌药物配合 α-AR 阻滞剂及其他综合疗法的治疗下,一般在给药后 3～10 天可使多数患者的临床不适症状明显缓解,因此建议对前列腺炎治疗的疗程期限定为 2 周。1 个疗程治疗后,根据治疗效果来调整用药。抗生素治疗连续应用 4～6 周,以避免病原体感染的反复,但是也不建议长期应用,更长时间的抗生素治疗不仅不能杀灭那些已经对该抗菌药物形成耐药性的残留细菌,而且还可加重细菌耐药性的形成,并导致菌群失调和二重感染等不良后果。

对于慢性前列腺炎的药物治疗,一般建议采用以口服为主的综合治疗方法,而不太主张用肌内注射或静脉输液的方法。因为慢性前列腺炎治疗需要相对较长的时间,肌内注射或静脉输液十分不方便,同时还因为我们观察两者的治疗效果无显著差别,而且肌内注射或静脉输液治疗还需要口服药物的综合治疗措施。此外,长期应用抗生素的治疗费用也是我们所必须考虑到的重要问题之一,选择口服药物可能因此显著降低患者的治疗支出。

由于抗菌药物治疗细菌性前列腺炎的疗程比较长,各种抗菌药物对人体都有不同程度和不同表现形式的不良反应,因此要求医师了解药物的适应证与禁忌证,并密切观察患者在治疗过程中出现的变化,以便尽早发现药物的不良作用,尽早进行处理和调整。为了降低抗菌药物对机体的不良反应,可以采用联合用药以适当减少每一种药物的剂量或交替用药的原则。

经过大量有效的抗生素治疗后,细菌培养可以阴性,但往往会合并真菌感染。前列腺液标本真菌培养阳性,此时应该给予全程有效的抗真菌治疗;对于真菌培养阴性的患者,有些医师也高度怀疑存在抗生素长期大量治疗后的真菌感染,因为其发生率很高,经验性地应用一个疗程的抗真菌治疗可能会有明显疗效,且不会对患者造成太大的影响。

②α-受体阻滞剂的应用:α-受体阻滞剂在临床上越来越受到重视,它不仅对ⅢB型前列腺炎有效,对ⅢA型和Ⅱ型前列腺炎同样有效。使用α-受体阻滞剂能使紧张的膀胱颈和前列腺组织松弛,降低尿道闭合压,消除排尿时前列腺内尿液反流,改善排尿功能,从而消除前列腺炎患者的症状。过去使用盐酸酚苄明、哌唑嗪,因其选择性差,不良反应大,而被 α_1-受体阻滞剂所取代。这类药物有特拉唑嗪、多沙唑嗪和坦索罗辛等,一般主张从小剂量开始,然后逐渐加大剂量。原则是既能达到治疗效果又无明显不良反应的剂量,治疗时间至少6个月,这样可减少症状复发。

以往常选择疗效确切、价格低廉的 α_1-AR 阻滞药哌唑嗪。治疗方案:起始用哌唑嗪0.5mg口服,每日1次,睡前服用;2天后改为1mg口服,每日1次,睡前服用;2天后1mg口服,每日2次;2天后2mg口服,每日2次。因为患者对这种药物的耐受性和治疗反应差异相当大,所给剂量应因人而异,逐步增加剂量,达到较好的效果而又不引起直立性低血压、头晕等明显不良反应的有效剂量。绝大多数患者一般每日应用哌唑嗪2～4mg即可获得满意的治疗效果,最大治疗剂量可以达到每日18mg,但一般为6～9mg。一般起效时间在3～5天,多数患者对哌唑嗪的反应良好,但如果中断用药症状易复发,所以对哌唑嗪治疗反应良好的患者持续用药是非常必要的,国外主张连续服用半年以避免症状反复。

酚苄明具有见效快的特点,服用药物后1～3天内就可以在一定程度上缓解症状,药物剂量也较小,每次10mg,每日1～2次,但该药缓解症状的程度不如其他药物明显。特拉唑嗪是 α_1-AR 阻滞剂,首剂1mg睡前服用,以后2mg/d。多沙唑嗪的治疗效果也较肯定,通过作用于前列腺、膀胱和中枢神经系统来缓解慢性前列腺炎患者的临床症状,国内上市的药物有多沙唑嗪控释片(可多华)4mg,每日1次;以及多沙唑嗪国产普通片(络欣平)2mg,每日1次。坦索罗辛是高选择性的 α_1-AR 阻滞剂,主要作用于 α_1A-AR 和 α_1D-AR,服用方法是口服0.2mg,每日1次。

一项对所有的 α_1-AR 阻滞剂临床疗效观察的总结性综述认为,对于新诊断且未使用过 α_1-AR 阻滞剂的全部慢性前列腺炎患者,α-AR 阻滞剂治疗是有效的。然而,患者前列腺炎症状的显著缓解通常要在药物至少使用12周以后才能达到,因此国外学者多主张持续使用 α-AR 阻滞剂半年,甚至更久,以求获得前列腺功能恢复的最佳效果。而在治疗 BPH 症状时,通常只要几天就可以获得显著的临床症状改善。

③其他药物的治疗:改善症状是治疗 CP/CPPS 的主要目的。

a.抗炎药物:尤其是非甾体类抗炎药物(NSAIDs),如吲哚美辛、双氯芬酸等因其具有消退炎性反应、缓解疼痛和不适等作用,临床上曾广泛应用于慢性前列腺炎的治疗。因非甾体类抗炎药物普遍存在胃肠道损害、凝血机制障碍等不良反应,此类药物不宜长期使用。

b.口服锌剂:不但可改善前列腺症状,同时可改善前列腺炎患者的精液质量。有学者认为口服锌硒宝是合并前列腺炎的男性不育患者的有效辅助治疗方法之一。

c.氧自由基清除剂:有研究认为氧自由基清除剂在控制细菌的生长繁殖及炎症的发展变化也有着潜在作用,为临床治疗前列腺炎提供理论上的参考,自由基清除剂辅助治疗的远期疗效尚需进一步研究。

d.局部治疗:由于全身用药往往难以达到局部有效的药物浓度,故对全身用药治疗效果不佳的难治性慢性前列腺炎患者多采取局部用药和局部治疗的方法,这不仅避免了全身用药的不良反应,而且可以使前列腺实质及腺管内的药物有效浓度大大超过全身应用所获得的水平,效果明显好于全身用药,多年来学者们一直在寻找较为有效的新给药途径。

局部治疗方法主要包括:局部用药,前列腺内直接局部注射、经尿道灌药、经输精管注射给药、经直肠给药、肛管黏膜下注射;前列腺按摩;热水坐浴;局部物理疗法,经尿道激光、射频、导融以及经直肠前列腺微波热疗;生物反馈技术。

局部药物治疗:

前列腺内直接注射:将药物直接注入前列腺内,克服了血-前列腺液屏障,且受前列腺液酸碱度影响较小,在前列腺内及其周围组织中的药物浓度提高数十倍,局部滞留时间较长,并避免了对药物的代谢灭活作用,因而具有最大的活性。药物注入后部分可被组织吸收,部分随前列腺液排出。除了被组织细胞吸收和留在组织间隙的药物外,还有部分药物进入血液循环协同清除体内的感染灶。

注射途径和方法:前列腺内注射的途径有4种,包括经直肠、经会阴、经耻骨后和经尿道注射。这4种途径各有利弊。经直肠进针很容易进到前列腺内,有直观、便捷、安全、痛苦小的优点,但直肠内细菌很多,尤其是含有大量的大肠埃希菌,很容易将细菌带入前列腺内引起继发感染,甚至形成前列腺脓肿,导致病情加重。经会阴进针,注射时有一些痛感,不易被患者接受,且由疏松皮下组织构成的会阴一旦出血,易形成血肿。经耻骨后进针的途径安全、方便、患者无明显不适,但对操作者的技术熟练程度要求较高,成功率略低。在患者进行膀胱镜检查的同时,可以经尿道途径将输尿管开口封闭针刺入前列腺中叶内注射,注药可由助手协助完成,由于需要一定的设备,操作比较复杂,所以临床上很少采用。因此,在选择治疗方法时要因人而异,并根据操作者的技术熟练程度和患者的意愿选择适当的方法。尽管注射后1%~3%的患者可以出现血精、血尿、排尿困难等,但多为一过性,很快自行消失,无须特殊处理。大多数患者能够接受这种疗法。穿刺操作过程中应该避免穿破膀胱、直肠及不必要的反复穿刺,以减少并发症的发生。

药物的选择、疗程及效果:药物选择应该根据患者的病情而有所不同。对于细菌性前列腺炎,还是要以抗生素为主;若前列腺充血较重,就要多用一些扩张前列腺血管的药物以改善局部血液循环;若以痉挛为主,应用舒张平滑肌的药物;若以炎性免疫反应为主,应加入适量的抗炎抗过敏药物;若以纤维化为主,应多加入一些溶解纤维素的药物。各家报道普遍采用细菌敏感的抗生素加地塞米松加透明质酸酶加利多卡因,一般每周1~2次,连续4次为1个疗程,连续注射不应超过10次,如果连续4次注射无明显效果,就应该重新考虑诊断和其他治疗方法。如果经连续2个疗程治疗比较见效,病情迅速得到控制或完全恢复,宜改为口服为主的其他疗法,尽可能避免对前列腺不必要的穿刺损伤和引起组织纤维化。每次前列腺两侧叶可同时注药,亦可交替注入,同时配合口服药物进行综合治疗。在此期间要密切观察病情变化,及时调整用药和治疗方案。

经尿道灌药法:三腔双囊导管或四腔双囊导管是一种硅橡胶制品,当灌入药物时,靠一定的压力,促使药液反流入前列腺导管内,继而进入前列腺腺体内。经三腔双囊导管前列腺灌注疗法适用于病程较长、症状明显、顽固的慢性前列腺炎。此方法简单易行,疗效肯定,是治疗慢性细菌性前列腺炎局部用药的好方法。

灌药方法是将导管插入尿道,小孔眼处正对前列腺开口,先充气囊,使后尿道口及前列腺开口远端尿道都封闭起来,然后再注药。每次注入药液 10mL,休息 20 分钟左右,再注 10mL 药液,反复 3～4 次后结束。或灌药 10mL 后再用注射器抽出,反复多次后直至抽出液浑浊为止。

灌注用的抗生素种类选择不宜统一,可根据药敏试验结果决定。药液的配制方法是抗生素内加入适量地塞米松(5mg),与 10mL 生理盐水混合,即为 1 个药物剂量。根据患者的病情和耐受能力,选择每次灌注的药物剂量。

经输精管注射给药法:本法效果较好,具有给药直接、药物浓度高、并能促使精囊内感染的潴留物排出等优点,但操作稍烦琐,最适用于顽固性前列腺炎、慢性前列腺炎同时并发附睾炎、输精管炎或精囊炎的患者。可以根据药敏试验或经验选择适当的抗生素加入少量普鲁卡因混合后注入,部分患者还可根据病情加入少量地塞米松。每侧注入 2～3mL 药液,缓慢推入,平卧 30 分钟,每周 2～3 次,10 次为 1 个疗程。也可采用经输精管连续滴入的方法给药,连续缓慢滴注 2～3 天。

经直肠给药:直肠下段痔静脉丛回流的血液单向输送到前列腺周围的泌尿生殖静脉丛。这一解剖学特性决定了经直肠途径给药治疗前列腺疾病的合理性。经直肠抗菌药物离子导入治疗慢性细菌性前列腺炎有一定疗效,总有效率约 75%。如果与其他局部治疗方法联合应用效果会更好,例如与经尿道射频热疗联合可以进一步促进药物吸收。一些学者喜欢采用中药制剂进行保留灌肠治疗前列腺炎,也获得了比较满意的效果。根据患者的具体情况,辨证施治,将不同配方的中药水煎,纱布过滤去渣,并浓缩至 100mL 左右保留灌肠,每日 1～2 次,每次保留 30 分钟～2 小时,连续 10～20 天为 1 个疗程。也有将中药制剂制成栓剂进行直肠内给药。

肛管黏膜下注射:Shafik 等对 11 例慢性前列腺炎患者用肛管黏膜下注射敏感抗生素进行治疗,在门诊施行,每日 1 次,共 10 次,对患者做临床随访及阶段性培养共 3 年,未发现肛门直肠并发症。所有患者治疗结束及此后的 2～3 年慢性前列腺炎症状均消失,且细菌培养阴性。

其他局部治疗方法:

①前列腺按摩:前列腺按摩是治疗慢性前列腺炎的标准方法,已经在临床上应用几十年,并有再次受到广泛青睐的趋势。前列腺按摩可以缓解局部充血,减少分泌物淤积,清除前列腺腺管内的细菌和碎片,促进药物及炎症吸收,缓解会阴部症状,适用于因性活动减少造成的前列腺郁积者。按摩力量在患者可以忍受的范围内逐渐加大,一般每周 2～3 次,持续 2 个月以上。

Nickel 等对 22 例慢性前列腺炎患者进行前列腺按摩治疗,观察到 10 例(46%)患者的症状严重程度有60％以上的缓解,症状发生频度减少6例(27％)。提示联合应用前列腺按摩和抗生素治疗顽固性慢性前列腺炎是有益的。

有学者认为规律性排精方法较前列腺按摩等方法效果更好。理由是:a.有效排出感染的前列腺液或精液,缓解症状;b.规律性使前列腺充血,增加前列腺血液循环,促进抗炎效果及炎症吸收;c.有利于激发患者性欲和治疗不同程度的性功能障碍,提高患者自身免疫功能和生活质量,有利于慢性炎症的治愈。做法是已婚者采用定期性生活规律排精,未婚者采用手淫方法规律排精,要求每周排精2次。

②热水坐浴:每日进行热水坐浴或会阴部热敷是临床医师对慢性前列腺炎患者治疗的常规手段之一,它可以促进前列腺的血液循环,使临床症状部分缓解,但是由于热水坐浴可能对睾丸产生不良影响,对未婚和未育的青年男性来说是应该禁止的。此外,这种获得性睾丸损伤可能导致睾酮分泌减少,因而对一般的慢性前列腺炎患者采用热水坐浴也应慎重。

③经尿道激光、射频、局部高温治疗以及经直肠前列腺微波热疗:这些治疗方法可以通过热效应和热传导作用,促进前列腺局部血液循环,增加前列腺腺泡和腺管的通透性,增强白细胞的吞噬功能及酶的活性,加速局部新陈代谢产物和毒素的排除,有利于炎症的吸收和消退。此外,还可使尿动力学参数有所改善,剩余尿改善情况最明显,并长期维持在比较稳定的较低水平。对尿频、尿急、夜尿增多等症状的治疗效果也较好。通过直肠或尿道途径治疗时间不应超过60分钟,温度控制在45～60℃,对慢性非细菌性前列腺炎有效,＜45℃对前列腺痛有效。这种热效应和热传导作用与局部注药的其他方法联合使用,例如后尿道药物灌注、保留灌肠等,可以加快药物在前列腺的分布和吸收,并能改善药物的药动学特征,增强其生物活性,起到协同作用的效果。对于细菌性前列腺炎患者,激光、局部热疗、微波及射频治疗无明显作用,甚至可加重病情,所以应该禁止使用。

④生物反馈技术:盆底紧张性肌痛可能是慢性前列腺炎患者产生临床症状的主要原因,减少盆底肌肉痉挛可改善这些不适症状。生物反馈技术就是应用功能训练达到改善和协调局部肌肉和脏器功能状态的一种自然疗法。具体的做法是指导患者认识并纠正排尿过程中的盆底肌肉收缩,进行收缩/舒张锻炼,使肌肉活动恢复到正常的动力学范围;鼓励患者在家庭中进行肌肉功能持续锻炼,松弛盆底肌肉,缓解发作性疼痛;逐渐增加排尿间隔时间的排尿训练等,从而打破痉挛和疼痛的恶性循环状态,显著改善慢性前列腺炎患者的疼痛和排尿异常。尤其适用于排尿异常、逼尿肌不稳定和局部疼痛明显的患者。治疗过程中需要患者与指导者密切配合,并坚持训练才会获得满意的效果。

(4)手术治疗:手术治疗为前列腺炎治疗的最后一种选择,适用于难治性、症状反复发作、有大量前列腺结石者。由于TURP不能切除前列腺外周部,效果不能确定,根治性前列腺切除虽有30％～100％的治愈率,但手术创伤大且有一定的并发症,故不是最佳选择。

①适应证:由于外科手术治疗对人体具有较大的创伤,并且常可造成某些严重的后果(并发症),例如性功能和生殖功能的部分或完全丧失等,因此外科手术治疗不能成为前列腺炎治疗的常规方法,只有对那些长期采用常规治疗手段不能或难以控制,而临床症状又十分严重的慢性前列腺炎患者,尤其是同时合并前列腺结石、前列腺脓肿、严重影响排尿的梗阻型前列腺增生、前列腺癌、严重的前列腺结核、严重的前列腺疼痛、尿道狭窄等患者,在万不得已的情况

下才考虑进行外科手术治疗。这是因为绝大多数慢性前列腺炎患者经过积极有效地非手术治疗都能够获得比较满意的效果;手术治疗可能给患者带来比较严重的后果,例如继发性不育和性功能障碍;由于长期的炎症刺激,前列腺与周围组织容易发生粘连,术中容易出血且不容易摘除干净,手术时还容易损伤邻近组织器官而引起并发症,所以慢性前列腺炎手术比较困难;要进行前列腺手术治疗还需要有一定的设备和技术力量;最重要的是手术并不能解决所有患者的问题,很多手术治疗后的患者临床症状依然存在。

a.Ⅰ型前列腺炎/急性细菌性前列腺炎:急性细菌性前列腺炎形成前列腺脓肿时需要进行手术引流。排尿困难者可考虑导尿,必要时选择膀胱造口术。

b.难治性Ⅱ型前列腺炎/慢性细菌性前列腺炎:感染的细菌容易存在于前列腺腺管的淀粉样小体内,前列腺钙化继发感染均容易使抗生素治疗无效,均可考虑采用手术方法进行治疗。小部分前列腺炎患者的感染源来自精囊精,尤其是因为瘢痕组织、前列腺囊肿或结石而发生射管开口阻塞时　可以采用精囊切除术　　。合并有排尿通路不畅的CPPS患者,也可以考虑选择合适的术式进行手术治疗。

理想的适应证应该是反复的前列腺液培养均发现有相同的细菌,同时患者还不能使用某种敏感的抗生素治疗者。必要时可以考虑进行前列腺活组织检查来确定致病性的细菌定位是否在前列腺内。与前列腺内慢性和持续性细菌感染密切相关的前列腺钙化存在时,可考虑选择手术治疗,多选择前列腺大部分切除或完全切除。

c.Ⅲ型前列腺炎/CPPS:对于CPPS患者,经过 α-受体阻滞剂等非手术治疗无效而临床症状十分严重者,可以考虑手术治疗,但必须在手术治疗前与患者进行反复认真的病情分析和治疗方案介绍,以征得患者的理解与配合。

由于慢性前列腺炎一般为局灶性或节段部分性,前列腺液的常规检查不能反映前列腺炎的局部炎性反应和全身症状的严重程度,因而不能作为选择手术治疗的依据。

②手术方法:外科手术治疗方法包括对尿道狭窄的扩张、前列腺脓肿的引流、切除膀胱颈部、前列腺完全或部分切除、前列腺精囊全切除术、前列腺及其结石的摘除、精囊切除术、经尿道逆行球囊扩张术等。在选择具体的手术治疗方案时应遵循的基本原则是选择可以解决患者问题的侵袭性最小的手术方式。

(5)慢性前列腺炎的分型治疗

①慢性细菌性前列腺炎(Ⅱ型):选用针对敏感菌且易穿透前列腺腺上皮脂膜的抗菌药物是治疗慢性细菌性前列腺炎的基础。磺胺类和氟喹诺酮类药物常作为首选。

a.抗万古霉素、氨苄西林、环丙沙星和强力霉素的肠球菌引起的慢性前列腺炎,可采取利福平和呋喃妥因联合用药。

b.其他还可应用一些缓解症状的药物,如镇痛药、非甾体类抗炎药物(如双氯芬酸,经直肠给药途径可取得更好的疗效,并可降低不良反应)、α_1-受体阻滞剂、镇静药等。

c.可用一些理疗方法,如前列腺按摩、前列腺微波治疗等。

②慢性非细菌性前列腺炎(Ⅲ型):对于非细菌性前列腺炎,早期可短期试用抗生素治疗,若无明显疗效,可改用其他缓解症状的药物。不可过度依赖抗生素治疗。

a.炎性CPPS(ⅢA型)可选治疗药物及措施:α_1-受体阻滞剂和(或)合用抗菌药物;植物制

剂；别嘌呤醇（降低尿酸水平，减少尿液反流的刺激）；非甾体类抗炎药物（双氯芬酸等）；镇静药；理疗（前列腺按摩、经尿道微波治疗、体外热疗等）；心理治疗。

b.非炎性 CPPS（ⅢB型）可选治疗药物及措施：α_1-受体阻滞剂；肌松药；镇痛药；缓解精神压力；生物反馈治疗。

③无症状细菌性前列腺炎：一般不需治疗，除非伴有男性不育或准备进行腔内检查和操作。

参考文献

1.赖力,卢一平,莫宏.图解泌尿外科手术配合.北京:科学出版社,2019.

2.李州利.泌尿外科急症处理指南.北京:化学工业出版社,2017.

3.董锐,周军.泌尿外科疑难病例讨论荟萃.武汉:湖北科学技术出版社,2019.

4.田边一成.泌尿外科血管手术技术图解.济南:山东科学技术出版社,2018.

5.苏泽轩,邱剑光.泌尿外科临床解剖学(第2版).济南:山东科学技术出版社,2020.

6.侯建全.实用泌尿外科学(第3版).北京:人民卫生出版社,2019.

7.叶章群.泌尿外科疾病诊疗指南(第3版).北京:科学出版社,2018.

8.李虹,王建业.泌尿外科疾病临床诊疗思维.北京:人民卫生出版社,2015.

9.丁炎明.泌尿外科常见疾病科普教育手册.北京:人民卫生出版社,2015.

10.杨登科,陈书奎.实用泌尿生殖外科疾病诊疗学.北京:人民军医出版社,2015.

11.李学松,王刚,张骞.泌尿外科病例精粹.北京:北京大学医学出版社,2017.

12.曾甫清.泌尿外科手术要点难点及对策.北京:科学出版社,2017.

13.张元芳,孙颖浩.实用泌尿外科和男科学.北京:科学出版社,2018.

14.吴阶平.吴阶平泌尿外科学.济南:山东科学技术出版社,2017.

15.那彦群,李鸣.泌尿外科学高级教程.北京:中华医学电子音像出版社,2016.

16.孙颖浩.实用泌尿外科手册.北京:科学出版社,2016.

17.周祥福,湛海伦.泌尿外科图像解剖与诊断.广州:广东科技出版社,2018.

18.叶章群,周利群.外科学—泌尿外科分册.北京:人民卫生出版社,2016.

19.王林辉.泌尿外科住院医师手册.上海:上海科学技术出版社,2016.

20.周立群,杨勇.中国泌尿外科专科医师培养教程.北京:北京大学医学出版社,2016.

21.王东,何秉勋,聂明,等.泌尿外科典型病例荟萃.北京:科学技术文献出版社,2019.

22.刑念增.泌尿外科微创手术图谱.北京:中华医学电子音像出版社,2017.

23.王林辉.泌尿外科住院医师手册.上海:上海科学技术出版社,2016.